U0890958

中等卫生职业学校护理专业创新教材

HU LI LI YI YU REN JI GOU TONG

护理礼仪与人际沟通

（可供中专、中职护理专业使用）

主 编 陈 芬

编 者（以姓氏笔画为序）

田贞尚（安徽省宿州卫生学校）

李大纯（安徽省淮北卫生学校）

张蔚蔚（安徽省阜阳卫生学校）

陈 芬（安徽省淮北卫生学校）

罗桂霞（安徽省淮南卫生学校）

东南大学出版社

·南京·

内容提要

本书共有两篇:上篇护理礼仪分为八大部分,较为全面系统地介绍了护理工作者应掌握的礼仪常识。主要内容有绪论、仪容、服饰、言谈、举止、交往、工作礼仪等,对礼仪要求作了全面、详细的介绍,并辅以具体的实践训练。下篇人际沟通分为五大部分,主要介绍人际沟通的重要性及技巧。主要内容有人际沟通的相关理论,语言、非语言、书面语言沟通,护理工作中的关系沟通,并根据专业内容辅以案例教学。本书结构完整,图文并茂,内容通俗易懂,融理论、实践、案例于一体,通过礼仪知识的学习及沟通案例的模拟训练使学生提高社会适应能力,掌握人际沟通的实际内涵,也希望能对培养、提高临床护理人员的职业礼仪素质,强化护理情景下的人际沟通,起到指导作用。

图书在版编目(CIP)数据

护理礼仪与人际沟通/陈芬主编;田贞尚等编.—南京:东南大学出版社,2009.7 (2018.1 重印)

中等卫生职业学校护理专业创新教材

ISBN 978-7-5641-1697-2

Ⅰ. 护… Ⅱ. ①陈…②田… Ⅲ. ①护理-礼仪-专业学校-教材 ②护理学:人际关系学-专业学校-教材 Ⅳ. R47

中国版本图书馆 CIP 数据核字(2009)第 092937 号

护理礼仪与人际沟通

出版发行	东南大学出版社
出 版 人	江建中
社　址	南京市四牌楼 2 号
邮　编	210096
责编电话	(025)83793328
经　销	新华书店
印　刷	江苏徐州新华印刷厂
开　本	787mm×1092mm 1/16
印　张	15.75
字　数	394 千字
版　次	2018 年 1 月第 1 版第 8 次印刷
书　号	ISBN 978-7-5641-1697-2
定　价	28.00 元

*** 凡因印装质量问题,可直接向读者服务部调换。电话:025—83792328**

《中等卫生职业学校护理专业创新教材》

编委会名单

序

中等卫生职业学校护理专业创新教材

改革开放30年来，我国医学教育不断改革发展，为我国医疗卫生服务水平的不断提高培育了大量人才，做出了突出贡献。其中，护理教育的改革与发展亦取得了显著的成绩。多层次较为完善的护理教育体系的建立，在护理人才培养与促进我国医疗卫生服务水平的不断提高中发挥了重要的作用。中专护理教育是我国护理教育体系一个重要的组成部分，经历了多次教育理念与教学模式的改革，形成了自身的教育教学规律和特点。作为中等职业教育，目前中专护理专业的生源主要是应届初中毕业生。如何按照国家制定的培养目标，适应卫生事业发展对护理人才的要求，通过多种手段，培养出合格的中专护理专业技术人才，是现阶段中等卫生学校护理专业教育教学改革的重要内容，各地都在探讨和研究。

为了切实贯彻党中央和国务院关于大力发展职业教育的指示精神，将职业教育与就业教育紧密联系起来，努力将中职护理人才培养成为"具有一定科学文化素养，德智体美全面发展，具有良好的职业素质、人际交往与沟通能力，熟练掌握专业操作技能，能在各级医疗卫生机构工作的技能型、服务型的高素质劳动者"。近年来，安徽省一些长期在中等卫校工作，具有多年中专护理管理和教学经验的领导、教师，一直在研究和探索如何进一步加强护理专业技术人才的培养。其中，加强教材建设，编写出既符合国家制定的培养目标要求，又适用于现阶段中专护理专业教学实际与学生状况的中专护理教材，是一个重要的方面。安徽省中等卫校的骨干教师，共同编写的这套“中等卫生职业学校护理专业创新教材”，是以全国卫生职业教育教学指导委员会2007年编制的新一轮《全国中等职业教育教学计划和教学大纲》为主要依据，按照中专护理专业培养目标的总体要求，注重护理专业基础知识的学习、实践技能的训练和综合素质的培养，努力寻求编写成适合中专护理专业学生使用的，充分体现职教特色、贴近学生社会就业、能调动学生学习积极性、有一定创新性的专业教材，以适应中等护理教育改革与发展的需要。

针对中职护理专业的职业基础课和职业技术课，“中等卫生职业学校护理专业创新教材”共有基础、专业和选修课程三个模块16门，主要供中专护理专业使用，其中的部分职业基础课教材和选修课教材也可供其他中专相关医学专业选择使用。基础课程模块教材包括《人体解剖学基础》、《生理学基础》、《生物化学基础》、《病原生物与免疫学基础》、《病理学基础》、《药物应用护理》、《护理礼仪与人际沟通》7本；专业课程模块教材包括《护理学基础》、《健康评估》、《内科护理》、《外科护理》、《妇产科护理》、《儿科护理》、《五官科护理》、《心理与精神护理》8本；选修课程模块教材为《中等卫生职业学校护理专业选修课教程》1本，内容包括医学遗传学基础、预防医学与健康教育基础、营养与膳食、老年护理、急救护理、社区护理、康复护理、ICU护理、护理伦理学基础、护理管理学基础、医学文献检索、护士执业资格考试简介等12个方面。在教材编写过程中，力求做到综合素质为基础，能力为本位，适应毕业后就业需要与基层工作需要，并为今后发展奠定初步基础。能否达到上述目的，还有待于使用后的效果与科学的评价。

作为中等卫生职业学校护理专业创新教材的首次尝试，由于编者水平和经验等的限制，教材肯定会有不少不足之处，也请使用这套教材和关心中专护理教育的师生、读者等批评指正，提出宝贵意见。

全国卫生职业教育教学指导委员会主任委员 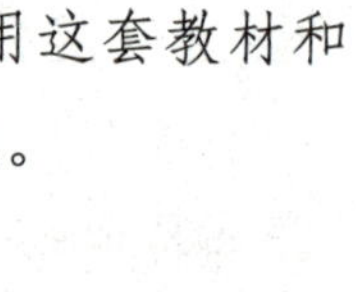

2009年6月

前 言

本教材是在我省中专教育面临新的发展时期，教学改革进入关键时刻推出的一项重要教改成果。随着医学模式的转变，医学已从单纯的生物医学领域向心理、社会领域拓展，医护人员的言谈举止、音容笑貌、人文素养和交往沟通能力，都可能对服务对象的身心健康产生直接或间接的影响，从而影响医疗与护理的效果。因此，医护人员学习职业礼仪，掌握人际沟通的技巧，提高服务质量，从而实现以病人为中心的整体服务，是现代医学模式转变的需要。

《护理礼仪与人际沟通》是针对目前中等职业学校教学实际编写的，它体现了以能力为本位，以技能为核心，力求符合生源特点与就业的需要，突破传统中专教材编写的思维方式，确保准确、必需、够用，同时还兼顾执业护士资格考试的要求，以达到学以致用、学以致考的目的，以全新的指导思想、内容体系和编写方法对中专教育教学内容和教材建设进行一次创新改革。本教材以学生为主体，突出专业礼仪和沟通特点，在文中穿插了知识链接、想一想、练一练等，把枯燥的说教趣味化、深奥的理论形象化，使师生之间、学生之间产生互动，引起共鸣。力求学生在学习本课程后，能养成良好的行为习惯，具有较好的人文素养，为就业打下坚实的基础。

本书共有两篇：上篇护理礼仪分为八大部分，较为全面系统地介绍了护理工作者应掌握的礼仪常识。主要内容有绪论、仪容、服饰、言谈、举止、交往、工作礼仪等，对礼仪要求作了全面、详细的介绍，并辅以具体的实践训练。下篇人际沟通分为五大部分，主要介绍人际沟通的重要性及技巧。主要内容有人际沟通的相关理论，语言、非语言、书面语言沟通，护理工作中的关系沟通，并根据专业内容辅以案例教学。本书结构完整，图文并茂，内容通俗易懂，融理论、实践、案例于一体，通过礼仪知识的学习及沟通案例的模拟训练使学生提高社会适应能力，掌握人际沟通的实际内涵，也希望能对培养、提高临床护理人员的职业礼仪素质，强化护理情景下的人际沟通，起到指导作用。

本教材在编写过程中得到了安徽省淮北卫生学校、安徽省阜阳卫生学校、安徽省淮南卫生学校、安徽省宿州卫生学校有关领导的大力支持与鼓励，同时编者参考和引用了大量有关礼仪和沟通方面的书籍，恕不一一幕列，在此一并致以诚挚的谢意！

由于编写时间仓促，水平有限，欠缺和疏漏之处在所难免。恳请专家、同行及广大师生、读者惠予指正。

陈　芬

2009 年 5 月

目 录

CONTENTS

第十章　语言沟通

第十一章　非语言沟通

第十二章　书面语言沟通

第十三章　护理工作中的关系沟通

参考资料

第一章 绪论

在人类社会发展的过程中，随着人们交往的日益增多，礼仪与人际沟通在人们的生活、工作和学习中具有越来越重要的作用。礼仪不仅可以约束人们的行为，更是一个人教养、风度、魅力的综合体现。礼仪也是一种潜在的资本，是一个人顺利步入社会的钥匙，更是一个人适应社会、建立良好人际关系、获得事业成功的重要条件。人际沟通是建立人际关系的基础，是维系人际关系的手段。在资讯高度发达、分工愈来愈细的现代社会中，具有较强的沟通能力，拥有良好的人际关系，不但是快乐生活的源泉，更是能否取得成功的关键。作为现代医护人员，礼仪与沟通知识也是就业和求职的必要条件。因此，每一个人都应该认真学习和掌握礼仪与人际沟通的知识，并以此来充实自己、完善自己，从而实现自己的人生价值。

第一节 礼仪概述

一、礼仪发展史

人类学家认为，礼仪在人类摆脱愚昧状态后就已经产生，发展至今已经历了漫长的历史进程。

（一）礼仪的起源

在原始社会，人类为了生存和发展，寻求满足自身欲望与实现欲望的条件之间动态平衡，协调主客观的矛盾，特别是伴随着原始宗教的祭祀活动，产生了礼仪。礼仪在其传承沿袭的过程中不断发生着变革。从历史发展的角度来看，其演变过程可以分四个阶段。

1. 礼仪的起源时期：夏朝以前（公元前21世纪前） 礼仪的产生有其历史渊源，可以追溯到原始社会，在原始社会中、晚期（约旧石器时代）出现了早期礼仪的萌芽。整个原始社会是礼仪的萌芽时期，礼仪较为简单和虔诚，还不具有阶级性。内容包括：制定了明确血缘关系的婚嫁礼仪；区别部族内部尊卑等级的礼制；为祭天敬神而确定的一些祭典仪式；制定一些在人们的相互交往中表示礼节和表示恭敬的动作。

2. 礼仪的形成时期：夏、商、西周三代（公元前21世纪—前771年） 人类进入奴隶社会，统治阶级为了巩固自己的统治地位把原始的宗教礼仪发展成符合奴隶社会政治需要的礼制，礼被打上了阶级的烙印。在这个阶段，中国第一次形成了比较完整的国家礼仪与制度。如“吉礼、凶礼、宾礼、军礼、嘉礼”就是一整套涉及社会生活各方面的礼仪规范和行为标准。古代的礼制典籍亦多撰修于这一时期，如周代的《周礼》《仪礼》《礼记》就是我国最早的礼仪学专著。

3. 礼仪的变革时期：春秋战国时期（公元前771—前221年） 这一时期，学术界形成了百家争鸣的局面，以孔子、孟子为代表的诸子百家对礼教给予了研究和发展，对礼仪的起源、本质和功能进行了系统阐述，第一次在理论上全面而深刻地论述了社会等级秩序的划分及其意义。

孔子对礼仪非常重视，把“礼”看成是治国、安邦、平定天下的基础。他认为“不学礼，无以立”“质胜文则野，文胜质则史。文质彬彬，然后君子。”他要求人们用礼的规范来约束自己的行为，要做到“非礼勿视，非礼勿听，非礼勿言，非礼勿动”，倡导“仁者爱人”，强调人与人之间要有同情心，要相互关心，彼此尊重。

孟子把礼解释为对尊长和宾客严肃而有礼貌，即“恭敬之心，礼也”，并把“礼”看作人的善性的发端之一。

4. 强化时期：秦汉到清末（公元前221—公元1911年） 在我国长达2000多年的封建社会里，尽管在不同的朝代礼仪文化具有不同的社会政治、经济、文化特征，但却有一个共同点，就是一直为统治阶级所利用，礼仪是维护封建社会的等级秩序的工具。这一时期的礼仪的重要特点是尊君抑臣、尊夫抑妇、尊父抑子、尊神抑人。在漫长的历史演变过程中，它逐渐演变为妨碍人类个性自由发展、阻挠人类平等交往、窒息思想自由的精神枷锁。

纵观封建社会的礼仪，内容大致有涉及国家政治的礼制和家庭伦理两类。这一时期的礼仪构成中华传统礼仪的主体。

（二）礼仪的发展

辛亥革命以后，受西方资产阶级“自由、平等、民主、博爱”等思想的影响，中国的传统礼仪规范、制度，受到强烈冲击。五四新文化运动对腐朽、落后的礼教进行了清算，符合时代要求的礼仪被继承、完善、流传，那些繁文缛节逐渐被抛弃，同时接受了一些国际上通用的礼仪形式。新的礼仪标准、价值观念得到推广和传播。新中国成立后，逐渐确立以平等相处、友好往来、相互帮助、团结友爱为主要原则的具有中国特色的新型社会关系和人际关系。改革开放以来，随着中国与世界的交往日趋频繁，西方一些先进的礼仪、礼节陆续传入我国，同我国的传统礼仪一道融入社会生活的各个方面，构成了社会主义礼仪的基本框架。许多礼仪从内容到形式都在不断变革，现代礼仪的发展进入了全新的发展时期。大量的礼仪书籍相继出版，各行各业的礼仪规范纷纷出台，礼仪讲座、礼仪培训日趋红火。人们学习礼仪知识的热情空前高涨，讲文明、讲礼貌蔚然成风。今后，随着社会的进步、科技的发展和国际交往的增多，礼仪在新的层次上同国际接轨，符合国际惯例。

二、礼仪的基本概念

(一) 礼仪的含义

“礼仪”最早在我国古代是被作为一个时代的典章制度和道德教化使用的。礼仪包括“礼”和“仪”两部分。“礼”,即礼貌、礼节;“仪”即“仪表”、“仪态”、“仪式”、“仪容”,是对礼貌、礼节、仪表、仪式的统称。其含义是人类社会生活中,用语言、行为等方面的一种约定俗成的,符合“礼”的精神,要求每个社会成员共同遵守的以“律己敬人”为核心的完整的行为准则或规范。它是人类文明、道德、进步的反映,同时也是一个社会组织、个人形象的反映。从广义的角度看,它泛指人们在社会交往中的行为规范和交际艺术。从狭义的角度看,通常是指在较大或隆重的正式场合,为表示敬意、尊重、重视等所举行的合乎社交规范和道德规范的仪式。

(二) 礼仪的相关概念

1. 礼貌　人们在交往过程中相互表示敬意和友好的行为准则和精神风貌,是一个人在待人接物时的外在表现。它通过仪表及言谈举止来表示对交往对象的尊重。它反映了时代的风尚与道德水准,体现了人们的文化层次和文明程度。

2. 礼节　是指人们在日常生活中,特别是在交际场合中,相互表示问候、致意、祝愿、慰问以及给予必要的协助与照料的惯用形式。礼节是礼貌的具体表现,具有形式化的特点,主要指日常生活中的个体礼貌行为。

3. 仪表　是指一个人的外表,主要包括一个人的容貌、姿态、服饰以及个人卫生等方面,它在一定意义上反映出一个人的修养、性格等特征,是一个人内在素质的外在表现。

4. 仪式　指在一定场合,为表示尊重、敬意、友好而举行的具有专门化行为规范的活动,如颁奖仪式、签字仪式等。

5. 护理礼仪　属于职业礼仪范畴,是护理人员在医疗护理和健康服务过程中形成的、被大家公认和自觉遵守的行为规范和准则。它既是护理工作者内在修养和素质的外在表现,也是护理人员职业道德的具体表现。

知识链接

礼的本意为敬神,后引申为表示敬意的通称。礼的含义比较丰富,它既可以指表示敬意和隆重而举行的仪式,也可泛指社会交往中的礼貌礼节,是人们在长期的生活实践中约定俗成、共同认可的行为规范。还特指奴隶社会、封建社会等级森严的社会规范和道德规范。在《中国礼仪大辞典》中,礼定义为特定的民族、人群或国家基于客观历史传统而形成的价值观念、道德规范以及与之相适应的典章制度和行为方式。礼的本质是“诚”,有敬重、友好、谦恭、关心、体贴之意。“礼”是人际间乃至国际交往中,相互表示尊重、亲善和友好的行为。

三、礼仪的特点和作用

(一) 礼仪的特点

礼仪是一门社会交际的学问，它具有以下几个方面的特点：

1. 共同性　人们追求真善美的愿望是一致的，礼仪是社会各阶层人士所共同遵守的准则与行为规范。每个人都要依礼办事，全人类不管哪个国家，哪个民族都以讲礼仪为荣。例如：礼尚往来，礼貌待客，文质彬彬，举止得体都是符合大多数人的价值取向的文明标志。

2. 差异性　由于地域的不同，民族的不同，文化背景不同，就形成了礼仪表现形式上的差异性。例如：有一种手势，大拇指和食指环成圆圈，其余手指伸展，意思是“OK”，这种手势在美国表示“赞同”、“了不起”，但是在巴西则是指责别人行为不端。

3. 继承性　礼仪规范将人们交际活动中约定俗成的程式固定下来，这种固化程式随着时间的推移沿袭下来，形成了继承性特点。人们对传流下来的礼仪规范应采取汲取精华，去其糟粕，古为今用的态度。例如：在重大活动中，座次以北为上，以右为尊的规则，就是继承了传统礼仪，并传承下去，发扬光大，并付诸实践。

4. 发展性　礼仪规范不是一成不变的，它随着时代的发展，科学技术的进步，在传统的基础上不断地推陈出新，体现着时代的要求与时代的精神。如今节假日给亲朋好友打个礼仪电话，发个短信，或送去礼仪鲜花，表示祝贺与问候，这些都反映了礼仪发展性的特点。

5. 针对性　礼仪是用于需要以礼相待的特定的交际场合的仪式、礼节。在特定范围、特定场合，礼仪会行之有效，发挥很好的作用。如“欢迎光临”这些礼貌得体的语言，如果在商场、酒店使用，会使服务对象倍感温馨；如果在医院，就不合适了。

6. 实践性　礼仪是来源于社会实践，而又必须在实践中反复演练，服务于社会实践的一门学科。它的操作实践性很强，只有把礼仪学的理论应用于实践，才能不断地检验和提高自身的礼仪素质，达到学礼贵在应用的目的。

想一想

在生活中，有哪些方面是礼仪的表现？作为一名学生，应加强哪些礼仪训练？

(二) 礼仪的作用

礼仪的作用概括地说，是表示人们不同地位的相互关系和调整、处理人们相互关系的手段。其作用主要表现在以下几个方面。

1. 尊重作用　尊重的作用即向对方表示尊敬、敬意，同时对方也还之以礼。礼尚往来，有礼仪的交往行为，蕴含着彼此的尊敬。

2. 约束作用　礼仪作为行为规范，一经制定和推行，便形成社会的习俗和社会行为规范。任何一个生活在某种礼仪习俗和规范环境中的人，都自觉或不自觉地受到该礼仪的约束。自觉接受礼仪约束的人是“成熟的人”的标志，不接受礼仪约束的人，社会会以道德和舆论的手段来对他加以约束，以法律的手段来强迫其遵守礼仪。

3. 教育作用 礼仪蕴含着丰富的文化内涵，是一种高尚、美好的行为方式，它潜移默化地净化人的心灵，陶冶人的情操，提高人的品味，完善人的性格。礼仪通过评价、示范、劝阻等教育方式纠正人们的不良习惯，倡导人们按照礼仪要求，协调人际关系，营造文明、健康的社会氛围。

4. 协调作用 礼仪是人们交际活动中的润滑剂，它对营造团结友爱、平等互助的新型人际关系起着重要的作用。运用礼仪，可以帮助人们规范交际行为、化解矛盾、增进彼此间的理解和信任，有利于人们联络感情，协调人际关系。

四、礼仪的基本原则

（一）宽容的原则

即人们在交际活动中运用礼仪时，既要严于律己，更要宽以待人，多容忍多体谅多理解他人，要豁达大度、有气量、不计较、不追究。具体表现为一种胸襟，一种容纳意识和自控能力。这样才能减少交往矛盾，化解人际冲突。

（二）敬人的原则

即人们在社会交往中，要敬人之心常存，处处不可失敬于人，不可伤害他人的个人尊严，更不能侮辱对方的人格。敬人就是尊敬他人，包括尊敬自己，维护个人乃至组织的形象，不可损人利己，这也是人的品格问题。

（三）自律的原则

这是礼仪的基础和出发点。学习、应用礼仪，最重要的就是要自我要求、自我约束、自我控制、自我反省、自我检查。树立一种道德信念，自觉按照礼仪规范严格要求自己，不断提高自我约束、自我克制能力。

（四）遵守的原则

在交际应酬中，任何人，不论身份高低、职位大小、财富多少，都必须自觉、自愿地遵守礼仪，用礼仪去规范自己在交往活动中的言谈举止。遵守的原则，更是人格素质的基本体现。只有遵守礼仪规范，才能赢得他人的尊重，确保交际活动达到预期的目标。

（五）适度的原则

应用礼仪时要注意把握分寸，认真得体。适度就是把握分寸。礼仪是一种程序规定，而程序自身就是一种“度”。礼仪无论是表示尊敬还是热情都有一个“度”的问题，要做到感情适度、谈吐适度、举止适度。没有“度”，施礼就可能进入误区。

（六）真诚的原则

运用礼仪时，务必诚信无欺，言行一致，表里如一。真诚就是在交际过程中做到诚实守信，不虚伪、不做作。只有真诚，才能更好地与交往对象之间传递信息、交流情感、沟通思想。如果缺乏真诚，是得不到别人的尊重和信任的，更谈不上交际效果。

（七）从俗的原则

由于国情、民族、文化背景的不同，必须坚持入乡随俗，与绝大多数人的习惯做法保持一致，切勿目中无人，自以为是。从俗就是指交往各方都应尊重相互之间的风俗习惯，了解并尊重各自的禁忌，否则，就会在交际中引起障碍和麻烦。

（八）平等的原则

平等是礼仪的核心，即尊重交往对象，以礼相待，对任何交往对象都必须一视同仁，给予同等程度的礼遇。礼仪是在平等的基础上形成的，是一种平等的、彼此之间的相互对待关系的体现，其核心问题是尊重以及满足相互之间获得尊重的需求。

第二节　人际沟通概述

人际沟通在人类社会发展的历程中起着重要作用。良好的沟通不仅是个人事业成功的重要因素，也是个人身心健康的重要保证。

一、人际沟通的概念

人际沟通是沟通的一个领域，是指人们之间的信息交流与传递的过程，也就是人们在共同活动中彼此交流各种观念、思想和感情的过程。这种交流主要通过言语、表情、手势、体态以及社会距离等来表示。

有效的人际沟通是在恰当的时候、适宜的场合、用得体的方式表达思想和感情，并能被别人正确理解和执行的过程。这个定义包含了六个要素：时机、场合、方式、内容（思想和感情）、结果（理解和执行）和反馈。每个要点都会影响沟通的有效性。

二、人际沟通的特点

（一）目的性

人与人沟通时，是有其目的性的，或传递信息或表达感情。比如你想开口问路，不论你问的是一名警察或是小孩，不论你的语气是缓还是急，就是你想知道自己身处何方，如何找到自己要走的路。可见，沟通的目的是客观存在的。

（二）象征性

人际沟通总是借助一些社会约定俗成的语言、动作、表情、习俗等来完成，这些信号系统作为沟通的工具，在一定的社会环境中，均具有一定的象征意义。如探望病人，要说吉利的话，忌讨论死亡、悲伤的话题；深深的鞠躬或微微前倾的坐姿，代表恭敬和谦逊……正确运用通用的信号系统，对于有效沟通至关重要。

（三）关系性

人际沟通是建立和改善人际关系的基础。沟通的内容和方式的选择，一方面取决于不同人际关系的类型，如病人病情发生了变化，护理人员对病人、家属、医生的描述可能有很大的不同；另一方面，人际沟通常常促进人际关系的发展和改善。不良的沟通会造成人际关系的恶化。

（四）习得性

有人把沟通看做是与生俱来的本领，认为沟通的能力其实是先天性格决定的，“江山易改，禀性难移”。实际上沟通能力是一种技能，是可以通过后天学习和不断操练得到不同程度发展的。沟通技巧的学习过程就像学弹琴、打篮球一样，必须边学边练，活学活用。

（五）互动性

人际沟通的过程是一个相互作用的过程。信息发出者期待接收方的回应，并在信息交流过程中不断进行角色的互换，并相应调整沟通的内容和形式。一旦沟通的一方停止互动，沟通就失效了。

（六）不可逆性

俗话说“说出去的话，泼出去的水”，沟通的信息一旦发出就无法收回。因此特别提醒沟通者在沟通过程中要积极慎重，三思而行，以免产生不良影响。

三、人际沟通的作用

（一）协调作用

人际沟通的协调作用体现在两个方面：其一，协调情感，即人际沟通可以使沟通者心理得到某些满足；其二，协调动作，即沟通者从沟通的信息中自动调节自己的行为。如果一个团体中人与人之间沟通阻塞，那么成员间的隔阂、误会、矛盾就会骤然上升。一旦这些阻塞被排除，沟通就畅通了，因此，人际沟通有利于提供信息，增进了解和情感，起着提高情绪、增强团结、调整行为的作用。

（二）保健作用

人际沟通是人类特有的需求。如果人的这种需求得不到满足，就会影响个人的身心健康。人与人之间充分的思想情感交流，是实现沟通行为所必需的条件，也是个人心理健康成长过程中所必需的。人际沟通对老年人来说，更是不可忽视的动力源泉之一。如果老人之间缺乏信息的传递，个人生活就会感到空虚、抑郁，还会促使脑细胞萎缩。

（三）形成和发展社会心理的作用

人的社会心理正是在同他人进行人际沟通过程中，逐渐形成和发展起来的。社会心理现象主要包括个体在社会、群体和他人的影响下心理发展变化的规律，个人对群体、群体对个人的相互影响和心理效应，以及群体间的相互影响和作用，而这些心理现象和规律，又无一不是以交流信息为前提的。例如，社会态度的变化，依赖于交流信息；群体的构成和维系，离不开人际沟通；沟通信息量的多寡决定领导行为；权力模式和决策过程也依赖于信息交流。由此可见，没有人际的信息交流，就没有社会心理的产生。这在一定程度上也说明了为什么有的学者把人际沟通视为社会心理学这一学科的整个问题系统的逻辑中心。

四、人际沟通的要素

人际沟通的基本要素包括信息发出者、信息、信息渠道、信息接收者、反馈和信息环境等六个要素。

（一）信息发出者

是指发出信息的人，也称为信息的来源。信息发出者将自己的想法通过语言、文字、符号、表情、动作等形式表达出来。

（二）信息

是指信息发出者希望传达的思想、感情、情感、意见和观点的具体内容，包括语言和非语言行为所传达的全部内容。

（三）信息渠道

也称为途径、媒介或通道，是指信息由一个人传递到另一个人所通过的路线，是信息传递的手段和工具。不同的信息内容可以采取不同的渠道进行传递。在交谈中，信息传递的渠道主要是五官感觉和声音；一些非语言信息可以通过着装、接触、表情等渠道传递。一般来说，信息发出者在传递信息时使用的途径越多，接收者越能更好、更快、更准确地理解信息。

（四）信息接收者

是指接收信息的人，即信息传递的对象。在有些沟通中，接收者同时也是传出者。

（五）反馈

是指信息接收者对信息发出者做出的反应。例如，你发表某一观点，我点头表示赞同，这就是反馈。在护理工作中，护士要善于观察病人的反应，根据病人的病情反馈，及时调整护理方案。

（六）信息环境

是指沟通发生的场所或周围条件，如病房、办公室、社区卫生服务站、教室等。也指每个沟通者的个人特征，如文化程度、工作经历等。也包括沟通的时间。

第三节 护理礼仪与修养

一、护理礼仪的重要性

护理礼仪是护理人员在为护理对象提供护理服务时,为了塑造个人乃至群体的良好形象所应严格遵循的一系列行为规范和准则。护理礼仪在护理实践中十分重要。其重要性主要体现在以下几个方面:

(一) 有助于塑造护理人员良好的形象

护理人员的良好形象,要求护理人员用礼仪的标准来规范自己的言行、举止。护理礼仪不仅是职业行为,更具有丰富的文化内涵,反映护理人员职业“以人为本”的原则,体现出对他人的尊重与友好。

(二) 有助于护理人员完美人格的塑造

在人际交往活动中,文化素养较高的人,备受人们尊敬。广泛摄取各种知识、不断充实自己,是人际交往的要求,更是护理人员的职业需求。每一位护理人员都应注重礼仪,自觉维护“白衣天使”的形象,体现自己的人格魅力。

(三) 有助于护理人员提高道德修养

护理工作比医生的工作更为广泛:治疗、观察、照顾的工作大部分是护理人员直接实施或在医生的参与下完成的,护理人员对患者的情况最了解、最熟悉,对患者的影响最广泛、最持久。因此,护理人员不仅要熟练掌握护理技术,更要重视自己的礼仪道德修养,树立良好的职业形象。

(四) 有助于协调改善人际关系

现代礼仪要求护理人员具有良好的心理素质,积极健康的心态,有爱心、耐心、信心、责任心,在人际交往中起到沟通协调作用。

(五) 有助于满足患者的心理需求

护理人员在患者刚进入医院时,投以真诚的微笑,并亲切地做自我介绍,消除患者因环境陌生而产生的不安情绪;及时询问病情、耐心解答问题;细致地讲解一些疾病的注意事项,会给患者及家属极大的心理安慰。所以护理人员端庄的仪表、得体的举止、和蔼可亲的态度、恰当的言谈等良好的礼仪行为可达到医药所不能达到的效果。

(六) 有助于适应医学模式的转变

随着医学模式由“生物医学”向“生物一心理一社会医学”模式的转变,护理模式也随之由“以疾病为中心”的旧模式向“以病人为中心”的整体护理新模式转变，现代护理观对护理人员的素质、知识、能力提出了更高的要求。

二、护理礼仪修养的培养

在护理工作中，护理工作人员的整体素质包括思想素质、业务素质、心理素质和技能素质等方面，是保证护理工作在高标准、高质量、高要求下完成的必要条件。因此，加强护理人员礼仪修养的培养，已经成为提高护士全面素质的一个重要方面。护理礼仪修养的培养，应从以下几个方面着手。

（一）崇尚道德，夯实护理礼仪修养的基础

礼仪修养与道德修养密不可分，有德才有礼，修礼先修德。护理人员应该以“全心全意为人民健康服务”作为根本宗旨，不断加强道德修养。良好的道德修养是护理人员协调人际关系、改善服务态度、塑造美好护士形象的前提，更是护士礼仪修养的基础。因此，护理人员应经常反省自己的言行是否符合道德规范，从身边的小事做起，认认真真、持之以恒地进行礼仪的培养和训练。

（二）内外兼修，努力提高自身文化素养

知识和修养能给人聪明的才智和崇高的情操，可以极大地弥补外在美的缺陷，从而使人具有脱俗的气质和优雅的风度。如果只注重礼貌语言、礼仪动作及仪表修饰方面的培养训练，而舍弃了内在修养的提高，虽然纵有美丽的外表，也难以维持长久的魅力。

（三）自我监督，加强护理礼仪的训练和实践

护理礼仪的养成，应该进行自我监督，对自己既要提出新的要求，又要检验自己的利益行为是否符合礼仪要求，“吾日三省吾身”，并不断根据礼仪规范加以修正。护理人员只有在护理实践中，自然得体地运用礼仪原则，才能完善自身的护理礼仪品质，成为受人尊敬的“白衣天使”。

复习思考题

1. 解释概念：礼貌、礼节、仪表、仪式、人际沟通。
2. 简述礼仪与人际沟通的特点、作用。
3. 叙述礼仪的基本原则包括哪些。
4. 简述人际沟通的基本要素。

（陈　芬　田贞尚）

第二章 护士的仪容礼仪

仪容，通常是指人的外貌或容貌。它代表个人形象，反映了一个人的文化修养、生活品位、审美情趣等方面，在人际交往中有着举足轻重的作用。心理学家认为，当一个人与交往对象初次见面时，彼此都会在很短的时间里，在对方的脑海中留下很深的"第一印象"，并在今后的交往中占有非常重要的位置，直接影响交往效果。因此，人们越来越注重自身仪容的修饰，努力塑造秀外慧中的社交形象。

仪容礼仪要求个人仪容做到：洁、准、美。"洁"是指交往时仪容必须整洁，这是对仪容最基本的要求。"准"是指个人仪容应遵循礼仪要求，有所为有所不为，否则将有损个人形象。"美"包括自然美、修饰美和内在美。仪容的自然美是每个人的心愿，每个人都希望自己天生丽质，但因受遗传等因素的影响，人的面容差异较大，因此仪容的修饰美成为仪容礼仪关注的重点。应根据礼仪规范和个人条件，对仪容进行必要的修饰，避短扬长，塑造出美好的个人形象。仪容的内在美是仪容美所追求的最高境界，需要努力学习，不断提高个人的文化艺术素养和思想道德水准，培养出高雅的气质与美好的心灵。当这三者高度统一，才能达到真正意义上的仪容美，忽视任何一方面，都会影响仪容的整体美。

第一节 头面仪容

头面仪容是个人仪容的焦点，无论是护理工作者还是其他行业的职员，在人际交往中，对展示个人整体形象至关重要，因此有"完美形象，从头开始"的说法。

一、头饰礼仪

发为体之冠，应注意日常的清洁与养护、发型的选择以及各种发饰装束等各种规范要求。

（一）头发的日常护理

首先，必须保持头发清洁，勤于梳理、清洗。勤梳头，可以有效促进头部皮肤的血液循环，为头发提供最基本的营养；还能及时清除污垢，防止因其造成的发质受损。

人的发质分为油性、中性、干性三种，洗发和护发的要求有所不同，要根据自身的情况进行选择，才能有效地调理发质。洗发时水的温度以 30～38 ℃为宜，不要过冷或过热。水温过冷，皮脂污垢不易洗净；过热，有损发质。油性发质，多使用去污力较强的洗发水，洗发时水温略高一些，可适当增加洗发次数。干性发质，应使用柔和的洗发水，水温相对低些，适当减少洗发次数，每周定期进行营养护理，尽量不用吹风机吹发，以防止水分流失带来的头发过干、易断及分叉现象。

要想拥有健康亮丽的秀发，还要根据头发的具体情况选用护发素，为头发及时补充营养，防止干燥失水，令其健康柔顺、光滑易梳；应经常梳理和按摩头部，促进头皮的血液循环和新陈代谢，增加局部的血液供应，使头发更为乌黑光润；应注意合理膳食，补充富含维生素、微量元素、蛋白质等有益于头发健康的营养食物，如海带、紫菜、黑芝麻、核桃仁、各种蔬菜、豆类、鲜奶、鸡蛋、鱼类食品等。

（二）发型的选择

发型能够集中反映出一个人的精神面貌、卫生习惯、生活状况、审美情趣、职业身份、文化修养以及对待生活的态度。美的发型能增添气质、装饰形象，使人容光焕发、精神愉悦，有利于塑造整洁大方、文雅端庄、干练洒脱的外在形象。选择发型时应与自身的脸型、体型、年龄、职业、服饰等协调、和谐统一，呈现整体美。

1. 发型与脸型相协调　发型修饰容貌的作用极强，甚至可以使人的容貌有所改变。因此应根据自己的脸型特点选择合适的发型，以弥补头型、脸型方面的不足，使面部其他美丽的部位更为突出，达到避短扬长的目的。

东方人一向推崇的标准脸型是瓜子脸，又称鹅蛋形脸，长发、短发皆宜，日常发型选择的最终目的就是让各种脸型看上去都像是瓜子脸。例如圆脸型的人可以将头顶部的头发梳高，让两侧头发垂下，适当遮住两颊，在视觉上使脸部"拉长"，不宜留刘海或完全暴露前额。长脸型的人则可以用"刘海"遮住额头，并将两侧头发设计成蓬松饱满、柔和自然的形状，使面部视觉更为丰满。

2. 发型与体型相协调　发型是体型的重要组成部分，对体型具有特殊的调节作用，可用于弥补形体方面的不足。例如：体型瘦长者，给人以过于单薄、头小颈细的感觉，适宜留长发，特别是波浪式的卷发，不宜高盘发髻或将头发剪得过短、过薄，否则显得头重脚轻；体型娇小者，发型应秀气精致，不可粗犷蓬松，否则会使头部与整个身体的比例严重失调，给人头大身小的感觉，也可借助盘发造成身材增高的视觉效果；体型高大者，适合端庄大方、简洁明快、线条流畅的直发或大波浪形的卷发，但不要过于蓬松；体型矮胖者，一般脖子显短，选择简单的、有层次的运动式短发较合适，能够充分暴露脖颈，起到增加身高的视觉效果，不可留长卷发或长直发等发型。

3. 发型与年龄、职业相协调　不同年龄、职业、气质，在选择发型时有不同的要求。青年人活泼可爱、热情开朗、青春时尚，多选择简洁流畅、清新活泼、富有朝气的发型，如清纯飘逸的长发，时尚多变的短发，妩媚动人的卷发等。中老年人为了体现年长者稳重典雅、温婉可亲、精力充沛的身份特点，宜选择端庄大方、线条柔顺、轮廓饱满的短发或低盘发，不宜太过复杂或留披肩长发。

青少年学生的发型应给人以自然、清新、轻便的感觉，不宜披长发或发式过于复杂。女生自然束发或短发齐耳；男生以板寸、平头、分头为宜。职业女性常给人以充满活力、持重干练、秀美成熟的印象，适宜选择清爽、干练的短发或典雅、亲切的低盘发。

4. 发型与服饰相协调　设计发型时，应当注意发型随化妆、服饰变化而变化，使其相互辉映、相得益彰。穿着运动装时，可将头发束起，显得活泼潇洒、富有朝气；穿着礼服时，可高盘发髻或卷发披肩，显得高贵优雅；穿着职业装时，可挽成低发髻或选择短发，给人以端庄秀雅的感觉。

总之，发型的选择不是对时尚潮流的随意模仿，更不能盲目追求个性另类，或过于张扬、标新立异。应根据上述因素选择适合自己的发型，体现气质美、内涵美，以达到整体和谐的最佳效果。

想一想

如何判断自己的脸型？自己的脸型适宜选择什么发型？

二、面部仪容

保持整洁干净是面部仪容最基本的礼仪要求，它体现出对交往对象的尊重。要养成良好的卫生习惯，使面部清爽，无任何不洁之物。具体要求如下：

（一）眼部

人际交往中非常重视眼神的交流，眼睛自然就成了面容修饰时首当其冲的部位。在修饰眼部时应做到：

1. 注意卫生　要注意眼部卫生，及时清除分泌物。若患有眼部传染病，在取得他人谅解后，需自觉回避社交场合。

2. 适度修饰　若对自己的眉形不满意，可通过修眉、画眉进行修饰，但不提倡文眉、绣眉，更不允许为了标新立异剃去所有的眉毛。

3. 合理戴镜　佩戴眼镜时，应安全、舒适、美观，保持清洁。按照社交礼仪要求，在工作或社交场合时，不宜佩戴太阳镜，否则会使人产生距离感，影响正常交往。

（二）耳部

耳部的修饰容易被忽略，应经常清洗耳朵及耳后皮肤，必要时还要清除耳垢；耳毛长出耳朵外面时要及时修剪，以免影响美观。公共场合不可以随意掏耳朵，以免失敬于人。

（三）鼻部

社交场合中，应保持鼻腔清洁，不让异物堵塞鼻孔；工作或应酬时，鼻毛外露极不雅观，要经常检查、及时修剪；避免出现当众擤鼻涕、吸鼻子或挖鼻孔等不雅动作。

（四）口部

社交礼仪要求，口部应做到“三无”，即无异物、无异味、无异响。

1. 无异物　口部护理要求，每日刷牙、饭后漱口，及时清除口腔异物，确保口齿洁净。

2. 无异味　上班或社交前，应忌食葱、蒜、韭菜、腐乳、烟、酒等气味刺鼻的食物。如有接触，应及时刷牙、漱口或咀嚼茶叶、口香糖等祛除异味，不可任其存留。

3. 无异响　在社交场合，除谈笑声外，应避免人体所发出的各种不雅之声，如哈欠、清嗓、喷嚏、咳嗽、打嗝、吐痰、吸鼻等，均被视为异响。

此外，若无特殊宗教信仰、文化背景和民族习惯，原则上男士不准蓄留胡须。

三、面部化妆

化妆是指按照一定的方法、技巧，用化妆品对自己或他人进行仪容修饰的一种方法。适当、得体的化妆，在人际交往中非常必要，这既是自尊的表现，更是对他人无言的尊敬。它并不仅仅是女士的专利，男士也有必要进行适当的化妆。化妆能够丰富生活、陶冶情操、提升自信、益于交往，但必须掌握原则，注意禁忌。

（一）化妆的原则

1. 避短扬长、因人而异　化妆旨在遮盖或修补面容的缺陷，使其产生色彩感、立体感，突出个体自身的面部优势，使之更加靓丽。化妆时，只有因人而异、修饰得当、矫正适度，才能真正达到避短藏拙、清雅秀丽的效果，切勿任意发挥、寻求新奇。合理使用化妆品，还可保护皮肤，延缓衰老。

2. 自然真实、浑然天成　"天然去雕饰"是化妆的最高境界，在讲求美化生动的同时，更要求自然真实、浑然天成，仿若天生丽质，不留下人工美化的痕迹。

3. 得体适宜、整体协调　首先，妆面要协调，不可过分突出某一部分，或不顾自身特点，一味追求面面俱到，或模仿他人；其次，应注意色彩的整体协调，如口红与指甲油最好选择同一色系；此外，化妆还应与身份、场合、服装等相适应。如工作中、面试时宜化淡妆；社交场合妆容稍浓；舞台装、新娘妆因其身份、场地、灯光等的特殊性，较前两者略为浓艳；白天化妆宜淡，晚上化妆可稍浓。

4. 秀外慧中、内外兼修　化妆不仅仅强调外在美的效果，更注重内在心灵美对自身形象的重要作用。每个人都应当在注重外在形象的同时，努力提高个人的文化素养、礼仪修养、内在涵养，做一个秀外慧中、受人欢迎的人。

（二）化妆的禁忌

1. 避免当众化妆　化妆应事先完成或在专用的化妆间进行。当众化妆会令自身形象失色，且有卖弄及"以色事人"之嫌。尤其是在工作岗位上或在异性面前，更应禁忌。

2. 避免技法错误　必须熟练掌握化妆方法和技巧，一旦错误会起到相反的效果。另外，在进行面部化妆的同时，要兼顾颈部，避免二者出现明显的色差。

3. 避免浓艳怪异　将自己的妆容化得过于浓艳或离奇出众，会显得过于招摇，而致低俗之嫌。

4. 避免妆面残缺　如因出汗、用餐、休息等出现妆面残缺时，应及时避人补妆，不可置之不理，以防出现尴尬局面。

5. 避免用他人化妆品　使用他人的化妆品，既不卫生也不礼貌，如无特殊情况，应予以避免。

6. 避免评论他人的化妆　化妆属于个人喜好，不应自以为是地对他人化妆妄加评论非议。

（三）化妆的技巧

护士通常应淡妆上岗，要求妆容端庄简约、清丽素雅（见图 2-1）。端庄是指化妆要符合年龄身份，妆容规范典雅；简约是指要做到简洁明快、方便实用；清丽是指妆面清新自然，能突显出气质和风采；素雅是指化妆时色彩适宜，不可过于浓艳。护士工作妆的化妆技巧可以分为整体化妆法和简易化妆法两种。

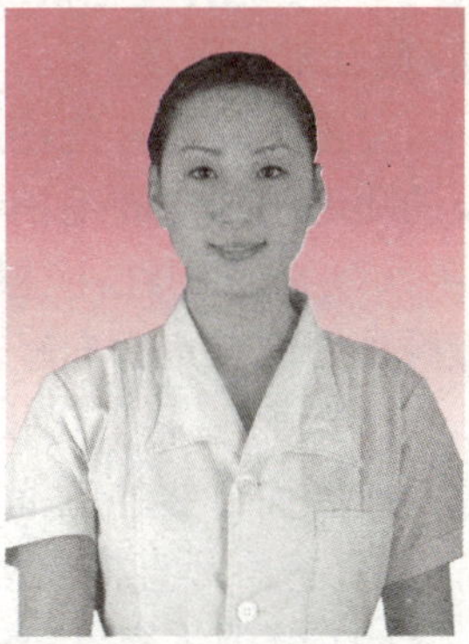

图 2-1

1. 妆前准备　化妆前要准备好适合自己肤质，并与身份、气质、着装相匹配的化妆品，如洗面奶、润肤霜、粉底、眉笔、眼影、睫毛液、腮红和唇膏等。

2. 化妆步骤

（1）修眉：利用修眉工具顺着眉毛生长的方向修除多余的毛发，使眉线整齐清晰、优美流畅，为画眉做好准备。标准眉毛分为眉头、眉峰和眉尾。眉头应在鼻翼或内眼角的垂直延长线上，眉峰在眼珠正视前方时外缘向上的垂直延长线上，眉尾在鼻翼与外眼角的连线与眉相交处，眉头和眉尾基本在同一水平线上。

（2）洁面：用有效的清洁用品彻底清洁皮肤后，将能够改善并保护皮肤的化妆水或润肤霜均匀地弹拍于整个面部及颈部，为皮肤补充水分、增加营养，同时增强皮肤与化妆品的亲和性，不易脱妆。

（3）涂粉底：粉底能够遮盖瑕疵、调和肤色、改善皮肤质地，使面部皮肤显得光洁和细腻。应根据妆型、皮肤性质、肤色等选择粉底霜、粉底液、粉条或粉饼。如淡妆宜选择乳液状粉底，更为自然；浓妆则选择膏状粉底，增强立体效果；油性皮肤宜用粉底液或粉饼，干性皮肤更适合粉底霜；黑肤色宜用颜色略深的深棕色粉底等。施粉底时不宜过厚，可以用印按、拍按或点压等轻柔的手法，由上至下，将其均匀地涂抹在整个面部、耳后及颈部，各部位要衔接自然，不能有明显的分界线。

（4）定妆：用粉扑将透明或同色的蜜粉轻轻地扑于面部，使整个妆容均匀固定。特别是鼻唇及眼周等最易脱妆的部位，可以按上述方法多做几遍，反复定妆。注意不要用粉扑在妆面上来回摩擦，容易破坏底妆。最后再用粉刷将多余的定妆粉轻轻扫去。

（5）画眉：古人常说“眉取形、眼取神、唇取色”，因此画眉时要突出眉头、眉峰、眉尾的准确位置，按照“眉头最粗、色最淡，眉峰最高、色最深，眉尾最细”的原则，用眉笔沿着修好的眉形从眉头至眉尾逐笔描画，要求动作轻柔、力度一致。最后用眉刷将眉毛和描绘的颜色充分融合在一起，使眉毛呈现立体自然的美感。

（6）眼部化妆：化眼妆可以更好地突出眼部的神采，在很大程度上，勾勒眼睛会影响脸部表情，可从三个方面着手：

一是涂眼影。一般宜选择柔和的单色，如米色、白色等，具有淡雅自然的效果；还应与眼形、脸形、妆色、服饰等协调，例如着红色或白色护士服眼影宜选暖色调，穿蓝色护士服眼影则宜用冷色调。涂抹时，用眼影棒或眼影刷蘸取已经选好的眼影色沿睫毛边缘，重复涂抹在从眼尾往眼头方向约 1/4 处，然后晕淡，眉骨下方可用亮色眼影，使眼部有立体感、眼睛生动有神。

二是画眼线。画上眼线时，眼睛尽量向下看，用拇指将上眼睑向上轻提，使睫毛根部充分显露，再用软芯防水眼线笔的笔尖，沿睫毛根部从内眼角向外描画；画下眼线时，眼睛向上看，沿着睫毛根部从眼尾向中部描画出长度约 1/3 眼长的下眼线，一般不画内眼角，重点晕染眼尾。

三是涂睫毛。先使用睫毛夹使睫毛上翘，再用黑色睫毛刷蘸取防水睫毛液，从上眼睑的睫毛根部向睫毛梢纵向涂染，然后横向涂染下眼睑的睫毛。

(7) 晕染腮红：应根据脸型来确定腮红的色彩和晕染方法。一般用粉刷将腮红从面颊颧骨处向鬓角方向轻轻刷开，要涂抹均匀，使粉底与腮红衔接自然。

(8) 画唇：唇部化妆可以令整个妆容生动明艳，是化妆中的点睛之笔。护士宜选用暖色系或淡而自然的滋润性唇膏或唇彩。可先用唇刷修出优美的、富有立体感的唇部轮廓，也可将唇膏直接或借助唇刷均匀地涂抹在嘴唇上。

(9) 修整妆容：检查妆容与发饰、服饰等是否协调一致。

3. 简易化妆法　简易化妆法一般几分钟即可完成，省时方便，基本流程是：洁肤—润肤—涂粉底—画眉—眼部化妆（主要画眼线、涂睫毛）—涂唇膏—修整妆容。

实践指导——头面部装饰训练

训练目的

1. 掌握面部简易化妆步骤和方法，熟悉化妆技巧。
2. 掌握护士标准发式的梳理。
3. 让学生结合自身特点，为自己设计恰当的发型和工作妆。

训练准备

1. 场地准备　可在教室进行。

2. 物品准备　准备小镜子、洗面奶、粉底液、眉笔、眼影、睫毛膏、唇膏、腮红、化妆套扫等化妆用品、用具；准备皮筋、发卡、发网、带花发网等头发修饰用品。

3. 知识准备　复习第二章第一节面部化妆相关内容，预习第四节头面修饰的相关内容。

训练方法

1. 示范面部简易化妆技巧　可采取教师本人演示或播放教学光盘、课件等形式，详细讲解步骤。

①洁面；②润肤；③涂粉底；④画眉；⑤画眼线、涂睫毛；⑥涂唇膏；⑦整理妆容及发型。

2. 分组训练 学生两人一组，按照常规步骤练习化妆技巧，选出代表，进行点评。

3. 练习梳理工作发式 由教师选择并指导留长发的学生，掌握要领，将头发梳理成标准的护士工作发式。再两人一组互相练习。

综合评价

1. 技能评价 能否掌握要领，并合乎标准。

2. 情感评价 训练过程中是否严谨认真。

3. 协作评价 同学是否积极参与，互帮互助。

知识链接

警惕“化妆品综合脸”

随着化妆品的广泛应用，越来越多的人认识到，由于不合理地使用化妆品，如选用劣质或含有激素、铅汞的化妆品，卸妆时不及时、不彻底、技法错误等，都会造成皮肤过敏、老化，甚至出现黄褐斑、色素沉着、毛细血管扩张、“高原红”等皮肤受损现象，有人将此称为“化妆品综合脸”。因此应在专家的指导下选择适合自己的化妆品，学习正确的使用方法和卸妆技巧，注意化妆品的保质期限，及时对化妆工具进行清洁。对已经出现皮肤问题的，应当立即停用，必要时可咨询专家意见，及时就医。

第二节 表情礼仪

表情是指人的面部情态，是人们内心情感自然流露的外在表现。具体说来，就是在神经系统的控制下，通过面部肌肉及其各种器官所进行的运动、变化，而在面部所显现出的某种特定的形态。

面部表情是社交活动中表达思想情感最为成功的体态语言，它借助眉、眼、口、鼻等五官以及面部表情肌肉的不同运动，直观形象、真实生动地向外界传递人们内心世界的各种细微变化，进而影响人与人之间的相互交流。它不受地域、文化的限制，已成为全世界通用的交际语言。美国著名心理学家艾伯特·梅拉比安曾总结一个公式：感情的表达（即信息传递的总效果）＝语言（7%）＋声音（38%）＋表情（55%）。因此，我们要学习理解表情、把握应用表情，学会观察读懂、鉴别应对对方的表情，充分发挥表情的积极作用，实现良性互动和有效沟通。

面部表情的重点是眼神和笑容两个方面。

一、眼　神

眼睛接收外界的信息量占所有感官的80%，在传递信息、表达情感方面达到100%，因此，被誉为“心灵之窗”、“情感之镜”，是面部表情的核心。在各种礼仪中，目光运用得是否得当，直接影响着表情，对交往起着决定性的作用。

眼神是眼睛传递信息的途径和方式，所传递的信息称之为眼语。在人际交往中，应善于借助眼神的交流，准确地把握情感和信息的传递，掌握构成眼语的六个要素，即时间、部位、角度、方式、对象和变化。

（一）注视的时间

交往双方相互注视的时间长短不同，表达的含义也有所不同，这在人际交往中十分重要。注视的时间不同有以下几种含义：

1. 表示友好　表示友好时，注视对方的时间应占全部相处时间的1/3以上。

2. 表示重视　关注或重视对方时，注视对方的时间应占全部相处时间的2/3左右。如听取报告、请教问题、询问病情、护士对病人进行健康评估等。

3. 表示轻视　若注视对方的时间不到全部相处时间的1/3，意味着瞧不起对方或对他不感兴趣，使人感到自己不受欢迎，被轻视、被冷落，难以取得对方的信任。

4. 表示敌意或兴趣　若注视对方的时间超过全部相处时间的2/3以上，通常有两种含义：一是对对方有敌意，往往目光不友好的同时，伴随着眉毛下垂、嘴角下撇；二是对对方产生了兴趣，常伴有微笑和眉毛微微上挑。应区别对待。

（二）注视的角度

注视的角度是指注视他人时，目光所发出的方向。应根据不同场景、不同的交往对象以及双方的关系加以调整。

1. 平视　平视也叫正视，特点是视线呈水平状态目视他人。适用于普通场合及与身份、地位平等的人进行交往。

2. 侧视　侧视是平视的一种特殊情况。当位居交往对象一侧时，必须转动身体或头部，使面部朝向对方，再予平视。切忌用眼睛直接斜视对方，这是极为失礼的举动。

3. 仰视　晚辈面对尊长之时，应主动居于低处，抬头向上注视，以示尊重、敬畏。

4. 俯视　俯视即低头向下注视。适用于身居高处，或尊长注视晚辈，以示关心和怜爱。由于俯视还可表示对他人的轻蔑、歧视，故平辈之间应当慎用。

（三）注视的部位

社交礼仪要求，交往时，不宜注视他人的头顶、大腿、足、手等敏感部位，更不可“目中无人”。切忌注视异性肩部以下的部位，尤其是其胸、裆、腿部。目光注视的部位应视交往内容、双方距离远近及关系亲疏而定。常规注视的部位有：

1. 双眼　注视对方的双眼，又称为关注型注视。说明自己重视对方，正在全神贯注、专心致志、胸怀坦荡地与之交流，使人产生真诚、可亲的良好印象。但注视时间不宜过长，以免双方感到尴尬。一般用于强调要点、面试应聘、接待送别、倾听谈话，听取意见、问候对方、向人道贺等。

2. 额头　注视对方额头，又叫公务型注视。注视区域又称为“面部注视的上三角”，即以双眼为下线，前额为上顶角所形成的三角区域。主要用于极为正规的公务活动，表示郑重其事、严肃认真、公事公办，如商讨工作、洽谈业务等。

3. 眼部至唇部 注视眼部至唇部又称社交型注视。注视区域又称为“面部注视的下三角”，即以双眼为上线，上嘴唇为下顶角所形成的三角区域，是社交场合中常采用的，如各类聚会、舞会、茶话会等，注视者的目光约有90%的时间里都会停留于此，使双方心情放松，营造轻松、和谐的社交氛围。

4. 亲密型注视 亲密型注视包括两种情况。一种称近亲密型注视，视野常集中在对方眼部至胸部之间这一区域，多限于近距离交往，且关系密切的亲朋或恋人之间；另一种称远亲密型注视，视野通常扩大到眼部至裆部，以对方的全身为注视点，多用于注视相距较远的熟人。这两种注视均不宜用于陌生人和关系普通的异性。

5. 任意部位 注视任意部位通常也叫随意型注视或瞥视，是指对他人身体的某一部位随意一瞥。一般表示注意，多用于在公共场合注视陌生人，也可表示敌意，最好慎用。

（四）注视的方式

社交场合，注视他人有多种方式，常见的有：直视、凝视、虚视、他视、眯视、睨视、扫视等。

1. 直视 直视指直接注视交往对象，表示认真、尊重，适用于各种情况。如直视他人双眼，称为对视，表明自己坦诚大方或关注对方。

2. 凝视 凝视是直视的一种特殊情况，即全神贯注地注视对方，多表示专注、恭敬。但不可目不转睛、长时间地凝视某人的某一部位，此种注视称为盯视，表示出神或挑衅，一般不宜多用。

3. 虚视 虚视是直视的另一种特殊情况，主要相对于凝视而言。它的特点是目光不集中，不能聚焦于某处，是走神、无聊、失意、疲乏或胆怯、疑虑的表现，应尽量避免。

4. 环视 环视是指同时与多人打交道时，应时常有节奏地注视在场的所有人员，使目光在每个人身上停留的时间和次数大致均等。表示自己对所有交往对象“一视同仁”，防止任何一方有被冷落或轻视的感觉。

5. 他视 他视是指与他人交往时不注视交往对象，而望向他处。常表示害羞、胆怯、生气、无聊或对对方不感兴趣，给人不友好的感觉，甚至被认为厌烦或拒绝。

6. 眯视 眯视是指眯着眼睛注视对方，表示看不清或惊奇。因其不够美观，也不宜采用。

7. 睨视 睨视是指斜着眼睛注视对方，常表示轻视、怀疑。尤其是与人初次交往时，应避免使用。

8. 扫视 扫视是指注视时视线来回移动，上下左右反复打量对方。常表示好奇、吃惊，一般不宜使用，尤其不能用于异性。

（五）注视的对象

注视不同的对象时，目光中流露的情感应随之变化。如面对尊长时，应根据具体情况，采取仰视或视线略微向下，以示恭敬；对待儿童的目光则应亲切、温暖，以示关爱之情；负责迎送接待或时逢他人喜事，目光应热情洋溢，以示欢迎或祝贺；当他人遭遇挫折或不幸时，目光应充满理解、鼓励或忧伤、沉痛，以示安慰、支持。一般应忌用冷漠、傲慢或轻蔑、嘲笑等无礼的目光。

（六）眼部的变化

在人际交往中，人的目光、眼神、视线时刻都在变化着，主要表现为眼睑开合的变化、瞳孔大小的变化、眼球的转动、视线的交流等。

以上变化反映了对方在交往时内心情感瞬间的转变，因此，观察和理解这些变化，积极应对，有助于把握交流中的主动权，促进和谐交流。

如在交谈时，对方闭上双眼，表示对交谈的内容不感兴趣，或有所厌倦，这时应及时转换话题或结束谈话；若对方眼皮开合的频率过高，眨眼频繁，说明他过于紧张或在撒谎，这时应采取措施令其放松，并对他讲述的内容重新斟酌；当讲到某个内容时，发现对方的瞳孔突然扩张，说明他很感兴趣，应就此内容加以强调或深入下去。

二、笑　容

笑容是人们在笑的时候呈现出的面部表情。真诚、亲切的笑容，既能悦己又能悦人，是一种令人感觉愉快、积极发挥正面作用的表情。它是人际交往中的轻松剂和润滑剂，被誉为“人类最美的表情”、“最好的化妆品、保养品”，具有极大的亲和力和感染力。

（一）笑的作用

笑容可以传达出高兴、赞许、同意等多种情感，给人以亲切感、友好感，能有效地缩短人与人之间的心理距离，打破交际障碍，为进一步深入沟通与交往创造出温馨、融洽的良好氛围。不仅如此，经常面带笑容，可自得其乐、有益身心、促进健康；还有利于培养乐观豁达的性格，具有修身养性的作用，俗话说：“笑一笑，十年少”，正是指此而言。

家人、同事、亲朋好友之间亲切的笑容，会令人心情舒畅，备受鼓舞；老师、同学之间鼓励的笑容，会使人获得支持，信心倍增；服务人员友好的笑容，会让人身心愉悦，宾至如归；而护士的微笑比其他任何行业的微笑都显得更为重要，它胜过千言万语，可以有效地减轻病患者的心理压力，拉近护患之间的距离，宽慰、支持、鼓励病人，使其增添战胜疾病的信心和力量。

因此，重视和发挥笑容的积极作用，是日常生活和工作中不可缺少的一个重要组成部分。

（二）笑的种类

在日常生活中，笑的种类很多，绝大多数都属于善意，但也有极少数是有违礼仪的，要注意区别，按照礼仪的要求去做。根据笑的程度，笑容主要分为以下六种：

1. 含笑　含笑是程度最浅的一种笑容。它的特点是：仅是面带笑意，不露齿，不出声。表示待人友善，乐于接受对方，适用范围较为广泛（见图 2－2）。

2. 微笑　微笑程度较含笑有所加深。它的特点是：两边嘴角向上移动，嘴唇略呈弧形，不外露牙齿，同时笑不发声。显得自然大方、真诚友好，是人际交往中适用范围最广的一种笑容（见图 2－3）。

3. 轻笑　轻笑程度比微笑更深，亦称露齿笑。它的特点是：嘴唇微微张开，上齿有所显露，一般露出6颗到8颗上齿，仍然不发出声响。用以表示欣喜、愉快，显得灿烂阳光、富有朝气，最适用于亲朋好友相见或是时逢喜庆之事的时候（见图2-4）。

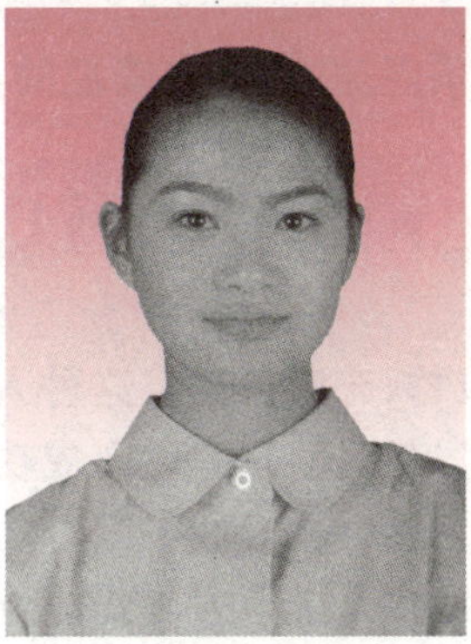
图2-2

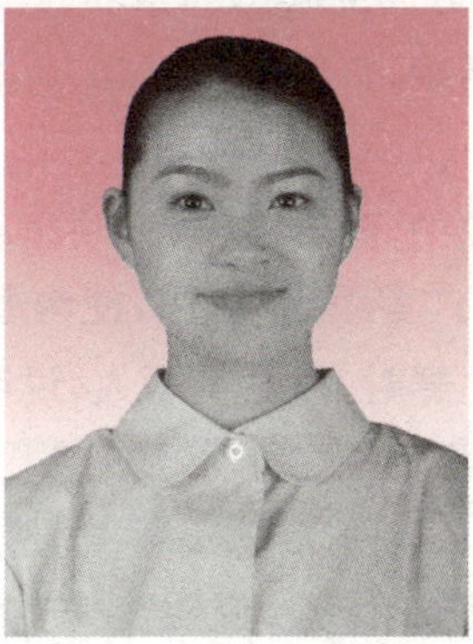
图2-3

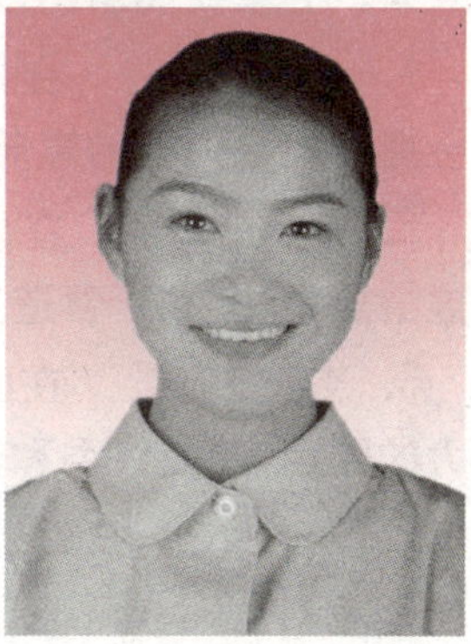
图2-4

4. 浅笑　浅笑是轻笑的一种特殊情形，又叫抿嘴笑。它的特点是：笑时抿嘴，下唇大多被包含于牙齿之中。常见于年轻女性害羞之时。但是在与人交往、面试应聘或参加比赛时，这种笑容会给人不自信的感觉，应予慎用。

5. 大笑　大笑是比轻笑程度更深的笑容。它的特点是：嘴巴大张，呈现较大的弧形，上下牙齿大部分都显露于外，并且张开，同时口中发出"哈哈哈"的笑声，但肢体动作并不多见。通常见于万分高兴或是欢乐开怀之际。

6. 狂笑　狂笑是程度上最深、最高的一种笑容。它的特点是：嘴巴张开，上下牙齿全部露出并且分开，常配以持续不断的笑声和较大幅度的肢体动作，如笑得上气不接下气，或手舞足蹈、前仰后合。多见于极度快乐、欣喜若狂、纵情大笑之时。

上述六种笑容中，以前四种较为常见，也较符合礼仪的要求。其中，自然得体的微笑在人际交往中受到世界各民族的广泛认同，被誉为是"最令人愉悦、最真诚友善、最具有价值的笑容"，被视为"全人类最美好的共同语言，是参加社交的通行证"。

知识链接

大笑对健康的益处

现已证实，开怀大笑对全身多个脏器均有裨益，有利于身体健康。大笑时，人的颈部、腹部、面部及肩部等多处肌肉得到锻炼，胸腔内的横膈膜充分伸展；由于呼吸加速，人体吸入大量的氧气，血液中的含氧量增加，血液循环加速，益于病症的痊愈。同时，大笑还能减慢心率，扩张血管，增进食欲，消耗卡路里，燃烧脂肪。据科学家研究，大笑能刺激人体分泌内啡肽，它有镇静止痛、舒缓压力、减轻病痛、使人愉快的作用。据说，大笑一分钟能使人在接下来的45分钟都处于放松的状态，而大笑100分钟就相当于在跑步机上做慢跑10分钟的有氧运动。

（三）笑的本质

微笑最为常用，只有把握其本质，视环境和对象的差异灵活运用，才能达到满意的沟通效果。它主要展示出以下几个方面的心态和素养。

1. 乐观豁达　在日常生活中，只有心境平和、心态良好、乐观豁达、充实满足的人，才会拥有发自内心的微笑。

2. 友好诚信　在人际交往中，面带微笑，反映出心地善良、胸怀坦荡、以诚待人，并非虚情假意，有利于营造交往双方“零距离”氛围，使沟通融洽。

3. 信心充足　在面试或比赛时，以微笑示人，说明胸有成竹、充满自信。这种人格魅力的展示，能使评委和观众对其产生美好、深刻的“第一印象”，有助于开辟通向成功的坦途。

4. 敬业爱岗　在工作中，微笑待人，说明工作热情、恪尽职守，易使服务对象产生好感，乐于配合，因而各行各业都把它确定为工作岗位上的标准表情、常规表情，“微笑服务”蔚然成风。

（四）笑的方法

在笑的过程中，随着眉、眼、唇、齿、表情肌肉和声音等彼此之间的运动配合的不同，所产生的笑容也不同。要想拥有自然大方、真诚甜美的微笑，必须掌握它的要领和方法。

微笑时，额部肌肉收缩，使眉位略有提高，眉毛微弯呈弯月形，眉头自然舒展；双眼稍稍睁大，目光亲切柔和、蕴含笑意；两侧面颊部肌肉收缩，并稍稍向上提拉，使整个面部呈现笑意；双唇自然闭合，不露牙齿，嘴角微微上翘，唇形略为弯曲呈弧形；同时自觉地控制发声系统，不发出笑声。微笑的口诀是：眉开眼笑，两颊上提，嘴角上翘，唇闭无声。

（五）笑的注意事项

笑是一门艺术。既要讲究笑的甜美动人、愉快尽兴、适时适度，还要兼顾仪态、场合以及不同情境下他人的情感状态。笑的时候应注意以下几个方面。

1. 声情并茂　笑的时候，应“发于情，出于心”，应表里如一、声情并茂，且与自身的举止谈吐相辅相成，不允许有丝毫的“作秀”和“包装”，这样才能赢得他人的信任与敬重，建立诚挚和谐的交往关系。切忌笑的同时，出言不逊、举止粗俗，或虽言语文雅、举止得体，却冷若冰霜，这样会使交往对象质疑你的态度。

2. 表现和谐　笑，是人们五官、面部表情肌肉和声音等部位所进行的协调运动。因此，笑的时候，在关注口形运动的同时，必须使各个部位相互配合、运动到位、统一和谐，避免顾此失彼、毫无美感或矫揉造作、笑得勉强。

3. 气质优雅　笑时的优雅仪态能够自然反映出人们的文化修养和精神追求。笑要发自内心，精神饱满，同时气质典雅，仪态端方。倘若笑的时候，随心所欲，表现得粗俗放肆，将有损个人形象。

4. 适时适度　笑必须适时适度，不能随意滥用。不合时宜的笑容，会引起误解，或适得其反。如在他人遇到困难、出现失误时发笑，或面带笑容将不幸的消息告知他人等，会有幸灾乐祸之嫌，严重伤害对方的自尊和情感。因此，要结合具体情境，恰当地运用笑容表达情感。

（六）笑的禁忌

笑的种类很多，含义也各具特点，应当避免以下这些失礼、失仪的笑：假笑虚情假意、矫情造作；狞笑面目狰狞、不怀好意；怪笑怪里怪气、让人害怕；媚笑过于功利、使人质疑；窃笑幸灾乐祸、令人生厌；嘲笑伤人自尊、惹人不满；冷笑引发敌意、招人反感等。

第三节 身体仪容

头面仪容虽然是修饰的重点，但身体形象也不能忽视，它同样是礼仪活动中的重要组成部分，身体是礼仪的载体，许多礼仪形式都是通过身体各个器官的协调统一来完成的。因此，应该了解身体各部位的仪容。

一、颈项部

颈部是人体上承头面下连躯干的重要组成部分，其状态直接影响人体的整体仪容，对颈部的仪容要求包括呵护肌肤和端正姿态两个方面。

（一）颈部的清洁与保养

颈部肌肤较为细薄、脆弱，分泌皮脂较少，易缺水干燥，再加上常年暴露于外，深受紫外线和寒冷的侵袭，人在十几岁时就开始出现不明显的颈部细纹，并随着年龄的增长而加深，最终皱纹明显、松弛老化，与面容形成较大反差，使人显得衰老。因此应注重每日的颈部清洁、滋养、按摩，以保持肌肤的滋润和弹性。

（二）保持正确的姿态

在长期支撑头部重量，频繁抬头、低头的过程中，用颈不当会引起多种类型颈椎病发生，不仅严重影响颈部仪容，还会引起身体其他部位不端正的姿态。因此，要加强颈部锻炼，保持正确姿势，防止颈椎病的发生，使颈部灵活自如，塑造出优美动人的颈部曲线。

二、手臂部

人际交往中，手臂使用最多，能够完成各种各样的礼节和手势、手语，在交往时备受瞩目。因此，被人们视为交往中的“第二张名片”。必须注意以下几点。

（一）手掌

手掌是手臂的中心部位，是手臂动作中最多的一部分，也是形成各种手语的关键。

修饰的重点应放在以下几个方面。

1. 勤加洗护　在日常生活中，手和外界的接触最多，应当勤洗手、多护手，不要让手“伤痕累累”，既有损美观，又影响手的功能。

2. 勤修指甲　过长的指甲，毫无使用价值，不卫生、也不方便。因此要经常修剪，使长度不超过手指指尖为宜。不应在公共场合修剪指甲，不能用牙齿啃咬指甲，这些都是不卫生、不雅观、不文明的行为。涂抹指甲油不利于健康，应予避免。

知识链接

“美甲”存在健康隐患

很多女生喜欢变换指甲的颜色和形式，“美甲”越来越受欢迎。但从医学的角度来说，这种做法有损健康，不应提倡。例如美甲时，要先用专业锉刀将指甲锉薄，再用胶水粘贴带有美丽图案的仿真指甲，这就锉掉了指甲的表层，使手指的保护和抵抗力下降，容易受酸性或碱性物质的腐蚀。指甲还可作为临床判断身体健康的一项辅助指标。如果涂抹厚厚的指甲油或贴上指甲片，就很难发挥它的这一作用了。长期覆盖指甲油，不利于指甲透气，专家建议，美甲后两周左右就应擦去指甲油，休息一段时间后才能再度进行。

3. 勤于锻炼　手是人体最灵活的器官，也是所有技能操作的重要执行者，应经常锻炼手腕、手指，使其反应灵活、操作自如。

（二）肩臂

社交礼仪要求在修饰肩臂时，最重要的一点就是在非常正式的场合如政务、商务、学术及外交活动中，禁止穿着无袖装、露肩装，以确保肩臂，尤其是肩部，不暴露在衣服之外。

（三）腋毛

腋毛属于个人隐私，不应为外人所见。尤其是在参加正式场合选择着装时更应重视，避免穿着使腋毛外露的服装。在非正式场合中，倘若穿着暴露腋窝的服装，则务必先将腋毛脱去或剃去。

（四）体味

要做到勤洗澡、勤换衣，及时除去汗臭、狐臭等不良气味；涂抹香水时不宜过浓，且不宜涂抹在外衣上和容易出汗处。

三、足腿部

近距离交往时，足腿部可能会为他人所注视，修饰足腿部位时应注意以下几点。

（一）脚部

1. 保持卫生　正常情况下，应注意保持脚部的清洁卫生，要勤换洗鞋袜。不得穿着破损或有异味的袜子，若条件许可，最好随身带上备用袜子，以备不时之需。

2. 严禁裸露　正式场合光脚穿鞋既不美观，又会遭人误解，如在欧美国家，则有卖弄“性感”之嫌，应当避免。在正式场合还应当避免穿着使脚部过于暴露的拖鞋、凉鞋、镂空鞋等。

3. 注意动作　不要当众脱鞋，或使脚部处于半脱鞋状态；更不能脱下袜子抓挠脚部，这些不良习惯均有违礼仪要求，严重损害个人形象。

（二）腿部

正式场合着装时，要求男女都不宜穿着短裤，以免腿部过于暴露。女士还应避免穿着过于暴露的超短裙，一般可选择长裤或长度超过膝盖的裙装，再配以合适的袜子。需要注意的是：无论是穿着短袜还是长袜，袜口均不宜露出裤脚或裙摆之外。

第四节　护理工作中的仪容礼仪

护理工作是一项特殊的职业，面对的服务对象是身心健康需要达到最佳状态的病患者。因此，护士的仪容至关重要，它反映了护士良好的职业形象，代表医院的整体形象。这一形象，是护士内在的心灵美与外在的仪表美、行为美之间协调统一的结果。

护理工作者，拥有优美典雅的仪表风度，不但可以增添自信、愉悦身心，从心理学的角度来讲，还能有效的调节和感染病人的情绪，激发他们对美好生活的向往和追求，鼓励病人树立战胜病魔的信心，积极配合治疗与护理，有利于病情康复。具体应做到：仪容整洁大方、表情自然亲切。

一、仪容整洁大方

护士在修饰仪容时，一定要认真对待，既不能得过且过、敷衍了事，也不能过分修饰、过于时尚，应遵循整洁得体、美观大方的原则，力求简约明快、方便实用，让美同自己的职业身份相匹配。

（一）头面修饰

护理工作者的工作发式有着严格的规定和要求，除了遵循基本的头饰礼仪外，还应当充分符合护士的职业要求，体现出自身的职业特点。

护士无论是何性别，都不得在自己的头发上大做文章，过分追求时髦、前卫，如染发烫发，留大鬓角或剃光头等。通常护士头发长度前不遮眉、侧不掩耳、后不过领。女护士留长发者，在工作岗位上应将其盘成发髻，用发卡、头花或网罩加以固定，使头发前后侧面各个角度都能符合上述标准（见图 2－5、图 2－6、图 2－7、图 2－8、图 2－9）。

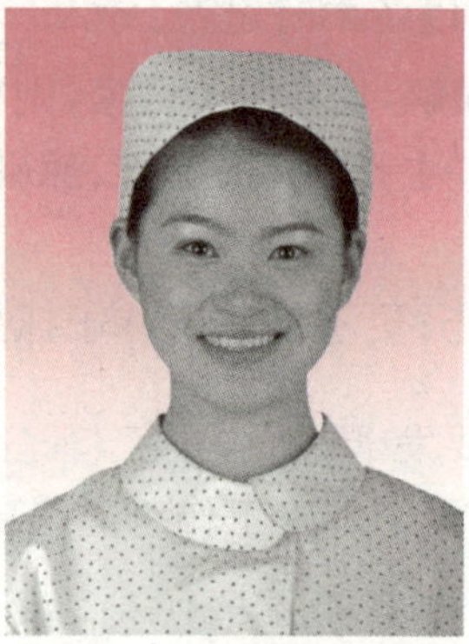

图 2-5

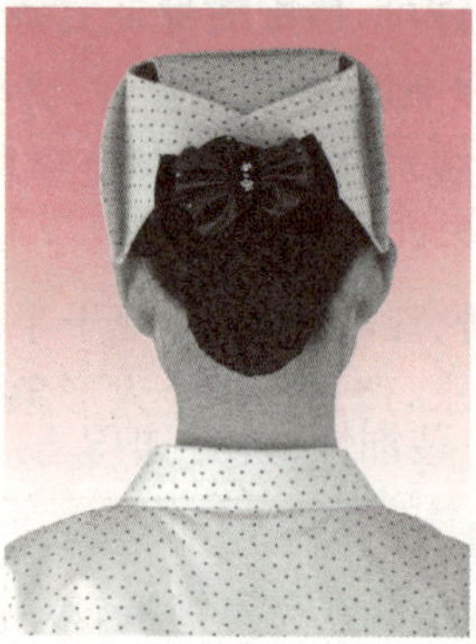

图 2-6

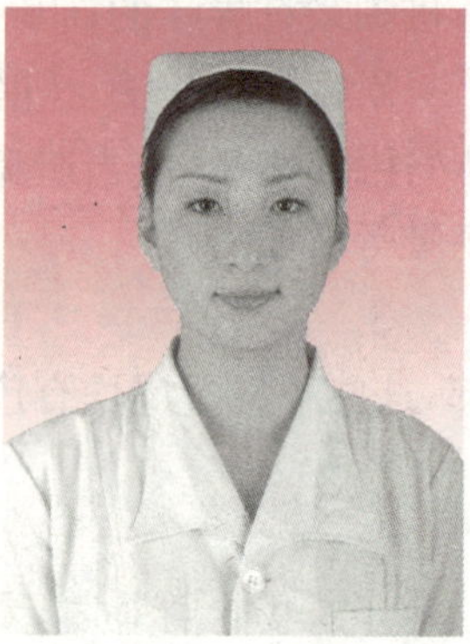

图 2-7

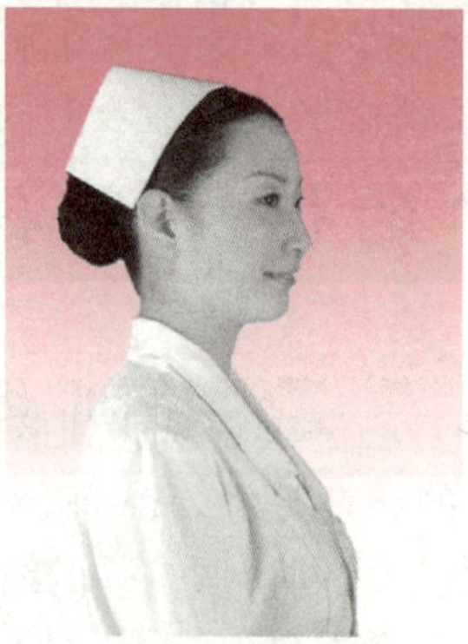

图 2-8

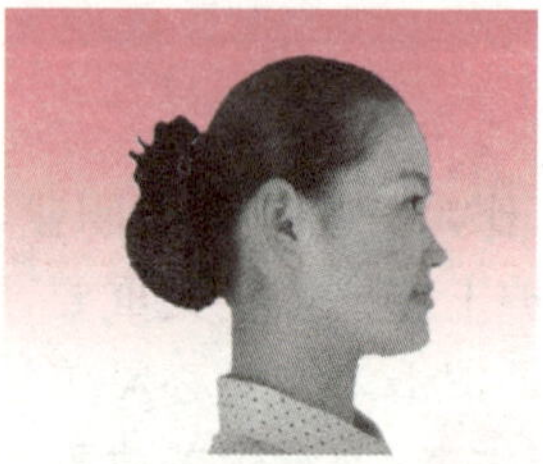

图 2-9

留短发者，头发自然后梳，两鬓头发置于耳后，不可披散于面颊，必要时可用发卡固定，当短发超过耳下 3 cm 时，应当盘起或使用网罩(见图 2-10、图 2-11)。对男护士而言，无论在什么科室工作都不准剃光头、留长发或扎小辫。

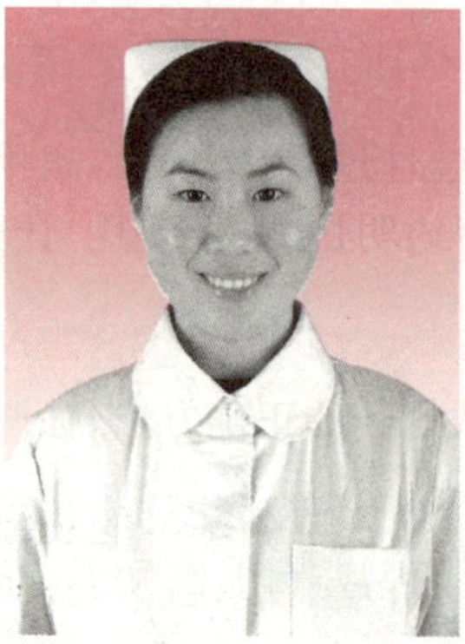

图 2-10

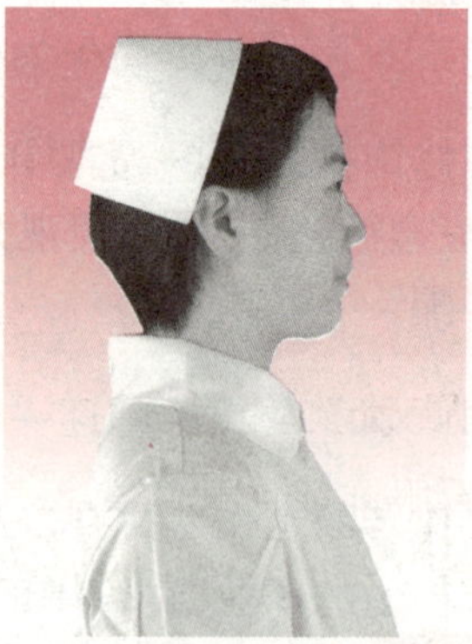

图 2-11

护士的面部仪容应注意整洁美观，准予适度的修饰。女护士可淡妆上岗，妆容得体自然、端庄靓丽，使人显得精力充沛、容光焕发。男护士应经常修剪胡须、鼻毛，保持面容洁净。

（二）身体修饰

在护理工作中，手是同病人接触最多的部位，护理工作者在操作前后必须洗手，严防交叉感染，生活中还要经常对手部进行保养和护理，防止病菌的入侵。

为方便工作，护士必须严格按照规定穿着清洁得体的护士服、护士鞋，不可随意脱去；下班后，应及时换上便装，不能穿着护士服在医院外行走，这是对工作制服的不尊重，且容易传播病菌，影响健康。穿裙装时，裙摆下端一定要遮蔽于护士服下摆之内，配以肉色或浅色的长筒丝袜，袜口不得露出裙装之外，以展示护士规范得体、端庄美丽的职业形象。

二、表情自然亲切

护理工作者肩负着“健康使者”的重任，其表情的流露直接影响着护患关系，对能否取得病人信任、顺利开展护理工作、促进病人病情的康复都有着极其重要的意义。因此，应把握以下几点。

（一）基本要求

表情应乐观向上、真诚亲切、沉稳内敛，具有较强的亲和力和感染力，需要护士在工作时找准自己的角色定位、懂得控制情绪、学会克制和忍耐，尽量消除因个人恩怨、家庭琐事、工作矛盾引发的不良情绪，微笑地投入到工作中去。要善于观察病人的表情，体察对方的情绪变化，一旦发现病人有消极悲观情绪，应及时加强心理疏导，做出正确的护理诊断、制定合理的护理措施。

（二）模拟训练

1. 目光、眼神训练

（1）“眼语六要素”：目光的内涵是极为丰富而微妙的，护士要学会把握自己的内心情感，善于通过视线交流向他人传达情意。还要学会“读懂”目光变化的含义，分析其真实的情绪变化、态度意向等内心活动，及时对自己的交往方式、方法加以调整，以确保交流顺利进行。

同桌两人一组进行现场模拟训练，甲同学扮演护士，乙同学扮演病人。教师设置不同情境，要求两者在相互注视的过程中，准确地把握注视对方的时间、部位、角度、方式等，变换眼神的交流，传递不同的情感和信息。

在接待病人时，甲同学应平视乙同学的双眼，流露出友好亲切的目光，注视时间占全部相处时间的1/3以上；在询问病情或进行健康评估时，甲同学直视对方双眼，流露出重视的目光，注视时间占全部相处时间的2/3左右；在和病人进行工作方面交谈时，甲同学应注视乙同学的额头，即“面部注视的上三角”，流露出严肃认真的目光；在医院外普通的社交场合中遇到病人时，甲同学应注视乙同学的眼部至唇部，即“面部注视的下三角”，流露出热情可亲的目光。最后请乙同学说出感受，教师进行点评。

根据教师的提示，请扮演病人的乙同学用目光分别表达出喜悦、愉快、沉稳、厌烦、悲伤、忧虑、绝望等心情，请甲同学试着“读懂”对方目光的含义，说出自己的感受，教师予以点评。

甲乙同学互换角色，重复上述演习。示教训练以后，学生可三人一组分别扮演不同角色，按上述方法进行训练，教师巡视指导。

（2）眼神的灵敏性与目光的专注：要拥有一双炯炯有神、顾盼生辉、"会说话"的眼睛，应在日常生活中加强对眼神的训练，可经常进行眼球运动（又称运目），在增强眼球的光泽度和灵敏性的同时，使眼部周围的肌肤更富弹性。练习眼神灵敏的方法是：平视前方，控制好眼球，使之按照垂直方向上下移动，再按照水平方向左右运动，反复进行，每组 10 次，尽可能多做；然后再按照顺时针和逆时针方向做 10 次转圈运动。练习目光的专注性时，应盯着前方的某一物体，尽量不去眨眼。坚持练习，可以自如地控制眼部肌肉，注视他人时目光更为专注、集中，有利于眼神交流。

知识链接

眼神是可以训练出来的

俗话说"一身之戏在于脸，一脸之戏在于眼"，著名演员六小龄童曾是一个"近视、散光的美猴王"，给拍戏带来了很多麻烦。为适应角色要求，练就齐天大圣的"火眼金睛"，他自创了每天必做的"练眼三招"：早晨长时间盯着日出看，直到眼泪流下来，练习眼神固定；白天经常看乒乓球比赛，头不动，目光随着乒乓球快速转动，练习眼球的灵活度；晚上在室内点一炷香，目不转睛地看着香头，练习眼神聚光。经过长期训练，六小龄童终于克服了高度近视的困难，练就了一双神采飞扬的"火眼金睛"。

2. 微笑训练　微笑是真诚友善、谦恭和蔼、和谐融洽等美好情感的表现。而护士的微笑比其他行业的微笑更为重要，被称为"病人上好的良药"。甜美的微笑可以通过训练养成，一定要注意不应流于形式，只重其形而忘其情，只有发于心载于形，才能打动人心，受人欢迎。具体训练方法如下：

（1）练习眼中含笑：善于用眼睛来笑是笑的关键。当一个人在笑时，如果眼睛却是冷冰冰的，就会给人以虚情假意的感觉，只有当一个人的内心温和善良，充满爱意与喜悦，眼里的笑意才会生动感人，富有感染力。因此，在笑的时候心中要充满爱，让眼睛同时笑起来。

具体方法是：对着镜子，用一张厚纸，将眼睛以下的部位遮住，心里想些最幸福、愉快的事情，嘴角两端做出微笑的口型，笑肌随之自然收缩抬升，此时双眼就会十分自然地呈现出笑意。随后放松面部肌肉，使各部位恢复原状，但目光仍然保持含笑。如此反复练习（见图 2-12 和图 2-13）。

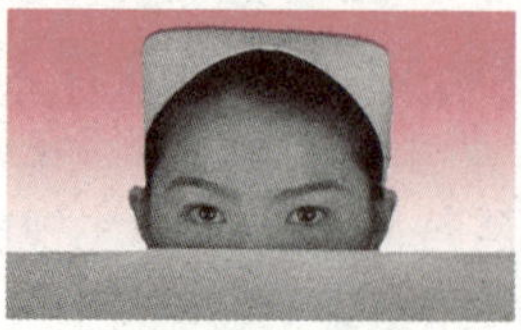
图 2-12

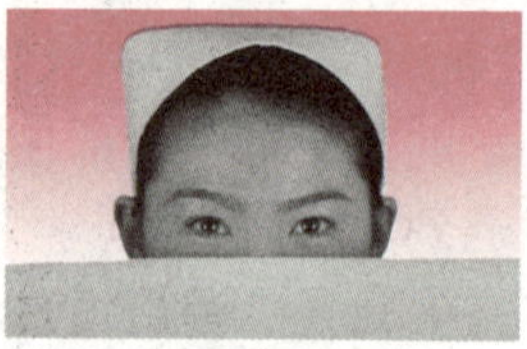
图 2-13

（2）练习嘴角上翘：练习时，对着镜子口中念着普通话的“一”字音或英文字母“G”的发音，使两侧嘴角及双颊肌肉自然上翘，保持10秒钟，再恢复原状。注意下唇不要用力过大（见图2-14）。

也可对镜站立，轻轻地咬住一根筷子，使上排牙齿自然露出，连接嘴唇两端的线与筷子在同一水平线上。再用两手按住两侧面颊的肌肉，调整嘴角上翘的角度，找出最佳位置，使嘴角上升的程度一致，这就是最理想的微笑。保持这个状态10秒钟，然后拿掉筷子，继续保持此表情10秒钟，如此反复练习（见图2-15）。

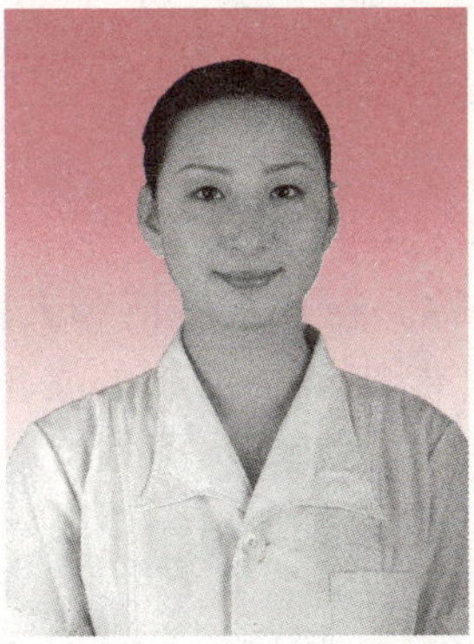

图2-14

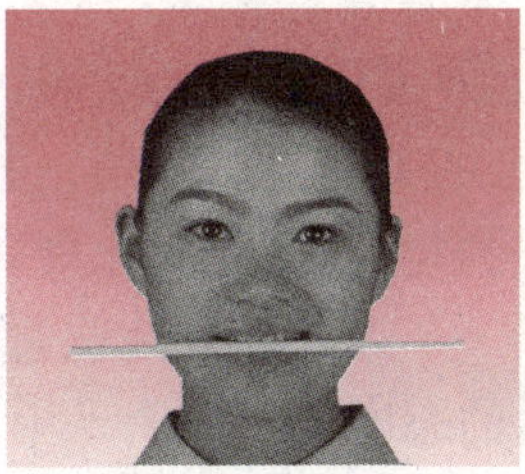

图2-15

练一练：同学们每天对着镜子观察自己的面容，反复练习、感受不同程度的笑容，找出最适合自己的笑容，注意避免嘴角上翘时出现歪斜或笑时露出齿龈。掌握微笑的要领，每天对着镜子微笑1分钟，坚持两个月后与同学交流体会。

复习思考题

1. 仪容美的含义是什么？
2. 化妆时应遵循的原则有哪些？还应注意哪些禁忌？
3. 构成眼语的六个要素是什么？
4. 为什么护士的微笑比其他任何行业的微笑更为重要？
5. 护理工作中对护士的仪容有哪些要求？
6. 如何练习眼神与微笑？

（张蔚蔚）

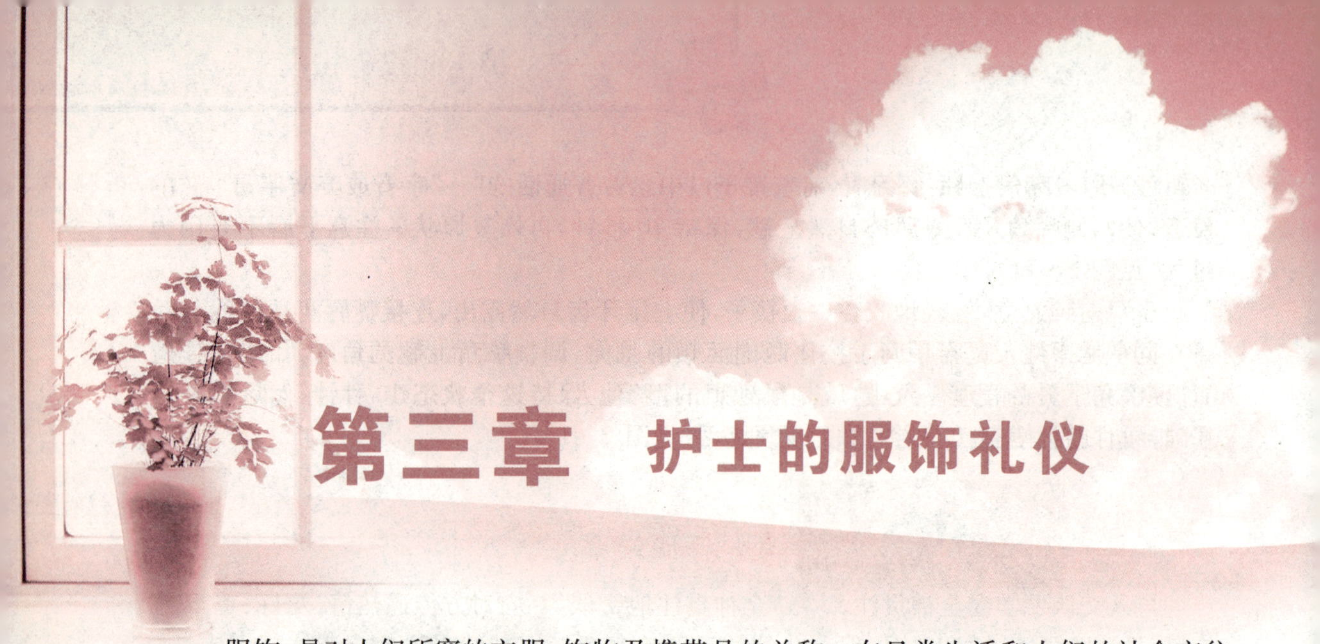

第三章　护士的服饰礼仪

服饰，是对人们所穿的衣服、饰物及携带品的总称。在日常生活和人们的社会交往中，服饰与人的关系日益密切。服饰的结构层次与水准，制约着服饰的文化内涵，体现一个国家民族的经济水平、文化素养、精神与物质文明发展的程度；服饰又是一种“语言”，它能反映出一个人的社会地位、文化品位、审美情趣，也能表现出一个人对自己、对他人以及对生活的态度。

护理工作者，应该了解一些服饰的基本知识、着装原则及服饰礼仪的知识，使自己的装束合乎礼仪规范，带给他人以美的感受，展示护士职业的整体素质，塑造护士职业的美好形象。

第一节　着装礼仪

着装，即服装的穿着，是一门技巧，也是一门艺术。从礼仪的角度来看，着装是一门系统工程，它不仅仅指穿衣戴帽，更是指由此而折射出的人们的教养与品位。着装与穿衣有本质的区别，穿衣注重实用性，即遮羞、蔽体、御寒、防暑，不要考虑其他；而着装反映一个人的阅历、修养、审美观点，注重自身特点、搭配技巧、流行时尚、环境场合等，并在此基础上对服装进行组合搭配，在人际交往中，发挥应有的功能。

每一个人都应根据自己的个性、爱好、兴趣、体型、地位、身份、职业等选择合适的服饰，扬长避短，通过服装来再现个人的修养和品位，从而达到成功交往的目的。

一、着装的基本原则

服装，具有多重实用性功能，在人际交往中，成为表现自我、提高自尊及尊重他人、美化生活的必备条件。此外，心理学家研究发现，一个人的服装不只是表露他的情感，而且还显示他的智慧。一个人的穿着习惯，透露出他的人生哲学和人生观。由此可见，无论从事何种职业，都必须穿着恰当得体，自觉遵守着装的基本原则。

（一）TPO 原则

TPO 是英文 time、place、object 三个单词的第一个字母的组合。T 代表时间、季节、时令、时代；P 代表地点、位置、场合、职位；O 代表目的、目标、对象。着装的 TPO 原则是世界通用的着装打扮的最基本的原则。它要求人们的服饰力求和谐，兼顾时间、地点、目的三个要素，着装时遵循这个原则，才能合乎礼仪规范，给他人留下良好的第一印象。

1. 时间　泛指白天和晚上，季节时令指春、夏、秋、冬，时代指超前、落伍。在不同的时间，着装的类别、式样、造型都应有所变化。白天穿着应合身、得体、严谨；晚上可宽大、舒适、随意；夏天穿着要吸汗、透气、简洁、凉爽，冬天穿着要保暖、御寒、大方；还要顺应时代节奏，既不能太超前，也不能过分落伍。反之，都会显得不和谐。

2. 地点　不同的国家、地区，因政治、经济制度、自然条件、地理位置、文化背景、风俗习惯不同，着装要求也不同。在不同的环境，如室内与室外、城市与农村、国内与国外、单位与家中等，着装要求不相同。总之，服装穿着既要自然得体、协调大方，更要具有道德魅力、审美魅力及行为规范魅力。

3. 目的　着装体现人们的意愿，交际的目的性很强。在现代生活中，服饰在协调人际关系，提高工作效率，体现自身价值等方面，发挥着越来越重要的作用。一个着装庄重讲究的人要比一个衣着随便、不注意款式等多方面要求的人交际成功的可能性要大得多。

（二）协调性原则

正确的着装，应当统筹考虑、精心搭配、相互呼应，尽可能显得完美、和谐。人的社会生活是多方面、多层次的，在不同的场合承担不同的社会角色。因此，要根据具体情况选择不同的着装方式，以满足不同社会角色的需要。着装的协调性原则，表现在与年龄、肤色、体型等个性方面的协调。

1. 与年龄相协调　不同的年龄对着装有不同的要求。青少年的着装要求体现青春气息，朴素、整洁，款式简洁、清新、活泼，显示青少年的热情、单纯、可爱，避免珠光宝气、庸俗华丽的着装；色彩上可选暖色调，如红色、蓝色、黄色等，显示热烈、活泼、兴奋、明丽娇美。中年人的着装应体现一种成熟、健康、庄重的美感，其服饰形象往往更多地融入知识与文化的内涵；色彩上宜选上浅下深的搭配，给人稳重、深沉的静感。老年人的服装应体现雍容华贵、大方、冷静、雅致的气质，色彩上可选明亮度暗的色彩，如暖色中的砖红、土红、驼色、红棕色，冷色中的偏蓝、海蓝、湖蓝、墨绿等，显得年轻、精神、成熟干练、严肃大度，满足老年人追求美的心态，使生活更加温馨美好、丰富多彩。

2. 与肤色相匹配　人的肤色会随着所穿衣服的色彩发生微妙或明显的变化，因此根据不同的肤色来选择服装，会起到相得益彰的效果。下面介绍几种常见肤色的服装选择法。

(1) 肤色偏黄：适宜穿蓝色或淡蓝色上装，可将肤色衬托得洁白娇美。不适合穿黄色、土黄色、半黄色、灰色、紫色、青黑色、品蓝色、朱红色等服装，否则会显得更黄。

(2) 肤色偏红：适宜穿花绿或墨绿衣服。不适宜穿正绿色，否则会显得庸俗。

(3) 肤色偏黑：适宜穿浅色调、明亮的衣服，如浅黄、浅粉、月白等色彩的服装，可以衬

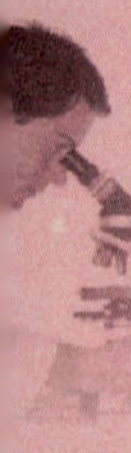

托出肤色的明亮感。不宜穿深色服装，最好不穿黑色服装。

(4) 肤色偏白：适宜选择的颜色广泛，穿深颜色服装最好。不适宜穿近似皮肤的服装，以免呈病态色。

3. 与体型相适宜　人的体型千差万别，所以同一件服装穿在不同体型的人身上，效果截然不同。身材高而瘦的人，应选择面料厚一点的服装会显得比较丰满、精神，避免穿着竖条纹、窄小、紧身的服装，避免使用暗色，尽量选用刚好合体的服装；身材肥胖者，服装面料要厚薄适中，轻柔而挺括，避免穿大花、横条纹、大方格图案的服装，否则会显得横宽。身材肥胖的女士，适宜选西服裙，不应选皱褶的面料做衣服，不适合穿无袖短衫或连衣裙、百褶裙、喇叭裙。

4. 与个性相统一　着装的个性化，主要指依个人的性格、年龄、身材、爱好、职业等要素着装，力求反映一个人的个性特征。选择服装因人而异，重点在于展示所长，遮掩所短，显现独特的个性魅力和最佳风貌。现代人的服饰呈现出越来越强的个性化趋势。

二、着装时的自我形象设计

在社交活动中，每个人都会给人留下一种特定的印象，并形成一定的综合评价，这就是社交形象。在社交场合，服装就像自己的名片，无声地介绍着自己的身份，表露自己的情感，体现自己的文化修养，直接影响着一个人的人际关系和事业的成功。因此，每一个人都应根据自身特点、环境要求等，设计最佳的自我形象。可从服装的款式、色彩、质地与做工等方面加以修饰、调整，给人一种优雅、洒脱、新颖的感觉。

想一想

作为一名学生，应该怎样穿着才能符合礼仪规范？

（一）款式

在选择服装的款式时，应当遵守 TPO 原则，同时还应注意自己的具体情况，按照礼仪规范和惯例，选择不同款式的服装。例如身材瘦小的女士，应选短款、合体的服装，并配以短发，给人以精干利索的感觉；选择太宽大、太长的裙装，给人的感觉就很累赘、很繁重。年轻人，款式可选择时尚、流行的，体现出青春、活泼与天真；中老年人，款式不宜太新潮，应简洁、大方，但面料、质地要讲究，以体现中老年人的庄重、典雅与沉稳。

（二）色彩

服装的色彩是着装成功的重要因素。服装的配色要以“整体协调”为基本准则。全身着装的颜色最好不要超过三种，而且以一种颜色为主色调。灰、黑、白三种颜色在着装配色中占有重要位置，几乎可以和任何颜色相配，并且都很合适。下面介绍几种常用的配色法：

1. 统一法　上下衣以及帽、鞋采用一个色调，如白连衣裙配白手套、白色皮鞋，也可以采用全身黑色、全身蓝色等。这种配色法往往产生一种和谐的效果，一般适合婚礼及宴会。职业服装与工作环境的统一和谐，也常用这种搭配法，如护士工作时白衣、白帽、白裤（白袜）、白鞋当属此种工作服装。

2. 呼应法　上下衣之间，上衣和帽子、鞋、提包等相呼应，如赤色裙子，上配黑白条或黑白花上衣，戴红帽子应配红色挎包或红白色花纺的上衣。这种呼应配色使人感到和谐又活泼，适合参加晚会、观看文艺演出及电影时穿着。

3. 陪衬法　上下衣，上衣和袖口，裙子、下摆和裙带，上衣和衣领等，用黑、白、红、黄等色陪衬。这种对比方法能显示出生动、活泼和色彩美，适合学生或青年人外出旅行时穿着。

4. 点缀法　在统一色调的服装上点缀不同色或相反色的袖口、领口、口袋或装饰等，起到画龙点睛的作用。这种配色法既显得文雅又庄重，上班或外出购物时的职业女性穿着较为适宜。

5. 对比法　上下衣之间，上衣的领子和袖子，上衣、裙子或裤子用不同的颜色相配，形成鲜明的反差，显示出鲜艳、活泼、明快的感觉。一般情况下，较适合儿童及运动员的着装。

除此之外，还有调和法、时尚法等。无论采用哪一种搭配方法，都应掌握一条共同的原则——协调。另外还要与服装配件、季节、年龄、场合等和谐。

（三）质地

质地与做工可根据不同年龄、体型、场合、职业等有所侧重，中老年人着装时应把质地与做工放在首位，然后再考虑款式及花色是否适合自己；青年人，理想体型者，对服装的款式、质地选择的范围比较大，着装时应多考虑服装与肤色、气质、身份、场合等的协调。大部分人的体型适合细软的毛料、棉织品及精纺的羊毛衫；胖型人选小花型的面料有收缩作用，使人显得苗条些；瘦型人应选粗呢、厚毛料、宽条绒等，有增加体积的效果，硬挺的面料及大花型的面料都有扩张效果，使人显得丰满些。

（四）职业

不同的职业对服装有不同的要求。着装要体现自己的职业特点，与职业、身份、角色形象相协调，尤其是工作时的着装，更要体现出职业服装的实用性、审美性、方便性和特殊性。如餐饮业最适合着白色服装，使人感觉清洁、卫生；商场服务员应选素雅、明朗、单纯的色调，显得整齐、大方、文雅。宾馆服务员应穿暖色调，给人以温暖、亲切的感觉。医务工作者的着装应朴素、典雅、稳重等等。

另外，着装还应与交际对象、场合、家庭条件、价值观等方面结合，恰当地进行自我设计，形成和谐的整体美，从而塑造出良好的社交形象。

三、不同场合的着装

人们在日常交往中，会面临各种场合，主要可分为三大类：公务、社交、休闲。不同的场合，服装的款式应各有不同。一般来讲，公务场合、社交场合属于正式场合，对服装要求正规、讲究；休闲场合属于非正式场合，对服装要求可随意、舒适。

在交际应酬中，服装与活动场合是否协调，不仅会影响人的外在形象，而且还直接影响着交际的效果。因此，应根据活动场合选择合适的服装。

（一）公务场合

公务场合指人们工作的地点，如工作时、出席各种正式会议等。公务场合，对服装款式的基本要求是：庄重、传统、保守。适合公务场合的服装有：制服、西装、套装、套裙、工作服等；不适合公务场合的服装有T恤衫、牛仔装、运动装、沙滩装、家居装、短裤、旅游鞋或其他较随便的服装等。在正式场合，男士一般穿西装系领带，女士穿套装、西装、民族服装、旗袍等。服装要整洁，颜色不宜过杂。

（二）社交场合

社交场合指人们交际活动的地点，如参加同学、同事、朋友的结婚仪式，拜访、宴请、音乐会等。在公共场合与熟人共处、交往等都属于社交场合。社交场合对服装款式的基本要求是时尚、典雅、有个性。适合社交场合的服装有时装、礼服、民族服装，以及个人缝制的个性化服装等；不适合社交场合的服装有制服、牛仔装、工作服、运动服、沙滩装、家居装等等。参加同学、同事、朋友的结婚仪式时，女性不宜穿着过于鲜艳的服装，以表示对新娘的尊重，避免给人以喧宾夺主的感觉。

（三）休闲场合

休闲场合指人们的休闲地点。除公务、社交之外，一人独处或在公共场合与不相识者在一起时都是休闲场合。外出旅游、参观浏览、居家、健身、娱乐、逛街等都属于休闲活动。休闲场合对服装款式的基本要求是舒适、方便、自然。适于休闲场合的服装有：家居装、牛仔装、运动装、沙滩装等。不适合休闲场合的服装有制服、工作服、时装、礼服、套装、套裙等。

四、着装的注意事项

着装应在力所能及的前提下，根据时间、地点、对象的不同，精心选择，合理搭配，充分体现出着装人的身份、职业等。因此，在日常生活的各种场合中，都要注意自己的着装是否合乎礼仪规范，主要应从整体、场合、组合、环境等方面引起注意。

（一）注意整体美

整体美不仅来源于一个人的外观和形体，而且体现了其精神面貌和性格特征等。一个人内在与外在的各方面因素综合协调形成了系统的整体形象。正确的着装是服装、身体的各个部分相互辉映，在整体上尽可能地显现完美与和谐。重点要注意：

1. 恪守服装本身的约定俗成的搭配　如穿西装时应配皮鞋，不能穿布鞋、拖鞋、运动鞋等。

2. 使着装时各个部分相互呼应　局部应服从于整体，力求展现着装的整体美、全局美，如穿西装时，男士的皮鞋与包同色、女士的帽与挎包同色等，以取得和谐与呼应的效果。只有美而得体，才符合礼仪。

（二）注意场合

正式场合不宜穿短裤、背心、超短裙、紧身裤，办公室里不宜穿低胸装、无袖装等；宴会或联欢时女士应穿裙装，穿旗袍时，开叉不可太高，以膝上30～60厘米为宜；穿睡衣出入公共场合是非常失礼的，睡衣只适宜在卧室穿着，在家里或宾馆内接待客人时，也不宜穿内衣、睡衣、短裤，而且不得光脚等等。

（三）注意搭配

服装搭配是一门艺术，也是一门学问。着装时如搭配适宜，可扬长避短，起到锦上添花的效果；如搭配不当，不仅有损形象，而且会招人笑话。下面介绍几种常见的组合搭配：

1. 色彩的搭配　没有不美的色彩，只有不美的搭配。可供选择的服装色彩很多，着装时色彩的搭配应因人、因时间、因心情而异，以形成最佳的色彩组合。实现服装色彩最佳搭配的关键就是要和谐，和谐体现在着装者的肤色、性别、年龄、体型、职业上，应与人的性格、气质、精神面貌、季节、环境、场合等相协调。

2. 套装的搭配　男士穿西装时，上、下装颜色要一致，配西装的衬衣与西服颜色要协调，不能是同一色；领带与西装衬衣可采用相近的协调色，也可选用相反的对比色，但不宜太强烈，有图案的领带应避免与花衬衣配在一起；和西装、皮鞋相配的袜子，最好是纯棉、纯毛的深色袜子，不能穿破损、过大、过小的袜子。

女士着套裙时上装与裙子的色调应统一，而且要成套穿着，并配以连裤袜或长筒丝袜、中跟或高跟皮鞋。着套裙最好化淡妆，对衬衣、袜子、鞋子、饰物甚至皮包的选择，都应搭配协调。

第二节　佩饰礼仪

佩饰，是人们在着装的同时所选用佩戴的装饰性物品。巧妙地使用首饰和饰物，是构成整体和谐的点睛之笔，可起到与服装相互烘托、交相辉映的装饰效果。服装的饰物很多，根据作用大致可以划分为两大类：装饰类和实用类。耳环、手镯、项链、胸花等属于装饰类，围巾、帽子等属于实用类。

与服装相同，装饰品的佩戴，也要按礼仪的基本要求，根据不同的场合和交往的对象等有选择地佩戴，以利于表现整体形象，发挥一定的交际功能。在社交场合，佩饰主要有两方面功能：第一，它是一种无声的语言，可借以表达使用者的知识、阅历、教养、审美品位；第二，它是一种有意的暗示，可借以了解使用者的地位、身份、财富、婚恋现状。这种功能，是普通服装难以替代的。

一、首饰的佩戴

首饰，以往指戴在头上的装饰品，现在泛指各类饰物。在崇尚美的时代，饰物已成为人们整体风采的重要点缀，并且作为大多数人社交场合中经常使用的必备品。要使佩戴的各种首饰起到锦上添花、画龙点睛的作用，必须讲究佩戴礼仪，即根据佩戴者具体情况、服装、场合等条件来选戴。

学习首饰礼仪，需要把握的主要有三点：一是使用规则；二是佩戴方法；三是不同场合。

（一）使用规则

合乎常规、常理，巧妙地使用首饰和饰物，是构成整体和谐不可缺少的部分。因此在正规场合使用首饰，应遵守以下规则：

1. 数量规则　以少为佳。必要时可以一件首饰也不佩戴，以免给人以过分炫耀、画蛇添足、华而不实、浅薄庸俗的感觉。若有意同时佩戴多种首饰，总量上应控制在三件以下。除耳环、手镯外，戴的同类首饰最好不超过一件。当然新娘的装饰是例外的。

2. 色彩规则　力求同色。若同时佩戴两件或两件以上首饰，应使其色彩一致，戴镶嵌首饰时，也应与主色调保持一致。千万不要让佩戴的几种首饰色彩斑斓，让人眼花缭乱。

3. 质地规则　争取同质。若同时佩戴两件或两件以上首饰，应使其质地相同。戴镶嵌首饰时，应使其被镶嵌物质地一致，并力求用质地相同的托架。这样，能让它们在总体上显得协调。

4. 身份规则　符合身份。选戴首饰时，不仅要照顾个人爱好，还要与自身的性别、年龄、职业、工作环境保持一致。在校学生最好不佩戴首饰；一般工作人员不宜佩戴大型、怪异饰物；成熟的中年妇女应选戴货真价实的饰物。

5. 体型规则　扬长避短。避短是重点，扬长要适时而定。选择首饰时，应充分重视自身的体型、脸型等特点，达到掩饰自身不足、增加美感、掩丑扬美的目的，并非任何人戴上任何一种装饰品都是美丽的，首饰的佩戴必须因人而异。

6. 季节规则　与季节吻合。季节不同，戴首饰也应不同。一般金色、深色首饰适于冷季佩戴；银色、艳色首饰则适合暖季佩戴。春秋季可选戴耳环、胸针；夏季可选戴项链和手链；冬季则不宜选用太多的饰物，因为冬天衣服过多臃肿，饰物过多反而不佳。

7. 搭配规则　与服饰协调。佩戴首饰，要同时兼顾穿着服装的质地、色彩、款式，并努力使之相互匹配、协调。通常，穿着考究的服装，应佩戴昂贵的饰物；服装轻盈飘逸，饰物也应玲珑精制；穿运动装、工作服时不宜佩戴首饰。

8. 习俗规则　遵守习俗。不同的地区、不同的民族，佩戴首饰的风俗习惯多有不同，对此既要了解，又要尊重。

（二）佩戴方法

首饰的种类很多，按其所使用的部位而论，有头饰、耳饰、颈饰、胸饰、腕饰、指饰、足饰之分；在品种上，有戒指、项链、挂件、耳环、手镯、手链、脚链、胸针等。在佩戴方法上，除必须遵守上述使用规则外，不同品种的首饰往往还有许多不同的要求。下面介绍一些常用首饰的佩戴方法：

1. 戒指　又叫指环，常被用作爱情的信物、富贵的象征、吉祥的标志，男女老少皆宜。选择戒指要根据自己手指的长、短、粗、细来选戴。手指细者，不宜戴太宽和厚的戒指；手指短粗者，不宜选小巧玲珑的戒指。戒指有金、银、宝石等多种，选戴不同品种的戒指主要依据个人的爱好、场合及衣服的质地等，一般在晚会或晚宴上戴宝石戒指更适合。

戒指的佩戴有一定的讲究，通常是戴在左手上，一般只戴一枚戒指，如果想多戴，最多戴两枚，可戴在一只手相邻的两个手指上，也可以戴在两只手对应的手指上，一个手指不应戴多枚戒指。戒指的佩戴，有习惯和传统的规则：一般认为戒指戴在食指上表示想要结婚；戴在中指上表示正在恋爱之中；戴在无名指上说明已订婚或结婚；戴在小指上表明独身。拇指通常不戴戒指。

2. 项链　项链，是戴于颈部的环形首饰，是平安、富贵的象征。项链的品种繁多，有金、银、珍珠、玛瑙、宝石、贝壳等。通常佩戴项链不应多于一条，男女均可佩戴，但男士佩戴一般不应外露。项链的佩戴应与服装、个人颈部特征、年龄、个性等协调，通过对颈部的装饰展现出独特的个人魅力。

首先，佩戴项链要根据颈部特征来定。一般颈部短粗者宜选用长而细的项链；颈部细长者宜选择多层圈项链、稍宽的项链或者选用链条稍短的项链。颈部细而短者宜选择小巧玲珑的项链。

另外，佩戴项链还要根据穿着的服装来定。一方面项链与服装的质地要相配。如穿麻织的衣服应配以贝壳类项链；丝绸服装应根据质地的厚薄，配以粗细、样式别致的金银制项链；光泽感较强的衣服宜配珍珠项链；而颜色较深的软料衣服可配金属项链。另一方面，要注意项链的粗细长短同领形的搭配。一般规律是，小圆领或一字领最好佩戴长项链；大“V”形领可佩戴较短的项链，作为颈部与衣领之间的过渡。如果领形的设计本身较繁杂或有饰物，则不宜再戴项链、领花等饰物，以免给人以画蛇添足的感觉。

3. 耳环　又叫耳饰，可分为耳环、耳链、耳钉、耳坠等。一般情况下多为女性所用，并且讲究成对使用。颈部短粗者或胖型女士不宜戴耳环，更不应戴大耳环；戴眼镜的女士一般也不宜戴耳环；颈部细长的人戴大而长的耳环，看上去显得更美。如无特殊要求，不要同时戴链形耳环、项链与胸针，容易显得过分张扬，且繁杂凌乱。戴耳环还应考虑场合、气氛、年龄、发型等诸多因素，以期收到相得益彰的效果。

4. 手镯　即佩戴于手腕上的环状饰物。佩戴手镯目的是强调手腕与手臂的美丽，所以二者不美者应慎戴。手镯的种类有金手镯、银手镯、翡翠手镯、嵌宝手镯等。男士一般不戴手镯。手镯可以戴一只，也可以同时戴两只；戴一只时，通常应戴在左手上，戴两只时，可一只手戴一只，也可以都戴在左手上。一般不要在一只手上戴多只手镯。戴手镯时不应同时戴手表。

5. 胸针　又称胸花，即别在胸前的饰物，多为女士所用。胸针结构、造型及色彩搭配灵活多样，又用在比较显眼的部位，所以有较强的装饰作用。别胸针的部位多有讲究，穿西装时，应别在左侧领上；穿无领上衣时，则应别在左侧胸前。发型偏左时，胸针应当偏右；发型偏右时，胸针应当偏左。高度为从上往下数的第一粒到第二粒纽扣之间。

6. 围巾　围巾，是戴于脖子的装饰。戴围巾的目的一是为了防寒保暖，二是起装饰作用。如有的人把围巾搭在脖子上，两端垂直在前，上衣领口的纽扣打开，露出项链，看上去显得洒脱大方，这种围巾颜色不宜太深，要显得厚且挺实为好。有人将围巾缠卷在衣服内，让人感到一种高贵气质，这种围巾颜色深浅要和衣服相配，围巾应薄一点，短一些为好。三角巾，大披肩巾有时系于肩上或垂挂肩上，也很雅致、洒脱。一般这种佩戴法适于高个、披肩发的人。下面介绍几种常用的围巾：

(1) 传统款:纤细的长围巾是最传统的款型，也是最易搭配的款型。只需随意地缠绕在脖颈间就足够了。服装的搭配上非常灵活，浅色与深色同样出色、受欢迎。

(2) 披肩型:款型典雅的披肩型围巾，重在表现女性的温柔与雅致。这种围巾花式较多，易于变化，你可以将它围在脖子上，也可以松松地扣在胸前，效果一样出众。搭配一只别致的胸针更加闪亮动人。服饰方面宜选择简洁成熟的款型，裙装是最佳的选择。

(3) 长围巾:围巾是每年秋冬季节不可缺少的饰品，除了保暖，装饰时髦的功能大过一切。几乎一拖到地的围巾缠绕在脖子上飘逸、潇洒，加上千变万化的材质和图案，成为秋冬季的时尚饰品。不过，腿短、身高矮小、身材肥胖者要慎重选择长型围巾。

7. 帽子的佩戴　帽子是戴在头部的饰物。帽子的佩戴较难，需要了解一些民族文化及习俗。戴得不好会显得不伦不类，而戴得得体可以起到调节身高、修饰脸型、平衡服装色彩的点缀效果。因此，应根据个人的脸型、发型、服装等选择佩戴。一般而言，个子矮的人宜戴高顶小檐的帽子；长脸型的人应戴宽边鸭舌帽；脸盘较宽大的人不宜戴小檐帽。

总之，无论是何种饰品，都不可佩戴过多，怎样利用佩饰来再现自我，还需要在实践中加以学习，并不断地体会、完善。要提高个人的艺术鉴赏力，注重个人修养，使自己的装束更加符合礼仪规范。

（三）不同场合的佩饰

佩饰的作用就是装饰。不同的场合选择不同的服装，配以合适的佩饰品，会给人留下良好印象，呈现最完美的一面。如白天的活动，女士可戴不太耀眼的首饰；而晚上的活动，宜选富有光泽的珠宝、钻石、金银饰物等。如果追求华丽，黄金最好；如果体现高雅，铂金最佳；珍珠项链永不过时，适合女士多种场合下佩戴。

1. 工作场合的佩饰　工作时所戴的饰品基本上以不妨碍工作为原则，简单大方，不引起人的注意为理想。项链不宜太长，耳环以耳钉为佳。久坐办公室或长时间使用计算机的女士，因为手部动作太多，佩戴戒指影响灵活度，所以一般不宜佩戴。

2. 舞会的佩饰　适合闪烁耀眼，色彩艳丽。服装面料以丝锻、薄纱为主，佩饰要有闪光点，质地最好是珠宝、水晶类，这样才能突出重点，展示个人风采。

3. 晚宴的佩饰　选择深黑色长裙作晚装，布料宜为轻柔的绦绸、丝绸，配颜色得当的雪纺围巾、花边披肩，金色鞋跟的黑丝线鞋子，再以玉石耳环相配。

（四）佩戴时的注意事项

在社会生活中，由于人们所处的生活环境、工作岗位不同，各自身份、年龄、外貌、体型、气质、经济状况及活动范围各异，所以首饰的佩戴也应有所区别。在选择佩戴首饰时，要适应个人特点，充分发挥自身的长处，掩饰其短处，以达到最佳审美效果，具体应注意以下几个方面：

1. 考虑整体效果　注意恰到好处，切不可画蛇添足。比如一位身穿漂亮的无领连衣裙女士戴着发带、项链、胸花、耳环、手镯、戒指，系着精美的腰带，挎着艳丽的皮包，这么多美丽的饰物聚集在一起，效果并不好；如果她去掉其他装饰，只留下一条项链，穿着无领连衣裙，项链突出了颈部的优美线条和洁白皮肤，强调了主要部位，这样的点缀效果则会显得更好。

2. 善于灵活多变　饰品作为点缀装饰，要与服装相配。灵活多变以“流行”为主，装饰的部位应从头到脚，考虑周全，不要一味拘泥于某个部位。选择的点缀装饰物要能与各种服装款式相协调，提高饰物的适用功能。

3. 注意不同场合　佩戴首饰，应与所处的环境、场合相适应。不同的场合对于首饰的质地、款式、种类等要求不同。

4. 考虑经济因素　经济许可的情况下，在买项链时，最好同时买下同色系列或同质地的耳环、手镯，以便搭配使用，但不要贪图虚荣，过分追求时尚。

4. 注意协调搭配　佩戴首饰的种类和形式多种多样，在繁多的饰物和戴法中，既要考虑人与环境，又要考虑整体的效果，要注意到诸多因素间的关系。协调一致的搭配、恰当的点缀，才能发挥佩饰的作用。

佩戴首饰除要注意自身特点，要与人的体型、发型、脸型、肤色及服装协调一致外，还应注意季节性和传统习惯。一般来说，由于季节不同，对于饰物的质地、色彩、形式以及佩戴取舍的要求也不同；不同地区的人，由于受风俗习惯、传统观念的影响，对首饰的质地、色彩也有着不同的喜好。

当今时代，首饰成为人们整体风采的重要点缀，与人的气质、容貌、发型、装束浑然一体，将会更加优雅美丽、仪态万方。

二、手表的佩戴

手表，又叫腕表，即戴在手腕上的用以计时的工具。在正规社交场合，手表往往被视同首饰，佩戴手表除体现佩戴者地位、身份和财富状况外，还意味着时间观念强、作风严谨；不戴手表的人，往往需要经常向他人询问时间，这不但会令人不悦，而且多表明其时间观念不强。因此，在人际交往中，人们所戴的手表，尤其是男士所戴的手表，大都引人注目。

（一）手表的选择

佩戴手表，首先要学会选择手表。选择手表，通常应注意其种类、形状、色彩、图案和功能等五个方面。

1. 种类　在社交场合，人们一般都是依据价格区分手表的种类。按照这个标准，手表可分为豪华表、高档表、中档表、低档表四类。选择手表时，要量力而行，同时，还要顾及个人的职业、活动场合、交往对象和服饰等一系列相关因素。

2. 形状　在正式场合所戴的手表，在造型方面应当庄重、保守，避免怪异、新潮。男士，尤其是位尊者、年长者更要谨慎。一般圆形、椭圆形、正方形、长方形以及菱形手表适用范围极广，特别适合在正式场合佩戴。

3. 色彩　在正式场合所戴的手表，宜选择单色或双色手表，不应选择三色或三种以上颜色的手表。不论是单色手表还是双色手表，色彩都要清晰、高贵、典雅。表盘、表壳、表带均为金色、银色、黑色的手表是最理想的选择。

4. 图案　除数字、商标、厂名、品牌外，手表上没有必要出现其他没有任何作用的图案。倘若手表上图案稀奇古怪、多种多样，不仅不利于使用，反而显得幼稚或不严肃。

5. 功能　计时是手表最主要的功能。因此，正式场合所用的手表，都应具有这一功能，并且应当准确到时、分，能精确到秒则更好。附加功能，如温度、血压、风速、方向、步速等，均可有可无，而且以无为好。总之，手表的功能要少而精，并要有实用价值。

（二）忌戴的手表

在比较正式的交际场合，由于要考虑到自己的身份、品位和文化修养等因素，成年人通常不应佩戴失效表、劣质表、怀式表、广告表及卡通表等不符合礼仪规范的手表，以免给人以不严肃不修边幅或不尊重交往对象的感觉。

1. 失效表　即计时不准确，或是不能计时的手表。戴着这种手表不仅没有多大作用，有可能误事，而且还会给人没有时间观念的感觉。

2. 劣质表　即粗糙钢、塑料制造的质地与做工低劣的手表。这种手表平日戴着尚可，但在正式场合千万不要戴，很有可能破坏服饰的整体效果。手表不一定非要戴名牌，但应在力所能及的情况下，选戴质地与做工稍好一些的手表，以确保时间准确无误。

3. 怀式表　又叫怀表、袋表、链表。这是一种极具古典浪漫风格的手表。在今天使用怀式表，虽意味着怀旧，但已与“只争朝夕”的时代气息格格不入，而且与日常穿着也难以进行搭配。因此，现在怀表只有保存价值。

4. 广告表　即用作广告宣传的手表，在正式场合佩戴广告表，不仅有可能被人理解为在替人进行广告宣传，还会给人以占小便宜的感觉，所以最好不要戴。

5. 卡通表　即以卡通图形为主制造而成的手表。它属于时装表，可与时装、便装搭配，多受少女、儿童的欢迎，但不能与正装搭配，不适合在庄重、严肃的场合佩戴，尤其不适合成年男子佩戴。

第三节　护理工作中的服饰礼仪

护理人员的服饰要求整洁、庄重、大方、得体，衣裙长短及松紧适度，以方便工作为原则，与工作环境和谐统一。可以根据工作对象选择服装的色彩，如婴儿室护士可以选择浅粉色衣裤，手术室护士可以选择淡蓝色或墨绿色衣裤等。护士的形象对护理对象的身心将产生直接或间接的影响。如果一个护理人员衣冠不整，即使工作能力强，也会使自己的形象在服务对象的心目中受损，从而影响护理工作的顺利开展和护理的效果及质量。因此，护理人员的着装除应遵循以上所讲的基本原则外，还应体现出护理人员的职业特点。

知识链接

护士服的演变：护士服起源于19世纪60年代，是南丁格尔首创的。20世纪初，护士服在我国开始出现，并且改为粉红色衣裙；20世纪30年代，护士服、鞋、袜、帽一律为白色；1993年我国卫生部设计出了73款护士职业服装，款式和颜色不断翻新变革，起到色彩语言的治疗作用。

一、护士着装的基本原则

护士在工作时着装要与护士的职业相适应，端庄的仪表，整洁的服饰，会给患者带来温暖、安慰、希望。南丁格尔说过：护士是没有翅膀的天使，是真、善、美的化身。要求护士将内在的美与外在的美融合为一体，奉献给病人，增强病人战胜疾病的信心和勇气，因此，护士在工作时着装要注意下面几条原则。

（一）工作时要穿护士服

护士服不仅是职业的象征，更可体现护士群体的精神风貌。护士服的设计充分考虑了护士所从事的职业和身份，适合护士的工作环境与工作职能。护理人员工作时必须穿护士服，这是护理工作的最基本要求。护理人员身着醒目的护士服，不仅是对服务对象的尊重，而且便于服务对象辨认，同时也有利于增强护士的职业自豪感和责任感，有利于护士发挥敬业精神，更好地为病人提供优质、周到的服务。

（二）穿护士服要戴工作牌

护士身着护士服时应同时佩戴表明其姓名、职称、职务的工作牌，促使护理人员更积极、主动地为服务对象服务，认真约束自己的言行，同时也便于服务对象的辨认、问询和监督。因此，每一位护理人员都应以职业的神圣感和高度的责任心投入到工作中去，自觉地把工作牌端正地佩戴在左胸上方。

（三）护士服应整齐清洁

护士服应清洁、平整、庄重、大方、方便、适体。要求长短适宜，袖长至腕部，腰带平整，穿着时衣扣要扣齐，腰部宽松合适，内衣领边、袖边、裙边不宜露在护士服外，给人以整洁、干净、利落、明亮的整体美感。护士服不是一般的劳动保护服，它的清洁和整齐代表着护理人员的尊严和责任，显示护士职业的特殊品质；护士服统一规范的格式，体现了护理人员严格的纪律和严谨的工作作风，凝聚着护士的自信与骄傲。

（四）力求简洁端庄

护士不宜留长指甲，在工作岗位上不宜戴墨镜，不涂指甲油，不佩戴首饰，以免影响工作，使病人产生不良看法。护士在修饰仪表仪容时，要力戒过分雕琢，而应简练、明快、朴素、高雅、实用，线条自然流畅。上班时不宜在自己的发型、服装上大做文章，不可浓妆艳抹，要给人以端庄、稳重、高雅的感觉。此外，护士工作时还应注意不要涂抹刺激性的香水，那样不仅会对病人产生不良刺激，甚至会诱发某些病人出现哮喘等过敏反应。

二、护士着装的具体要求

护士的服务对象主要是病人，着装应朴素大方、素雅协调，体现其稳重、文静与安详，以增加病人的安全感和信任感。因此，护士着装应遵循以下几点要求：

（一）帽

护士帽是护理人员的职业象征，它无声地告诉服务对象："我是一名护士，我为您的健康服务。"护士帽有两种：燕帽和筒帽。戴燕帽时，如系短发，要求前不遮眉、后不搭肩、侧不掩耳；如系长发，则要梳理整齐盘于脑后或用发网罩起，发饰素雅端庄。燕帽应平整无折并能挺立，系戴高低适中，戴正戴稳，距发际 4～5 cm，用白色发卡固定于帽后，佩戴燕时还要按职务和职称佩戴。戴筒帽时，应前至眉弓上缘，后遮发际，将头发全部遮住，不戴头饰，缝封要放在后面，边缘要平整。

（二）衣

护士服是艺术的创造，具有很强的感染力。卫生部设计的护士服多数是连衣裙式，给人以纯洁、轻盈、活泼、勤快的感觉。护士服以白色为主，也可根据不同科室的特点，选择不同的色彩和式样，如手术室可以选用淡蓝色或墨绿色，妇产科和小儿科可选用淡粉色，传染科可选用米黄色等。护士服式样要简洁、美观、穿着合体，活动自如、方便工作，面料平挺、透气、不透明、易洗、易消毒。

（三）鞋袜

护士鞋以白色或乳白色、平跟或小坡跟能防滑为宜，鞋面清洁、无污渍。护士上班时不能穿高跟鞋、响底鞋、镂空鞋、拖鞋，也不能光脚穿鞋，不要涂趾甲油。护士袜以肉色或浅色为好，袜口不宜露在裙摆或裤脚的外面。

总之，护士着装应力求统一、合体、协调。着护士装，应当讲究系列，使衣、裤、裙、帽、鞋、袜等相互呼应，搭配协调。如白色护士服应配白护士帽，粉色护士服应配粉色护士帽，以增加整体美，使病人面对护士时有美的感受和共鸣，给病人以鼓舞和力量，促使其积极主动地配合工作，为完成各项护理工作任务打下良好的基础，从而使护理工作在高层次服务上得以开拓和发展。

三、护士的佩饰

护理独特的艺术美是通过护理人员的形象来实现的。护士要在病人面前树立良好的职业形象，除要注重自身的仪表、着装，还应注意工作中的佩饰，以给病人留下良好的印象和美好的回忆。下面介绍几种工作中必不可少的饰物的佩戴方法：

（一）护士表

表是护士每天工作中不可缺少的常用工具，用于生命体征的测量、药物的使用、输液点滴速度的计算等。由于护士每天工作中需要多次洗手，为防止洗手水溅到表上，影响表的寿命，影响工作，所以护士表以挂表为佳。使用时应将挂表上的挂链，用别针别好，佩戴在左胸前，这样护士低头或用手托起即能察看、计时，既卫生又方便。此外，护士挂表对护士服还可起到装饰作用，更能体现护士严谨的工作作风。

（二）发卡

发卡是用于固定护士帽的非装饰性饰物。护士的燕帽需要发卡来固定，发卡宜选择白色或浅色，左右对称地别在燕帽的后面，不得显露于帽的正面。护士工作期间头部不得佩戴多种或很醒目的饰物。

（三）胸卡

胸卡即护士的工作牌，它是护士工作的身份证，所以护士上岗要佩戴胸卡，并要注意保持整洁、干净。应将胸卡端正地佩戴在左胸上方，不能翻戴或插在衣兜内。此外，还应注意随时修整，最好备用一张，以便破旧、丢失时更换。

实践指导——工作服展示及训练

训练目的

1. 掌握护士服的穿着方法。
2. 熟悉护士燕帽、筒帽的正确戴法。
3. 掌握着装的原则，恰当地设计自己的仪表形象。

训练准备

1. 环境准备　教室或实训室。
2. 物品准备　裙式护士服、燕帽、筒帽。
3. 知识准备　复习服饰礼仪的有关内容。

训练方法

1. 教师示教　由教师逐一讲解穿着护士服、戴帽子的正确方法、强调主要事项。
2. 观看服饰礼仪录像。
3. 学生分组训练　两位学生一组练习穿工作服，戴燕帽、筒帽。

评价讨论

1. 情感评价　练习时态度是否认真、严谨。
2. 团队精神评价　同学之间是否互相配合、帮助、协调。
3. 技能评价　护士服的穿着、护士帽的佩戴是否正确，存在哪些问题、如何纠正。
4. 学习本章内容对服饰的认识　一个人的服饰、佩戴只有与自身的气质、个性、身份、年龄、职业、环境等协调一致时，才能真正达到美的境界；了解着装的基本原则及注意事项，充分发挥服装在协调人际关系、提高工作效率、体现自身价值等方面的作用。

复习思考题

1. 何为TPO原则？
2. 联系实际，谈谈如何使自己的装束更合乎礼仪规范。
3. 着装的注意事项是什么？
4. 什么是佩饰？有哪些种类？
5. 首饰的使用规则包括哪些？
6. 护理人员应如何着装？

（陈　芬）

第四章 护士的言谈礼仪

在日常生活中，人们运用语言进行交谈、表达思想、传递信息、交流感情、开展工作、增进了解，可以说言谈是人际交往中最重要的一种交流手段。中国人讲究"听其言，观其行"，把语言谈吐作为考察人品的一个重要内容。

护理工作离不开言谈，护士通过与病人的言谈交流来获得有关病情的第一手资料，因此，言谈礼仪就成了护理人员应当掌握的最基本的工作技巧。这种技巧掌握的程度将直接影响护理工作的质量与效果，同时言谈交流的内容与方式也反映出护理人员的素质、水平和能力。总之，言谈是人的知识、阅历、才智、教养和应变能力的综合体现。

第一节 言谈礼仪的基本要求

言谈，即语言谈吐，是人们为了某种目的在一定的语境中以口头形式运用语言的一种活动。言谈，是一项十分有意义的交际活动，通过言谈，可以互通信息、交流思想、协调工作，减少沟通障碍，缩短人际距离，从而提高办事效率，促进事业发展。因此，与人交谈时，无论在什么场合都要体现文明、礼貌、诚恳、神情专注的礼仪风范。

想一想

在生活中，与同学、老师、家人交流时，经常使用哪些礼貌用语？同学之间怎样交谈才能得到别人的欣赏？

一、语言文明规范

语言是双方信息沟通的桥梁，是双方思想感情交流的渠道。语言作为一种表达方式，在人际交往中占据着十分重要的位置，要恰当地应用语言，在交往中取得良好的效果，首先就应当提高语言的文明程度，要学会使用敬语、谦语、雅语。

（一）敬语

敬语，亦称"敬辞"，是表示尊敬、礼貌的专用词语。除了礼貌上的必需之外，常使用敬语，还可体现一个人的文化、知识与教养。敬语主要适用于：比较正规的社交场合；与师长或身份、地位较高的人的交谈；与人初次打交道或会见不太熟悉的人；会议、谈判等公务场合等。

常用的敬语有日常使用的“请”，第二人称中的“您”，代词“阁下”、“尊夫人”、“贵方”、初次见面说“久仰”，很久不见称“久违”，请人批评称“请教”，请人原谅称“包涵”，麻烦别人称“打扰”，托人办事称“拜托”，听人见解称“高见”，请人帮助称“劳驾”等等。

（二）谦语

谦语，亦称“谦辞”，谦让语，与“敬语”相对，是表示谦恭和自谦的一种词语。谦语最常用的是在别人面前谦称自己和自己的亲属。尊称对方为“贵方”，而自谦称“愚方”；称他人家舍为“朱门”，而自谦称自己家舍为“寒舍”；称他人学生为“高足”，而自谦称自己的学生为“小徒”；称他人之子为“虎子”，而自谦称自己的儿子为“犬子”；称他人父亲为“令尊”，而自谦自己的父亲为“家严”等等。

自谦和敬人，是一个不可分割的统一体。尽管日常生活中谦语使用不多，但其精神无处不在。只要你在日常用语中表现出你的谦虚和恳切，自然会得到别人的尊重。

（三）雅语

雅语是指一些比较文雅的词语，与俗语相对，常用来代替一些比较随便、粗俗的话语。雅语常在正规场合以及一些有长辈和女性在场的情况下使用。使用雅语，既表明对他人的尊重，更能体现出一个人的文化素养以及高雅文明的风度。

常用的雅语如：等候客人说“恭候”，探望别人说“拜访”，陪伴别人说“奉陪”，起身离去说“告辞”，招待不周说“失敬”等等。

二、态度热情真诚

一个人在交谈时所表现出的态度，往往是内心世界的真实反映。要使交谈顺利进行，就要对自己谈话的态度加以注意。具体有热情、真诚、谦恭、宽厚等。

（一）热情

热情是指对他人的一种热烈真挚的情感，一种积极主动的态度。热情待人就是把自己内心的好客之情、温暖之意，通过自己的言谈举止表现出来，让他人能够感受到人间的美好情意。但是热情不能过度，否则会让人觉得轻佻、虚假。

（二）真诚

真诚即真挚、坦诚。它是与人交谈的前提，是打开对方心灵之窗的钥匙。只有以诚相待，向对方敞开心扉，才能换取对方的信任和好感，为进一步交谈创造融洽的气氛。

（三）谦恭

谦恭是一个人良好品德的重要组成部分，谦恭必须要以真诚为基础。谦恭的人才能更多地看到别人的长处，才能更加尊重别人，从而赢得别人对自己的尊重。谦恭不等于谄媚、讨好，一味的忍让，谦恭是出于真心，发自内心，表里如一，绝不是虚情假意，故作姿态。

（四）宽厚

宽厚是指待人宽容厚道，能够容忍他人的非原则性的缺点错误，宽是“仁”的表现，宽能得众，宽厚是冷静理智、心胸开阔的表现。理解他人、体谅他人是建立良好人际关系的基础，同时也会使自己心绪平静、事理通达。

三、神情认真专注

与人交谈要学会全神贯注。保持全神贯注地交谈，是向对方传递热情、友好、尊重的信息，是消除隔阂、协调关系、促进合作的重要途径之一。神情专注地交谈体现在表情、举止上，另外还要遵守一定的惯例。相反，在交谈中表情冷漠、目光呆滞、东张西望、摆弄衣角、翻阅书报、问时间、看手表等，都是不礼貌的行为，不利于双方的沟通交流。

（一）表情认真

表情，即一个人的面部神态、气色。人们在交谈时所呈现出来的种种表情，往往是个人心态、动机的无声反映。人们为了体现自己的交谈诚意和热情，表情上应注意以下几点。

1. 目光专注　与人交谈应注视对方，或凝神思考，从而和谐地与交谈进程相配合。眼神呆滞，甚至直愣愣地盯视对方，都是极不礼貌的；目光游离、漫无边际，则是失礼之举，也是不可取的。如果是多人交谈，就应该不时地用目光与众人交流，表示自己待人平等的态度。

2. 五官形态变化　在交谈时，通过五官形态的变化表达自己对对方所言的赞同、理解、惊讶、迷惑，从而表明自己的专注之情，促使对方强调重点、解释疑惑，使交谈顺利进行。

3. 因人而异　与上级领导谈话，应当恭敬而大方；与群众谈话，应当亲切而温和；在秉公执法时讲话，应当严肃而认真。

（二）动作配合

人们在交谈时往往会伴随着做出一些有意无意的动作。这些肢体语言通常是自身对谈话内容和谈话对象的真实态度的反应。因此，人们有必要对自己的动作予以规范和控制。

1. 适度得体的动作　发言者可用适当的手势来补充说明所阐述的具体事由。倾听者则可以点头、微笑来表示“我正在注意听”、“我很感兴趣”等信息。可见，适度得体的动作既可表达敬人之意，又有利于双方的沟通和交流。

2. 避免多余的动作　与人交谈时可有动作，但动作不可过大，更不要手舞足蹈、肢体抖动或拉拉扯扯。为表达敬人之意，切勿在谈话时左顾右盼，或是双手置于脑后，或是高架“二郎腿”，甚至剪指甲、挖耳朵等。交谈时应尽量避免打哈欠，如果实在忍不住，也应侧面掩口，并向他人致歉。尤其应当注意的是，不要在交谈时以手指指人，因为这种动作有轻蔑之意。

（三）遵守惯例

除了表情和动作之外，在交谈时人们往往可以通过一些细节来体现自己的诚意、礼貌与热忱，在这些细节的处理上要遵守一定的既成惯例。

1. 注意倾听　倾听是与交谈时人们过程相伴的一个重要环节，也是交谈顺利进行的必要条件。在交谈时务必认真聆听对方的发言，并用表情动作予以配合，从而表达自己的敬意，为积极融入交谈中做最充分的准备。

2. 谨慎插话　交谈中不应当随便打断别人的话，要尽量让对方把话说完再发表自己的看法。如确实想要插话，应向对方打招呼："对不起，我插一句行吗？"但所插之言不可冗长，一两句点到即可。

3. 礼貌进退　参加别人谈话之前应先打招呼，征得对方同意后方可加入。相应地，他人想加入交谈，则应以握手、点头或微笑表示欢迎。如果别人在个别谈话，不要凑上去旁听；若确实有事需与其中某人说话，也应等到别人说完后再提出要求；谈话中若遇有急事需要处理，应向对方打招呼并表示歉意。

4. 注意交流　交谈是一个双向或多向交流过程，需要各方积极参与。自己发言时要给其他人发表意见的机会，别人说话时自己要适时发表个人看法，互动才能促进交谈进行。

第二节　言谈礼仪的技巧

在日常交往的谈话中，要注意环境、场合、动作、表情、措词、时间等多种因素的影响，才能有利于交流沟通、协调关系，提高工作质量和工作效率。

言谈是一个人礼仪修养的体现。良好的言谈交流能使人心情舒畅、利于沟通，达到最佳的交流效果；不良的言谈交流则会使人反感、破坏沟通，影响交际的成功。因此，掌握言谈交流的技巧显得至关重要。

一、创造良好的交谈气氛

谈话气氛和谐与否，直接影响谈话的效果。为了创造一个轻松愉快的谈话气氛，要从以下几个方面入手。

（一）必要的寒暄

双方见面彼此寒暄几句，有助于打破陌生感，缩短双方之间的距离感，调节气氛，增进感情，为交谈的顺利进行创造一个良好的开端。

（二）真诚的态度

谈话时要以真诚的态度平等待人。坦诚的态度能唤起人们的信任感，加深了解，增进友谊；反之，虚情假意，装腔作势，夸夸其谈，会使人生厌，还有可能失去与对方交往的机会。

（三）专注的神情

与人交谈时，目光应该坦然、亲切、有神。特别与陌生人交谈时，目光应该注视对方，在整个谈话过程，目光与对方接触的时间，应该达到全部交谈过程的50%～70%。

二、语言的艺术性强

语言是交谈的载体，交谈过程是语言的运用过程。语言运用是否准确恰当，直接影响着交谈能否顺利进行。因此，在交谈中要特别注意语言的使用问题。

（一）准确

所谓准确，就是要使你的语言表达合乎规范，避免使用模棱两可、似是而非的语言。另外，语言准确还包括发音的准确、语速的适当和内容的简明。

（二）礼貌

谈话要礼貌得体，这是人际交往的基本要求。要做到：尊重对方、注意倾听；使用敬语、谦语和雅语；采用委婉的表达方式；音量、语速、语调、语气要适度控制。

（三）机智

交谈中的语言往往是临场发挥的，这就需要高度的灵活性。尤其各种有目的的谈判中，或是针锋相对的辩驳中，对方的词锋往往是非常凌厉，或者隐晦圆滑、或诡辩奸诈，在这种情况下，要求谈话者要有机敏的应变能力，才能变被动为主动，战胜对方。

（四）幽默

幽默是指谈话有趣而意味深长，语言的幽默是语言的一种风格，也反映了人的性格特征。交谈时，运用幽默的语言，可以增加语言的感染力，使紧张的气氛变轻松，使尴尬的场面变得和缓。幽默实际上充满敏锐、机智、友善、诙谐。

（五）流畅

流畅即讲话时语言通顺，没有过多的口头语及不应有的停顿，修辞贴切，言简意赅，给人一种思路清晰的感觉。

除此以外，语言的艺术性还包括生动、亲切、简洁、博学多识等，掌握了这些语言的艺术性，你将会成为一个令人愉快的交谈对象。

三、内容及方式灵活

交谈的内容与方式是关系到交谈成败的决定性因素。所选择交谈的内容与方式往往被视为个人品位、志趣、教养和阅历的集中体现。交谈时既要遵守一定的原则和要求，又要灵活机智，才会使言谈得体、有礼，促进交往成功。

（一）交谈的内容恰当

交谈内容要结合不同语境、不同对象、不同内容来选择，才能有利于人们之间的良好沟通。

1. 切合语境　语境即说话的语言环境，指的是说话的客观现场环境，包括时间、地点、目的以及交谈双方的身份等内容。在交谈内容的选择上要切合语境，主要有下面两层含义。

(1) 遵守"TPO"原则：交谈内容务必与交谈的时间、地点与场合相对应，否则就有可能犯错误。

(2) 符合身份：交谈者的身份也是语境的构成要素之一。交谈内容的选择一定要符合身份，并努力使自己的谈话符合我国的法律法规，不能与现行政策法规唱反调，更不能泄露国家机密。

2. 因人而异　所谓因人而异，即是指人们在交谈时要根据交谈对象的不同而选择不同的交谈内容。

(1) 选题适宜：谈话的本质是一种交流与合作，因此在选择交谈内容时，就应当多为谈话对象着想，根据对方的性别、年龄、性格、民族、阅历、职业、地位选择适宜的话题。如果完全不考虑这些因素，交谈就难以引起对方的共鸣，难以达到沟通和交流的目的，甚至会出现对立的局面。

(2) 求同存异：正是由于交谈各方有着不同的性别、年龄、阅历和职业等主观条件，交谈中经常会发现彼此有不同的兴趣爱好、关注话题等，这时，应本着求同存异的原则，选择大家都感兴趣的话题作为谈话内容，使各方在交谈过程中有来有往、彼此呼应、热情参与、皆大欢喜。如果选择了双方都不感兴趣或者只有一方感兴趣的话题，交谈只能是不欢而散。因此交谈必须"求同"。

如果交谈各方在交谈中对某一问题产生了意见或观点的分歧，不妨进行适度的辩论。但这种辩论是建立在理性基础上的，如果谁也不能说服谁，就应当克制自己的情绪，保留歧见。切不可为了强行说服别人而争得面红耳赤，导致交谈的各方心情不悦。因此交谈允许"存异"。

（二）交谈的方式灵活

交谈的方式，即人们在进行交谈时所采用的具体的形式。交谈方式的选择恰当与否，对于能否正确地进行人际沟通、恰当地表达个人思想、友善地传递敬人之意都起着相当关键的作用。谈话方式主要有以下六种：

1. 倾泻式交谈　就是人们通常所说的"打开窗户说亮话"，无所不言，言无不尽，将所有想法和见解统统讲出来，以便让对方较为全面客观地了解自己的内心世界。倾泻式交谈方式的基本特征，是以“我”为主，畅所欲言。

采用倾泻式交谈方式，易赢得对方的信任，而且可以因势利导地掌握交谈主动权，控制交谈走向。但此种交谈方式会给人以不稳重的感觉，有可能泄密，而且还会被人误以为是在和对方“套近乎”。

2. *静听式交谈*　即在交谈时有意识地少说多听，以听为主。当别人说话时，除了予以必要的配合，自己主要是洗耳恭听。在听的过程中努力了解对方思路，理清头绪，赢得时间，以静制动。

静听式交谈的长处在于它既是表示谦恭之意的手段，也可后发制人，变被动为主动。但此种方式并非要求自始至终一言不发，而是要求以自己的只言片语、神情动作鼓励、配合对方，否则就会给人以居功自傲、自命不凡的感觉，交谈也难以进行下去。

3. *启发式交谈*　即交谈一方主动与那些拙于辞令的谈话对象进行合作，在话题的选择或谈话的走向上给对方多种引导、循循善诱，或者抛砖引玉，鼓励对方采用恰当方式阐述自己的观点。采用这种交谈方式时，不能居高临下，企图控制对方，也不可存心误导对方、愚弄对方，令对方难堪。

4. *跳跃式交谈*　即在交谈中，倘若一方或双方对某一话题感到厌倦、不合时宜，或难以回答时，应及时地转换另外一些较适当的、双方都感兴趣的话题。

跳跃式交谈的长处在于可使交谈者避免冷场的尴尬，恢复交谈的顺利进行。跳跃式交谈虽可对交谈话题一换再换，但交谈者不能单凭个人兴趣，频繁调换话题，让对方无所适从。要使双方处于平等的地位，共同选择适当的内容。

5. *评判式交谈*　即在谈话中听取了他人的观点、见解后，在适当时刻，以适当方法恰如其分地进行插话，来发表自己就此问题的主要看法。此种方式的主要特征是在当面肯定、否定或补充、完善对方的发言内容。

在涉及根本性、方向性、原则性问题的交谈中，有必要采取评判式交谈。采用这种方式的关键是要注意适时与适度。同时要重视与对方彼此尊重、彼此理解、彼此沟通。不应处处以“仲裁者”自居，不让他人发表观点，或是不负责任地信口开河，对他人见解妄加评论，甚至成心与他人唱反调，粗暴无礼地打断别人的谈话。

6. *扩展式交谈*　即围绕着大家共同关心的问题，进行由此及彼、由表及里的探讨，以便开阔思路、加深印象、提高认识或达成一致。扩展式交谈的目的在于使各方各抒己见，交换意见，以求集思广益。

扩展式交谈方式能使参与交谈的有关各方统一思想，达成共识，或者交换意见，完善各自观点。人们在进行扩展式交谈时，一定要注意就事论事，以理服人，善于听取他人意见，不能自命不凡、强词夺理。应该使交谈成为一件令人愉快的事情。

四、正确运用态势语言

态势语言是人们在交谈过程中，通过自己的仪表、动作、神情等来表达思想感情，传递信息的一种重要的交流工具，主要表现一个人的情绪、意向、气质和性格等非有声语言的影响。态势语言有表达真实情感、调节维持相互关系、验证语言信息、维护自我形象等多方面的重要作用。因此，了解、掌握态势语言是非常必要的。

（一）首语

首语是通过头部活动所传递的信息。在人际交往中，首语的表达往往是人们关注的焦点。如点头，表示同意、理解；摇头，表示不同意、不理解；仰头，表示希望、渴求；低头，表示沉思、内疚等。恰当地使用首语，对人际交流与沟通的作用是不可忽视的。

（二）眼语

眼语即目光语，它是人通过视线接触所传递的信息，也称眼神。如仰视，有尊敬或崇拜之意；俯视，一般表示爱护、宽容与傲慢；正视，则体现平等公正或自信坦率。言谈过程中，目光应以温和、大方、亲切为宜，应多用平视的目光语，双目注视对方的眼鼻之间，表明重视对方或对其发言颇感兴趣，同时也体现出自己的坦诚。但当双方缄默不语，或对方失言时，不应再看着对方，以免使已有的尴尬加剧。

（三）表情语

表情语是人内心的思想感情的脸部变化，这种变化是通过面部肌肉的运动来实现的，如喜、怒、哀、乐等。但在人际交往中，表情应以喜、乐为主调。作为最基本的表情，微笑被认为是人类最美好的语言。

微笑可以表现出人们的温馨与亲切，能有效地缩短双方的距离，给对方留下美好的心理感受，从而形成融洽的交往氛围，反映出个人良好的修养、待人的真诚。微笑的魅力还表现在它可以使强硬者变得温柔，使困难变得容易。微笑是人际交往中的润滑剂，是广交朋友，化解矛盾的有效手段。

（四）手势语

手势语是通过手和手指活动所传递的信息。手势作为信息传递的方式，在日常交际中使用频率很高，范围也较广泛。人们常常以拍桌子表示“愤慨”，捶胸表示“悲痛”，不停地搓手表现“为难”，竖拇指表示“称赞”，伸出小指表示“轻视”等，这些手势语增强了表情达意的情感色彩，使语言更富有感染力。

（五）界域语

界域语是交际者之间以空间距离所传递的信息，它是人际交往中一种特殊的无声语言。交往中应注意与交往对象保持一定的距离。距离不同，亲切程度不一样，如夫妻、情侣的交往距离为 0～45 cm，即所谓的亲密无间；朋友、熟人之间为 46～122 cm；在社交、谈判等场合，人们一般在 122～317 cm 空间范围。

五、掌握聆听的艺术

聆听是捕捉信息、处理信息、信息反馈的需要。一个好的聆听者应当善于通过交谈，捕捉信息。听比说快，听者在聆听的空隙时间里，应思索、回味分析对方的话，从中得到有效的信息。

在人际交往中，不少人口中所道并非肺腑之言，他们的真实想法往往隐藏起来。所以在聆听时就需要刻意品味对方话中的微妙情感，以便正确判断其真正的意图。在聆听对方谈话时，应注意做到以下几点。

（一）耐心倾听

耐心倾听即对对方的感觉和意见表示出极大的兴趣，并且积极努力去听，不能随意打断对方。有时，谈话并不是一下子就能抓住实质，应该让对方有时间不慌不忙地把话说完，即使对方为了理清思路，做短暂停顿，也不要打断他的话，影响他的思路。

（二）体察感觉

一个人感觉到的往往比他的思想更能引导他的行为，如不注意别人感觉的真实面，就不会实现彼此的沟通。体察感觉，意思是指将对方话中隐含的情意复述出来，表示接受及了解他的感觉，有时会产生很好的效果。

（三）全神贯注

聆听时不要做无关的动作。对方谈话时，不要东张西望，或低头只顾做自己的事情，或面露不耐烦的表情，这些都是不礼貌的表现，都会使对方产生反感。必要时可以简要地复述对方的谈话内容，并请他纠正。这样将有助于对对方谈话内容的准确理解。

（四）反应冷静

一个善于聆听的人，总能控制自己的感情。过于激动，无论对讲或听的人来说，都会影响表达或聆听的效果，要注意语言以外的表达手段。一个人所表达的内容，并不一定都在他的话语中，因此在聆听对方谈话时，还要注意对方的声调、态度以及表情、动作等，以便充分了解对方的意思。

（五）抓住主题

不被个别枝节所吸引。善于聆听的人，总是注意分析哪些内容是主要的，哪些是次要的，以便抓住问题的实质，避免造成误解。

（六）综合分析

我们在听人说话的时候，必须仔细地去把握对方说话的内容，从他的声调、神态中，领会讲话的精神。要认真细心地听，并进行分析、整理、揣摩、研究，寻找恰当而有力、明确而动人的词句，更完善地理出自己的思路，及时准确地了解对方谈话的本意。

第三节 言谈的注意事项

言谈是一个人礼仪修养的体现，交谈语言的文明程度也是其道德品质的标志。无论在家庭、公共场所还是社会其他场所，都要体现文明礼貌、真挚坦诚、平等和谐的礼仪风范。因此，在言谈中必须注意以下几个方面。

一、掌握语言特征

在言谈交流中，语言的表达，对于彼此各方的交流沟通是非常重要的。要使交流能够顺利进行，首先要掌握语言的一些基本特征。

（一）语言的科学性

科学性体现在语音、语义与语法的规律性方面。语音是首要的。语言的本质是声音，而且发出声音是让他人听的。既要听，就让人听清听懂，才能交流思想与情感，应使用普通话语系，不要使用方言，免得他人听不懂或听不清。不过，遇见同乡，适当使用方言也是便于工作的。语义要使用准确，言能达意，明晰朴实，不附加更多定语与形容词。讲话要口语化，不要文章化，不然会让人听得很费劲，影响交流。语言交流应符合语法要求，而且要有系统性与逻辑性。要注意语言简洁精炼，这样才能提高工作效率。

（二）语言的情感性

语言要富有情感性，首先取决于谈话者的情感控制与调节。交谈时，应激发自己的情感，使之处于愉快而冷静的心境之中，才能产生同情他人、信任他人、尊重他人的情感与情绪。切不应把个人生活或家庭中的争执纠纷带来的不良心境，延迁到工作情境中，向交谈者迁怒发泄。

其次，一般要求语言的声音要轻一些、语气要温和一些、话语速度要慢一些，并且要适当配合动作和表情，这样也才能显现出温文尔雅和对交谈者的体贴关心之情。

（三）语言的道德性 体现在以下三方面

1. 严肃性　是指语言的情感表象应具有一定的严肃性。要使人感觉到说话的人端庄、大方而又高雅；在温柔的语态中体现出自身的尊严。相反，说话声调娇滴滴或者很粗鲁，手脚动作太多，矫揉造作，都是不严肃的表现。

2. 文明性　主要是指语言在内容上应具有文明性，不得说粗鲁、下流、庸俗、污秽的话。不涉及非议他人，尤其不应谈论他人的是非，以免破坏团结。

3. 保密性　例如护士同病人谈话的内容范围要严格注意保密。涉及党政军高级干部的病情固然要绝对保密，就是普通病人的病情也要保密，不要向无关的人透露。如对癌症的诊断、突变的化验结果、重大诊治措施的决定等，护士都应因人而异，守口如瓶。

在交谈时还应注意不能乱开玩笑、乱起绰号、言而无信、恶语伤人、随便发怒、传播是非等等。

二、注重礼貌用语

在人际交往中，是否尊重别人或被别人尊重，标志着一个民族的文化素养和社会的进步程度。这种尊重体现在语言中，便是礼貌用语。我国有丰富多彩的礼貌用语，经常使用的有以下几种：

（一）称谓语

称谓语是指见面时的招呼用语。在社交语言中，称谓语是“先行官”，它能反映人与人之间的特定关系，反映你对他人的尊重程度。在社交中，人们对称呼是否恰当十分敏感，尤其初次见面，称呼往往影响交际的效果。对各种身份不同的人在称谓上各有严格的规则：如对德高望重者称之为“先生”、“前辈”等；对职位显赫者常以其职位相称，如“局长”、“经理”、“主任”等；一般在公共场合中称“同志”，它不分年龄、职业，新知还是故友，称同志既严肃又不失礼。改革开放以来，“先生”、“女士”的使用日渐增多，为我国的称谓语增添了新的内容。称谓语的使用，可以使双方的关系、身份比较明确，方便交谈和融洽感情。

（二）问候语

问候语是人们见面时常用的一种寒暄语，诸如“您好！”“早上好！”“晚上好！”等。这种问候语简单明了，听起来亲切、自然。初次相识，说一声“您好！”，“见到您很高兴！”等，就可以消除人们之间的陌生感，使关系很快地融洽起来。恰当地使用问候语，不仅能让人感到舒心、暖温，还可以缩短人与人之间的情感距离。另外，在使用问候语时还应注意自己的语气和音调。

（三）祝贺语

祝贺语是指节日或别人有喜庆之事时的用语。祝贺语大都由庆祝的内容而定，如“祝您节日愉快！”“祝您生日快乐！”“恭喜发财！”“祝比赛获奖！”等。恰当地使用祝贺语，既能增添喜庆气氛，又可以表达良好的祝愿，为合作成功和建立友谊奠定良好的基础。

（四）感谢语

感谢语是指得到别人的帮助时的致谢用语。只要得到了别人的帮助，不论帮助大小，都应该真心实意地致谢，如“谢谢，麻烦您了”、“非常感谢您的帮助”等。使用感谢语，可使对方感觉到自己的一番好意，被别人心领了，而且得到了回报，因而非常愉快。在说感谢时，应该以热情的目光注视对方。

（五）道歉语

所谓道歉就是把自己内疚的心情说出来，求得对方的谅解。人生在世，孰能无过？如果你的行为给别人带来麻烦和不便，或在人际交往中言行举止有所失礼的时候，应及时地向对方表示歉意。诸如“请原谅！”“对不起！打扰您了！”“请多多包涵！”等。自己有过错时，使用道歉语，对消除隔阂，弥补感情上的裂痕或增进友谊有积极作用。敢于道歉是胸怀开阔、虚怀若谷的体现，切不可顾及尊严和面子，而对自己的失礼言行漠然处之。

（六）征询语

征询语是指征求他人意见时的用语。在有些情况下，直接表达自己的想法和意见，可能使对方无法回答或不好接受；使用征询用语，既能表达清楚自己的意思，又能给对方留出选择余地，从而能获得较满意的效果。比如“我能为您做点什么吗？”“您对我的看法有意见吗?”“如果没有什么不便的话,我看看可以吗?”“您不介意的话,能给我一张名片吗?”等等。

(七) 推托语

推托语即推辞、谢绝时的用语。人际交往中,人们总会遇到一些为难的事情,不得不使用推托语进行谢绝。但使用推托语言时,一定要注意语言的礼貌性。如“对不起,让您失望了!”“很抱歉,我实在无能为力!”“您的一番心意我领了,但东西我不能收”等。如果推托语使用恰当,即便是对方被拒绝,仍能觉得你是一个通情达理的人,也不至于伤了彼此间的感情。

(八) 告别语

告别语是指与人会晤、拜访他人结束及与对方分别时所用的礼貌用语。如“占用您这么长时间,真不好意思。”“不早了,您该休息了。”告别时最好用简洁的语言把此次会面概括一下,如“认识您很高兴,来日方长,有机会再来拜访。”使用告别语可进一步强化已经形成的良好关系,并给人留下深刻的印象。

总之,礼貌用语是建立良好人际关系的基础,使用礼貌用语,可使社交场合变得友好、融洽,人与人之间的关系更加和谐、亲切。

三、选择恰当的话题

交谈时,选题内容是否恰当,是沟通成功的重要因素。恰当的话题会给人以启迪和教育,不当的话题会使人觉得无聊甚至反感。因此,在选择谈话内容时,要根据谈话对象,选择恰当的内容。通常应遵守以下几条原则。

(一) 选择高雅的话题

交谈时,应当自觉地选择高尚、文明、优雅的内容,例如哲学、历史、地理、建筑、文学、艺术、传统、典故,以及政策国情、社会发展等话题。不宜谈论庸俗低级的内容,更不应参与道听途说的小道新闻。

(二) 选择轻松的话题

在交谈时,要有意识地选择那些能给交谈对象带去开心与欢乐、富有情趣的轻松的话题,例如文艺演出、时装表演、美容美发、电影电视、旅游观光、名胜古迹、烹饪小吃等话题。不宜选择那些让对方感到沉闷、压抑、悲哀、难过的内容。

(三) 选择擅长的话题

交谈的内容应当是自己或者对方所熟知的、有研究、有兴趣的内容。选择自己所擅长的内容,就会在交谈中驾轻就熟,得心应手,并令对方感到自己谈吐不俗,对自己刮目相看。选择对方所擅长的内容,则既可以给对方发挥长处的机会,调动其交谈的积极性,也可以向对方表达谦恭之意。

（四）回避忌讳的话题

每个人都有自己忌讳的话题，因此在交谈时务必注意回避对方的忌讳，以免引起误会。例如不干涉对方的私生活，不询问对方单位的机密事宜等。

四、学会适时赞美

赞美他人是为人处世应具备的基本素质。赞美具有不可估计的力量，它能缓解矛盾、消除人与人之间的误会、激励他人、使人们友好相处、加深感情和友谊。赞美是新型人际关系的开始，是人际交往的润滑剂。护士应善于赞美病人，发现病人的优点和长处，及时赞扬鼓励。以体现出对病人的真诚和关心，使病人感到温暖，树立战胜疾病的信心。赞美他人的方法常用的有以下几种。

（一）直接夸奖法

毫不掩饰地直言表达自己对别人的钦佩，如“你的身体素质真好”、“你真了不起”、“你真是个心地善良的人！”等等。这种赞美，使人更具有自信和进取心。

（二）目标赞美法

赞美别人时，给对方树立一个目标，激励对方增强信心，坚定信念，并为此目标而奋斗。有位老师在课堂上表扬学生：“某同学学习认真刻苦，成绩优异，希望有更多的学生像他一样，用功读书，将来能考上硕士生、博士生。”后来，这位学业有成者非常感激老师。这种赞美，会激励他人奋发进取。

（三）肯定赞美法

当你考试很好、比赛得奖时，非常渴望别人的赞美和肯定，这时候得到赞美，会使人终生难忘、更加努力进取。

（四）反向赞美法

把指责变成赞美，让对方在赞美声中意识到自己的缺点和不足。如学生考试成绩不太理想，老师可以安慰说：“不要难过，你已经尽力了，这次没考好，原因很多，下次你一定会考好的。”学生听了会更加努力。

五、注意把握分寸

交谈时要注意察言观色。有时提出的一些问题使对方避而不答，或怒而不睬，遇到这样的情况，应及时将话题引到对方感兴趣的事情上来，缓和一下气氛。等对方心情舒畅时，再选择新的角度提出问题，这样才容易得到和谐的谈话氛围。

（一）适时发问

发问可以引导交谈按照预期目的进行，调整交谈的气氛。由于人的知识水平、所处的社会环境不同，交谈中必须仔细观察，了解对方的身份，把问题提得得体，不唐突、不莽撞。精妙地提问能够使你获得所需要的信息、知识和利益，并且能够证明你十分重视对方的谈话，从而激起对方的兴趣，向你提供更多的信息。

（二）自己少讲

交谈中最忌讳的就是一方滔滔不绝地高谈阔论，一味地说教，借题发挥地炫耀自己。交谈时要注意以平等的态度礼貌待人，应设法使在座的每一个人都有机会参与谈话，这是对人的一种理解和尊重，因为无论在座者的身份地位如何，性格爱好如何，都希望别人不要忽视他。

（三）巧用暗示

暗示是指个体不加评判地接受某些观点、语言、情感或动作，从而导致自己的感觉、思维、观点、情感、行为方式等发生变化的心理现象。暗示法可以通过人的语言、行为、手势、表情等实施。暗示方法有直接暗示、间接暗示、自我暗示、图像暗示等。

第四节　护理工作中的言谈礼仪

护理人员在临床实践的全过程中，都离不开同病人交谈。只要交谈，凡语言的刺激就会作用于病人，不起治疗作用，便起致病作用。通过言谈，给病人以启发、开导、劝说、鼓励，用科学的解说解除病人的精神负担和顾虑，便是发挥了语言的“治疗”作用，收到药物不能及的效果。反之，言谈不当，则可能“导致”疾病或加重疾病。因此，护理人员应掌握语言艺术，提高交谈的艺术修养，自觉地运用言谈技巧愉悦病人的身心，以利于病人的康复，保证护理质量的提高。

一、护士言谈礼仪的原则

现代护理模式要求护士对病人实施全方位的整体护理服务，善于根据病人不同的心理特点，自然、适度地与病人进行交流，给予病人安慰、鼓励，增强战胜疾病的信心和勇气。语言上要注意科学性、艺术性、保密性相统一的原则，灵活使用语言，在病人心目中树立护士亲切、文明的美好形象，减轻病人的心理压力，建立起友好、合作型的护患关系，以获得理想的护理效果。

（一）神态认真专注

对病人说话或听病人说话时，要注视对方的眼睛或面部，以表示真诚地倾听病人的说话，同时，这也是尊重对方的表现。交谈中不同的神态往往表示不同的意义，如不敢直视对方，是羞怯的表现；有意不注视对方，是冷淡的表现；面无悦色的斜瞅，是鄙视对方的表现；凝眸对方而眉飞色舞的微笑，是轻浮的表现；只注意手中活计不看对方说话，是怠慢的表现；看完病人后突然一笑，是讥讽的表现；当病人伤感时突然皱眉，是同情对方的表现；伴随病人一起微笑，是会意的表现。总之，护理人员应用期待、善意、友好的目光注视病人，营造一种融洽、和谐的交谈氛围。

（二）适时反馈

听病人说话时，不要随意发笑，也不要频频点头赞同，因为这些行为是轻浮与虚伪的表现。当然，稍加赞同与附和病人的讲话内容，微微点头表示同意也是可以的。

病人正在说话时，护理人员不要随意穿插打断病人谈话，无意中插话或有意出言制止病人说话，都是极不礼貌的举动，极易损伤病人的自尊心。一定要听完病人的话后，再讲话，才显得稳重有礼。当病人有不满时，要向他解释；当病人担忧时，要出言劝慰；当病人诉说苦衷时，要表示同情。当病人悲痛欲绝时，要好言安抚；当病人受挫折时，要婉言疏导。总之，病人能够把话说出来并且说完，心里才舒畅。护理人员应根据情况对病人说一些宽慰性的话，使病人得到最大的心理满足。

（三）灵活应对

遇到交谈困难的人，要灵活对待。对听力差的病人，说话时可以靠近病人耳朵或说话声音大一些，而对一般病人就没有必要咬耳贴腮、高声疾呼了；对说话困难的人，要耐心细心倾听，切不可表示不耐烦或反问他（如说："你说什么？"），更不可讥笑病人，或重复学病人口吃的发音；对过于羞怯的女人，不要哗众取笑逼迫同你交谈；对胆小的小孩，要用童腔与他谈话；对有口鼻疾患、说话困难而又有恶臭气味的病人，护理人员不要回避，不得有半点厌烦情绪。

（四）目的明确

护理人员在同病人谈话时，要注意观察病情、寻查病因、实施治疗、了解思想、接受建议、征询需求等，要有目的性地谈话，不要单纯地闲聊，交谈中随时注意病人的反应。急病人之所急，想病人之所想，从病人的角度感受和理解，取得病人的信任，以获得完整的第一手资料。

（五）一视同仁

在选择谈话对象时，要不分性别、不分年龄、不分美丑地同样对待，要同样亲切、热情。切不可对异性青年、穿着华丽、长相漂亮、能说会道的病人就亲近；而对老年体弱、穿戴朴实、长相丑陋、生性寡言的病人就疏远。对病人一视同仁、平等相待是高尚道德的具体表现。

（六）互相学习

同病人谈话是一个学习机会。可以通过谈话学到病人言语过程的音调、用词、语言表达及外部表情等技巧。同时，同人交谈可以增长知识，受到启发与暗示，以促进自己心理的发展。

二、护士言谈礼仪的要求

语言交流是护士与病人进行交往最基本、最广泛的沟通方式，也是护士与病人之间思想、情感沟通的桥梁。因此，在护理实践中护士的言谈除了遵守言谈礼仪的原则外，还应注意以下两点。

（一）语言表达科学

护理人员的语言一方面要表现出对病人善意的关怀与同情，另一方面还要注意语言的规范性及科学性。要从语音、语意、语法三方面加以训练。

1. 语音清晰、声调优美　说话的目的是要让对方听清楚、听明白，才能达到交流的目的。因此护理人员在工作中要使用普通话，并做到发音准确清晰、音调柔和适中。同时还要努力掌握当地方言，以排除交谈中的障碍，体现对病人的关心体贴，使病人产生信赖感。

2. 语意准确、内容精练　在交谈时最基本的一点就是要让他人准确无误地听懂自己的发言。护理人员在向患者解释、交代问题或进行卫生宣教时，尽量用通俗易懂的语言，表达要准确，语句要精练，避免使用医学术语，以免引起病人心理不安甚至误解。

3. 语法正确、合乎逻辑　护理人员在交接班、汇报工作或向病人交代问题时，要把事情发生的时间、地点、过程、变化、因果关系等叙述清楚，概念层次清晰，合乎语法逻辑。避免使用容易混淆、模棱两可或产生歧义的用语，以免发生误会。

（二）注重交谈艺术

护理人员在同病人交谈时，要根据不同的对象、不同情境、不同问题选择谈话的内容与方法，不能漫无目的地滥说。谈话内容要充满教育性，主要围绕安心住院、服从治疗、配合医护、遵守院规交谈。

1. 谈话开头的艺术　年轻的护士或实习护士初次接触病人时，不知说什么好，显得尴尬与腼腆。怎样开口同病人说话呢？当见到病人时，话未出口，先要微笑；然后，可从询问姓名、入院时间、有何自觉不适等开始。随情境找话题，说一些可使病人感到宽慰的话。交给病人新到的信件、报纸，告知电影消息等，都是交谈的机会。也可从询问病情的转归、饮食的好坏、服药的效果与反应开始交谈。总之，开头说话要随机应变，不可千篇一律、生搬硬套，像背台词一样。

2. 诱导交谈的艺术　诱导病人说话，既是一种语言艺术，又是掌握心理规律的艺术。护理人员的心境必须是冷静而积极的，态度必须是诚恳而和蔼的，注意力必须集中于病人的面部和讲话内容，表示你很愿意听他讲话。当病人讲到一个段落时，可用“唔！”来反应，以表示听到或听清了他的讲话；也可用“噢”来回答，表示探究与期待；还可以在说话间歇中作简短的提问，病人会觉得你喜欢听他讲话，并可把话题引向预定的方向。要注意，期待不是催促，探究不是猎奇。有的病人说话口干，及时地送给他一杯水，可以鼓励他继续交谈。有的病人说话过于激动(如哭泣)，适时给予安慰，可引导他继续说话。

3. 谈话结束的艺术　要想结束谈话，应在病人的话题告一段落时，说一些安慰体贴的话，如劝病人“该休息一会儿了，以后有机会再继续谈吧！”或者说“好吧！这次就谈到这里，以后再说好吗？”也可把话题引向较短的内容，作简短交谈后，再结束谈话。不应突然中断谈话，更不应在冷场之后，无缘无故地离开病人。

实践指导——言谈礼仪训练

训练目的

1. 掌握言谈技巧，成功与人沟通、友善与人相处、提高语言文明程度，推动社会进步。
2. 熟悉言谈礼仪的要求。
3. 了解言谈的注意事项。

训练准备

1. 环境准备　教室或实训室。
2. 学生准备　衣帽整齐，符合服饰礼仪要求。
3. 知识准备　复习本章言谈礼仪内容。

训练方法

1. 观看多媒体教学片。
2. 分组训练　组织学生分组练习，日常生活中经常使用的礼貌用语；设置情境、角色，扮护士与医生，运用言谈礼仪要求进行入院接待询问病史。

体会评价

1. 情感评价　练习态度是否热情、诚恳、亲切？是否有微笑服务？
2. 团队精神评价　小组成员之间配合是否顺利？角色分配是否合理？训练过程是否有序进行？
3. 能力评价　交谈内容是否合乎礼仪要求？
4. 创新评价　语言表达是否新颖、有创意？思维能力、文化修养是否提高？
5. 自己在日常言谈方面有哪些不符合礼仪规范？如何纠正？

附：礼仪用语、礼貌用语的“四有四避”

在交际中，人们使用礼貌用语通常要做到“四有四避”，即有分寸、有礼节、有教养、有学识，要避隐私、避浅薄、避粗鄙、避忌讳。

“四有”

第一是有分寸。这是语言得体、有礼貌的首要问题。要做到语言有分寸，必须配合以非语言要素，要在背景知识方面知己知彼，要明确交际的目的，选择好交际的方式，同时，要注意如何用言辞行动去恰当表现。当然，分寸也包括具体的言辞的分寸。

第二是有礼节。语言的礼节就是寒暄。有五个最常见的礼节语言的惯用形式，它表达了人们交际中的问候、致谢、致歉、告别、回敬这五种礼貌。问候是“您好”，告别是“再见”，致谢是“谢谢”，致歉是“对不起”。回敬是对致谢、致歉的回答，如“没关系”、“不要紧”、“不碍事”之类。

第三是有教养。说话有分寸、讲礼节，内容富于学识，词语雅致，是言语有教养的表现。尊重和谅解别人，是有教养的人的重要表现。尊重别人符合道德和法规的私生活、衣着、摆设、爱好，在别人的确有了缺点时委婉而善意地指出。谅解别人就是在别人不讲礼貌时要视情况妥善处理。

第四是有学识。在高度文明的社会里，必然十分重视知识，十分尊重人才。富有学识的人将会受到社会和他人的敬重，而知识浅薄、不学无术的浅鄙人将会受到社会和他人的鄙视。

“四避”

第一是避隐私。隐私就是不可公开或不必公开的某些情况，有些是缺陷，有些是秘密。在高度文明的社会中，隐私除少数必须知道的有关人员应当知道外，不必让一般人员知道。因此，在言语交际中避谈避问隐私，是有礼貌的重要方面。欧美人一般不询问对方的年龄、职业、婚姻、收入之类，否则会被认为是十分不礼貌的。

第二是避浅薄。浅薄，是指不懂装懂，“教诲别人”或讲外行话，或言不及义；言辞单调，词汇贫乏，语句不通。如果浅薄者相遇，彼此不觉浅薄，但有教养、有知识的人听他们谈话，则无疑感到不快。社会、自然是知识的海洋，我们每个人都不可能做万能博士或百事通。我们应当学有专攻，且知识渊博，但总有不如他人之处，不懂某种知识之处，要谦虚谨慎，不可妄发议论。

第三是避粗鄙。粗鄙指言语粗野，甚至污秽，满口粗话、丑话、脏话，上溯祖宗、旁及姐妹、下连子孙等不堪入耳。言语粗鄙是最不礼貌的表现。粗言是对一个民族语言的污染。

第四是避忌讳。忌讳，是人类视为禁忌的现象、事物和行为，避忌讳的语言同其替代的词语有约定俗成的对应关系。社会通用的避讳语也是社会文明程度的体现，它往往顾念对方的感情，避免触忌犯讳。下面是一些重要避讳语的类型：

首先是对表示恐惧事物的词的避讳。比如关于“死”的避讳语相当多，就是与“死”有关的事物也要避讳，如“棺材”说“寿材”、“长生板”等。

其次是对谈话对方及有关人员生理缺陷的避讳。比如现在对各种有严重生理缺陷者通称为“残疾人”，是比较文雅的避讳语。

最后是对道德、习俗不可公开的事物行为的词的避讳。比如把去厕所称“去洗手间”等。

复习思考题

1. 在日常生活中，如何使用敬语、谦语、雅语？
2. 经常使用的礼貌用语有哪些？
3. 言谈技巧包括哪些方面？
4. 交谈时常用的态势语有哪几种形式？
5. 言谈交流中有哪些注意事项？
6. 护理工作中与病人谈话时要掌握哪些原则？
7. 礼貌用语“四有”“四避”应如何理解？

（陈　芬）

第五章 护士的举止礼仪

行为举止是人们在日常活动或交往过程中所表现出的各种姿态，也称举动、动作、仪态，它主要通过身体各种姿态、手势或其他部位的某种活动传递信息，表达思想感情的变化以及对外界的反应。在表露人们的心理活动和内在素养方面，举止比有声语言更为真实可靠，因而被称为体态语言，又被誉为人体的第二语言或副语言。

拥有温文尔雅、姿态万千的举止是现代人文明形象的重要标志，在人际交往中，人们的举止都应符合约定俗成的行为规范。一个人的行为举止是否规范得体、优雅端庄，不仅可以展现人类所独有的形体美，还直接反映着人的内在素养，也影响着他人对自己的印象和评价。要求我们在日常生活和工作中不断调整、训练自己的举止，从基本的站、坐、行、蹲、点头、招手、握手、鞠躬、合理避让等做起，以塑造自己美好的形象。

第一节 站 姿

站姿，亦称立姿、站相，是人们在站立时所呈现的一种静态姿势。正确的站姿能充分显示出一个人的自尊自信，是培养其他美仪美姿的起点和基础。优美的女士站姿应挺直舒展，"亭亭玉立"，给人以端庄大方、气质高雅的印象；标准的男士站姿应挺拔稳定，"站如松"，给人以坚定沉着、气宇轩昂的印象。

一、基本站姿

基本站姿的要领是身体平稳，纵向挺拔，横向收紧。身体平稳是指站立时重心放在两脚之间，躯干与地面垂直，不可左右摇晃；纵向挺拔是指头颈、胸背、腰臀、双膝应向上拔伸，使整个身体有拔高感；横向收紧是指腹臀、双腿向内收紧，肌肉有收缩感。

具体做法是：站立时，头正颈直、下颌微收、双目平视、面带微笑；两肩相平、微微下沉、向后舒展、打开胸腔；直背立腰、收腹收臀；两腿相靠，肌肉有收缩感，两膝相并、向上用力，双脚并拢；两臂和手自然下垂于身体两侧，手指自然弯曲，掌心向内（见图 5－1、图 5－2、图 5－3、图 5－4）。

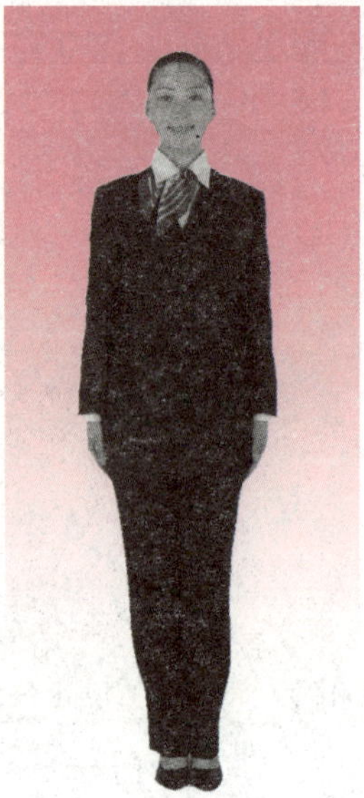

图 5－1

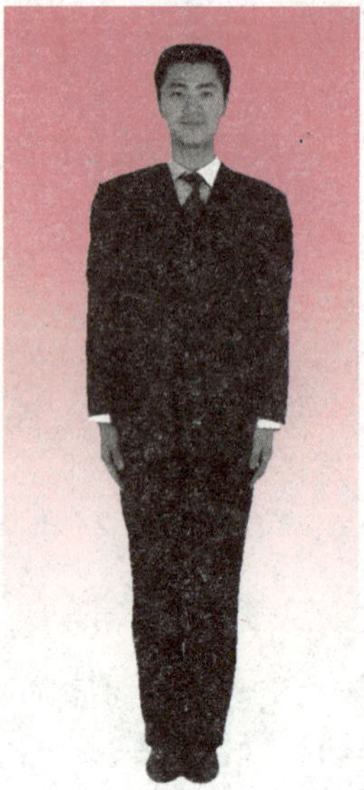

图 5－2

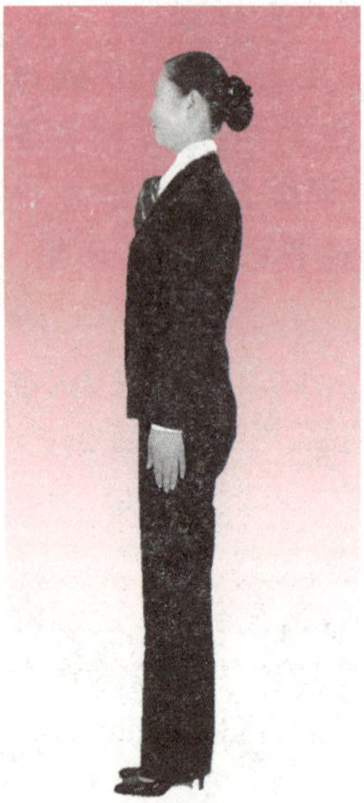

图 5－3

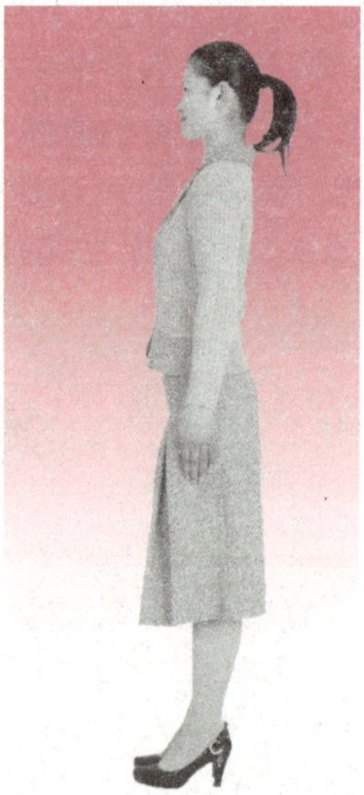

图 5－4

二、常见规范站姿

（一）常见规范站姿的脚位

1. “V” 字步　男女皆宜。取基本站姿，两脚跟并拢，脚尖分开约一拳距离，两脚间的夹角约为 45°，呈 “V”字形。

2. “丁”字步　多为女士采用。取基本站姿，将一只脚的脚跟放在另一只脚的内侧中点，两脚所成的角度为 90°，即为大丁字步；在此基础上调整角度，将一脚内收，使两脚所成角度为 45°，即为小丁字步。可右脚在前，也可左脚在前，身体的重心应放在两只脚上或是位置居后的那只脚上。一般小丁字步显得更为优美，较为常用。

3. 平行步　多为男士采用。取基本站姿，两脚并拢后，左脚向左侧横迈半步，两脚平行分开，间距约为 20 cm 左右，不得超过肩宽。身体重心放在两条腿上。

（二）常见规范站姿的手位

1. 双手垂放　男女皆宜。两臂自然垂放于身体两侧，手心向内，手指微曲。

2. 单臂屈肘　男女皆宜，常配合丁字步使用。将一侧手臂屈肘后抬至腰际，手心向内半握拳，抬起的手不得超过衣服中线，另一手臂则自然垂放于体侧。

3. 双手相握　多为女士采用。双手自然并拢后虎口交叉相握，一般右手在上轻握左手，左手被握后不得超出右手的外侧缘，双手拇指自然弯曲向内，不可显露于外。可以将相握的双手放在腹前脐下 1 寸处，显得亲切恭敬；也可放在中腹部，高度平脐或是脐上 1 寸处，可增添礼仪感，体现女士的高雅气质。

4. 单手握腕　多为男士采用。右手握住左手腕上方，自然放置于腹前或背后，显得从容自信。

5. 单手后背　多为男士所用，常配合丁字步。将一侧手臂后背，另一手臂自然下垂于体侧。

（三）女士常见规范站姿

人际交往中，女士站立时应表现出精神饱满、轻盈舒展、娴静典雅的气质美。

1. 双脚呈“V”字步或小(大)“丁”字步，双手自然下垂于身体两侧(见图 5－5 和图 5－6)。

2. 双脚呈“V” 字步或小(大)“丁”字步，双手相握后放于腹前脐下 1 寸处(见图 5－7、图 5－8、图 5－9、图 5－10)。

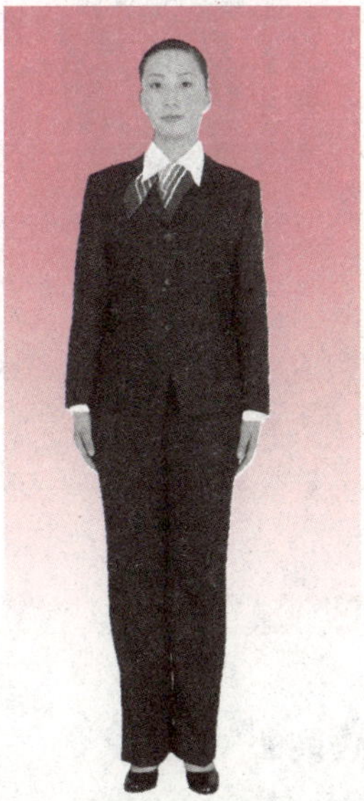

图 5－5

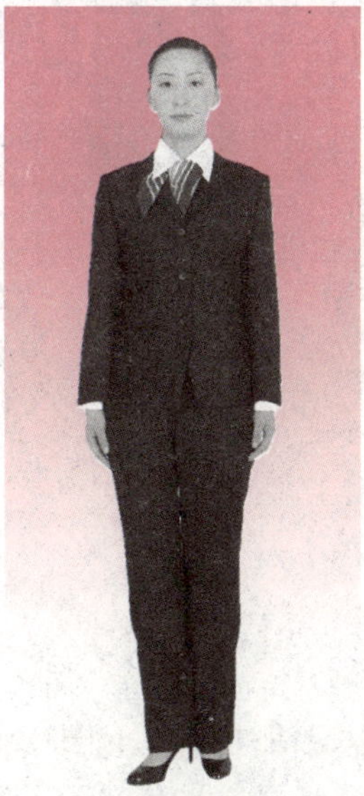

图 5－6

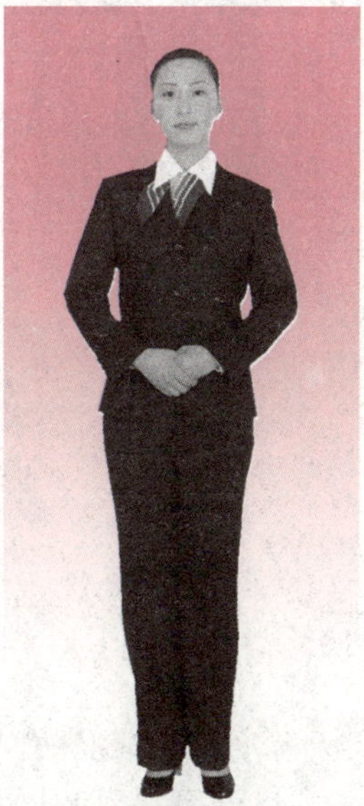

图 5－7

3. 双脚呈“V”字步或小(大)“丁”字步，双手相握后放于脐上1寸或平脐处(见图5-11和图5-12)。

4. 双脚呈右(或左)小(大)“丁”字步，同侧手臂单臂屈肘半握拳后抬至腰际，抬起的手不得超过衣服中线，另一臂则自然下垂(见图5-13)。

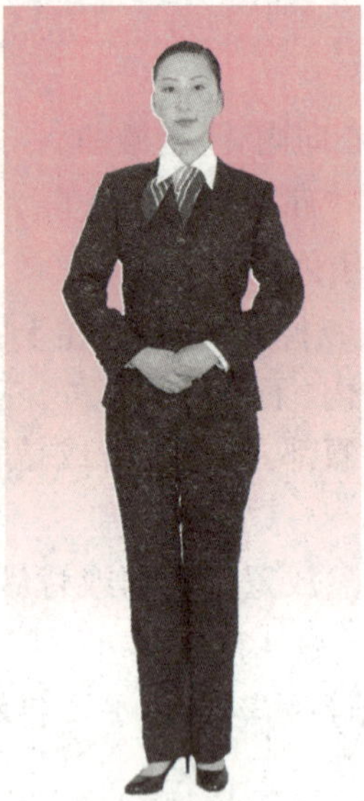
图5-8

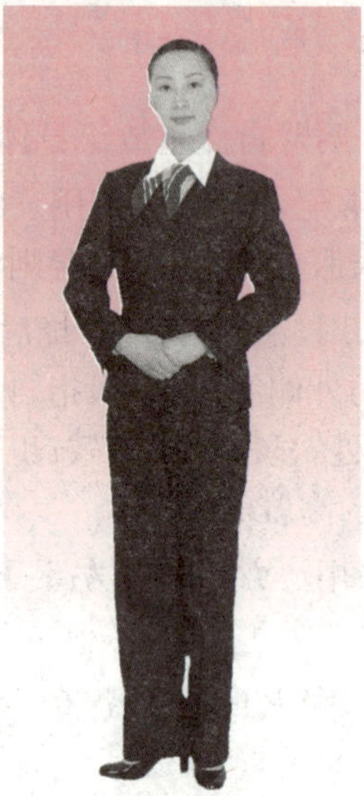
图5-9

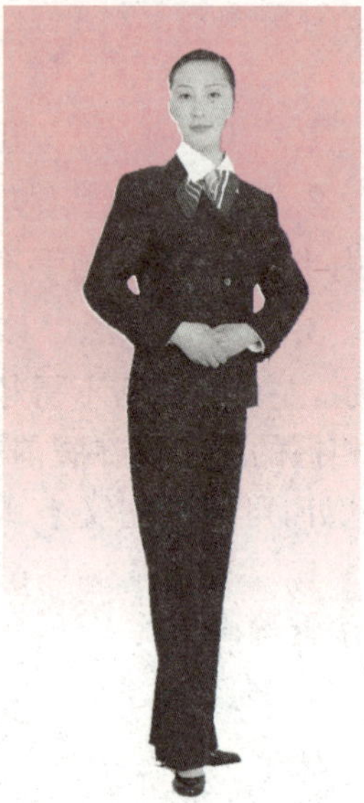
图5-10

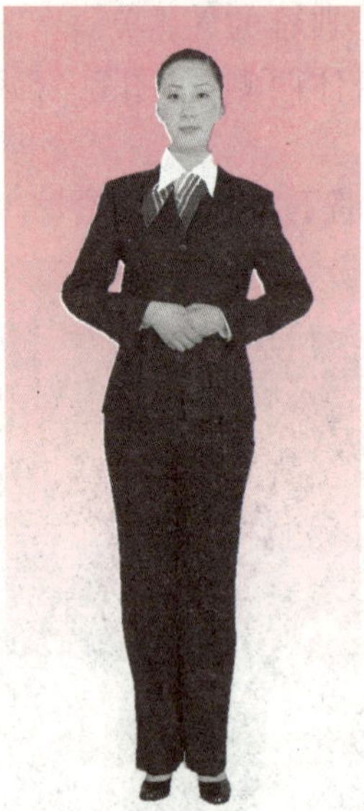
图5-11

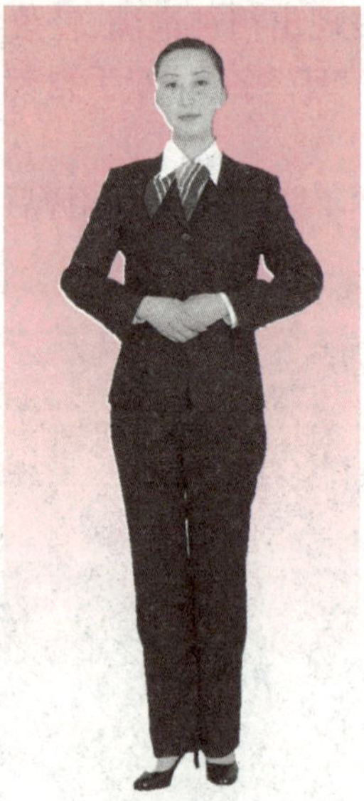
图5-12

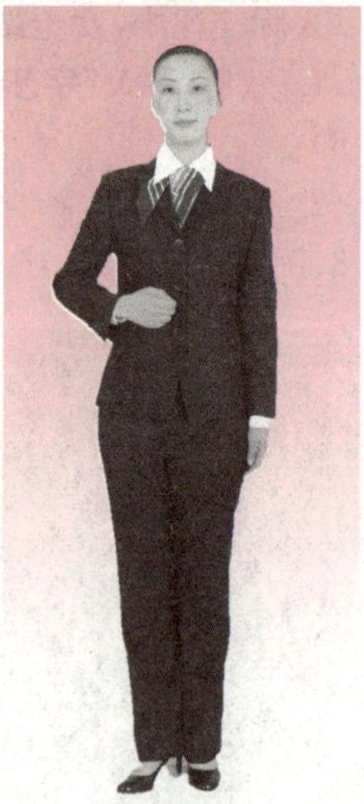
图5-13

(四)男士常见规范站姿

人际交往中，男士站立时应表现精神抖擞、刚毅稳健、潇洒俊朗的风度美。

1. 双脚呈“V”字步，双手垂放于身体两侧或双手自然放置于背后(见图5-14和图5-15)。

2. 双脚呈平行步，右手握住左手腕上方，自然放置于腹前或背后（见图 5－16 和图 5－17）。

3. 双脚呈大“丁”字步，同侧手臂单臂屈肘半握拳后抬至腰际，抬起的手不得超过衣服中线，另一臂则自然下垂；或是将同侧手臂后背，另一手臂自然下垂于体侧（见图 5－18 和图 5－19）。

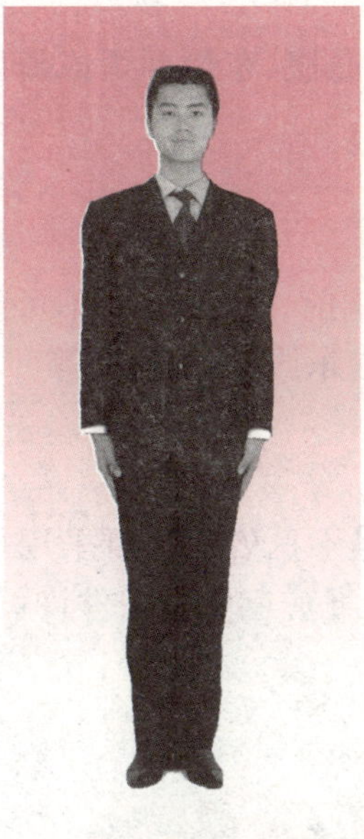
图 5－14

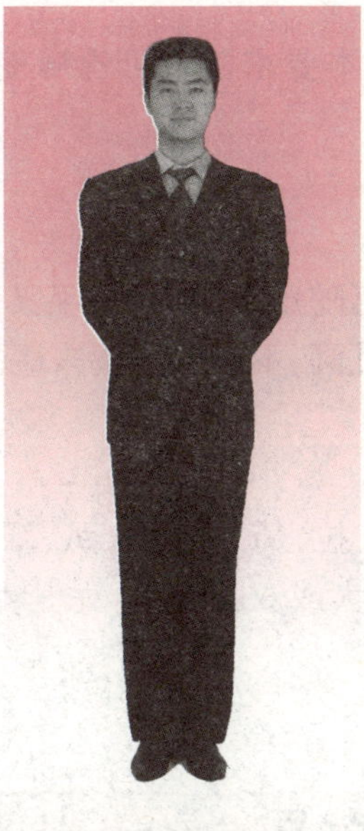
图 5－15

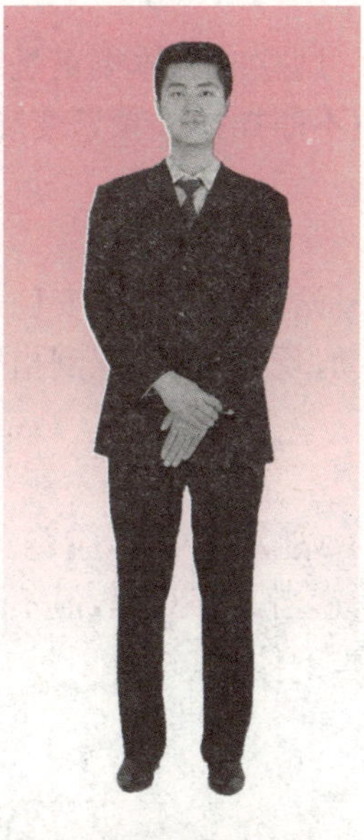
图 5－16

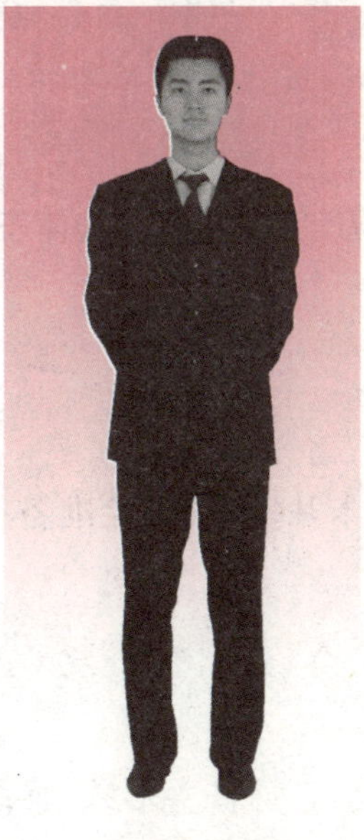
图 5－17

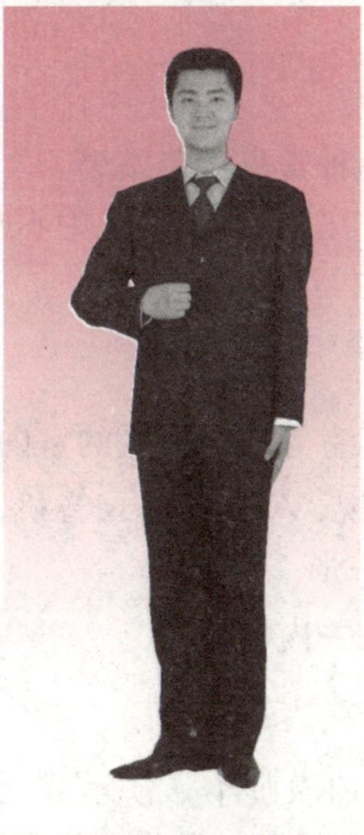
图 5－18

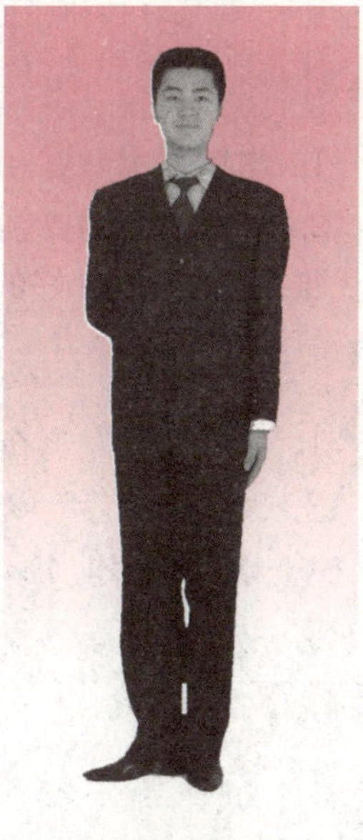
图 5－19

人际交往中，站姿还应与场合相适应。在升国旗、接受奖励、致悼词等庄严隆重的仪式场合，应采取基本站姿，规范标准、庄重严肃。在迎宾、接待或侍应会议过程中，如站立时间较长，可双腿分开平行站立，但两脚间距不宜超过肩宽；主持活动时，女士站成“丁”

字步，显得更为优美。

三、禁忌站姿

（一）身不正直

站立时身体端正是站姿的基本要求。不可耸肩驼背、含胸凸腹、东倒西歪或倚墙靠壁；不停摇摆或频繁变动体位。

（二）手脚随意乱动

站立时手脚应安稳规矩，不可随意乱放，如双手叉腰、环抱胸前、放于脑后；不可随意乱动、玩弄衣物、抠刮指甲、乱点乱画；不可双脚踢来踢去、用脚勾东西、随意脱鞋等。

（三）自由散漫

站立过久时，应避免随意扶、拉、倚、靠、爬、趴、踩、蹬、跨等不良姿势。可采用平行步，适当叉开双腿，但不可叉开过大或双腿交叉，尤其女性（女性尤应避免）；条件许可时，可坐下休息。

实践指导——站姿训练

训练目的

1. 掌握基本站姿和男女士各种常见规范站姿。

2. 掌握站姿的要领和训练方法，在日常生活中不断加强学习训练，塑造优美体态，培养优雅举止、养成良好的举止礼仪习惯。

训练准备

1. 场地准备　在形体训练室等较为宽敞的室内。

2. 物品准备　落地镜、电视、VCD或是录音机、音乐带、卡片；要求学生准备护士服、护士帽、护士鞋、书本及白纸一张。

3. 知识准备　复习本节相关内容。

训练方法

1. 示范基本站姿　可采取教师本人演示或播放教学光盘、课件等形式，详细讲解基本站姿和各种男女士常见规范站姿的动作要领和注意事项。

2. 分组训练　学生6～8人一组，按照基本站姿和各种常见规范站姿的要求，针对训练要领反复练习。训练时配上轻松愉快的音乐，可增添训练的趣味性、减轻疲劳感。各种训练均应在镜前完成，便于同学观察纠正自己的姿态，教师应予以评价指导。再组织同学以小组为单位，在音乐的伴随下，进行学习效果展示，由师生共同评价。

第一步 训练规范性

(1) 基本站姿训练:让学生按照基本站姿的要求对镜站立,检查自己的站姿及整体形象是否符合标准,然后针对下述要点反复练习:

一是保持正确体态,使身体正直、重心平稳,能自然地改变站立姿势;二是准确把握下颌微收的幅度,使之与颈部约呈 45°,并注意面部表情,要体现精神饱满、心情愉悦;三是掌握挺胸、收腹、直腰、提臀等方法,达到身姿挺拔的效果;四是训练正确的脚位,注意两脚的位置及其间距;五是训练手部位置与手部姿态,使整个体态和谐一致、规范自然。

(2) 各种规范站姿训练:让男女生对镜站立,根据教师的指示不断变换各种规范站姿,直至熟练掌握,灵活自如。训练过程中应及时发现并纠正存在的问题。

第二步 训练耐久性

训练站立耐久性是保证站姿标准和体形优美的基础,也是对个人毅力的考验,使之能适应较长时间站立的需要。要求同学按照基本站姿要求,集体站立 3～5 分钟,总结感受。课余训练时,可视情况逐步延长时间。

第三步 强化训练

下述训练方法均可培养站姿的规范性、稳定性和持久性,课后应勤加练习,并视进度逐步增加训练时间。

(1) 顶书训练:同学站立时,将书本放在头顶上,面带微笑,目视前方。为保持头部与躯体的平衡,使书本不致掉落,颈部会自然挺直,下颌内收。借以矫正头颈部的不良姿态如低头、仰头、缩脖、伸脖、歪头、晃头及左顾右盼等。

(2) 夹纸训练:同学按基本站姿站立,将一张白纸或一本薄书夹在两膝之间。为使纸张或书本不致掉落,受训者必须始终保持双膝并拢、双大腿内侧肌肉收缩,可锻炼腿部肌肉、美化腿部线条、培养良好的站姿习惯。

(3) 靠墙训练和背靠背训练:靠墙训练又称九点贴墙站立。训练时,同学背靠墙壁站立,使枕部和两侧肩胛骨、臀部、小腿肚、足跟紧贴墙面,全身肌肉绷紧(见图 5 - 20 和图 5 - 21);背靠背训练,是指同学两人一组,背靠背站立,使双方的枕部、肩胛骨、臀部、小腿肚、足跟紧贴。

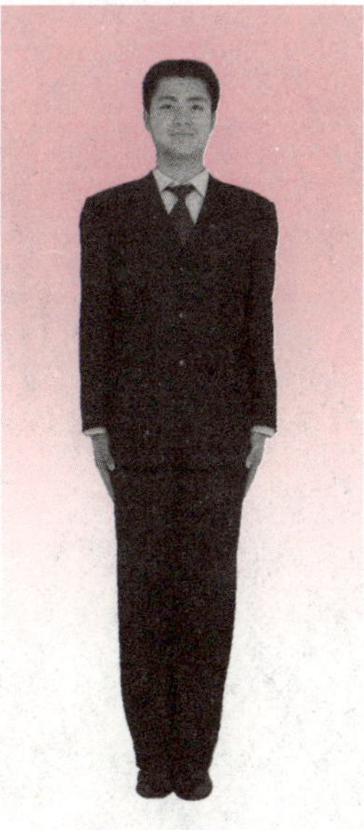

图 5 - 20

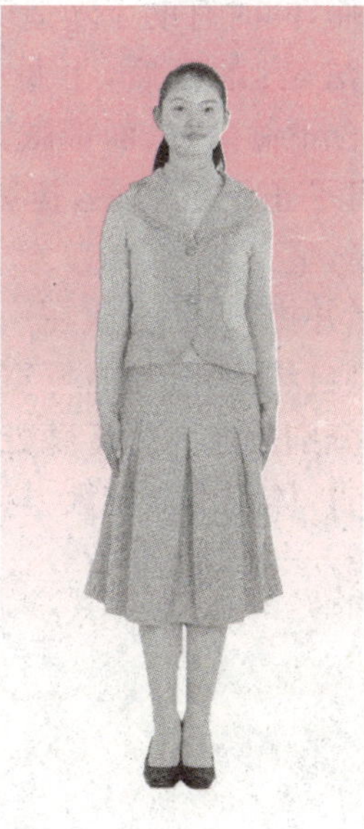

图 5 - 21

这两种训练可以使后脑、肩臀部、小腿、脚跟保持在同一水平面上，以此纠正错误的站立体态，塑造美丽身姿。在训练中，为检验和强化效果，可在身体与墙壁相靠处或两位训练者身体相靠处各放一张白纸，在训练过程中以白纸不掉落为标准。

综合评价

1. 技能评价　能否掌握基本站姿和各种规范站姿的要领、是否合乎标准，还存在哪些问题。

2. 情感评价　训练过程中是否严谨认真、精神饱满、面带微笑。

3. 协作评价　同学是否积极参与、互帮互助、合作融洽。

第二节　坐　姿

坐姿是人们在日常生活、学习工作及社交应酬中应用最多的一种姿势，从就座、坐定、离座的动态过程中可以展现出一个人的举止文明、内在涵养、礼仪修养以及体态美感。

一、基本坐姿

基本坐姿的要领是靠前就座，上身直立，呈三个 90°角，端坐如钟。就座时应坐在椅面的前 1/2 或 2/3 处，同时尽量保持上身挺拔直立，侧面观察上身与大腿、大腿与小腿、小腿与地面呈现出三个自然的 90°角。这种坐姿使尾椎骨和左右两侧坐骨共同分担了上半身的体重，不易造成腰酸背痛，同时有助于塑造美丽的体形。

具体做法是：落座后，上身挺直。头部端正、颈项挺直、下颌微收、面带微笑、目光柔和平视前方；两肩平正下沉后展、挺胸收腹、直背立腰、重心平稳，呈三个 90°角。女士双腿正放，双膝、双脚自然并拢，双手叠放在一侧大腿上。男士双腿、双脚自然分开，与肩等宽；手臂弯曲，两手掌心向下分别放在大腿近膝处。这种坐姿则像座钟般端直，体现出文雅大方、端庄稳重的自然美感（见图 5－22、图 5－23）。

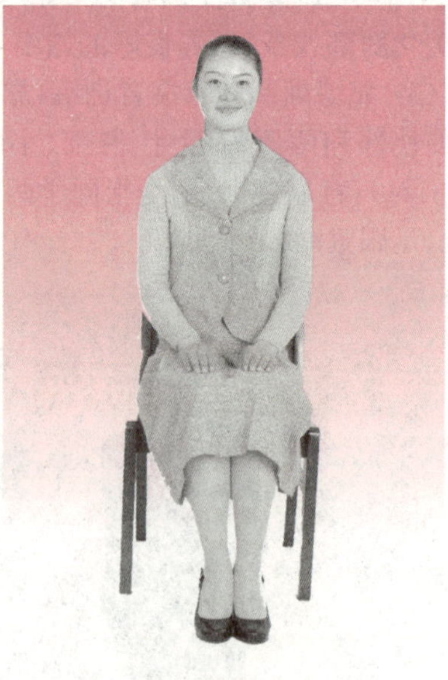

图 5－22

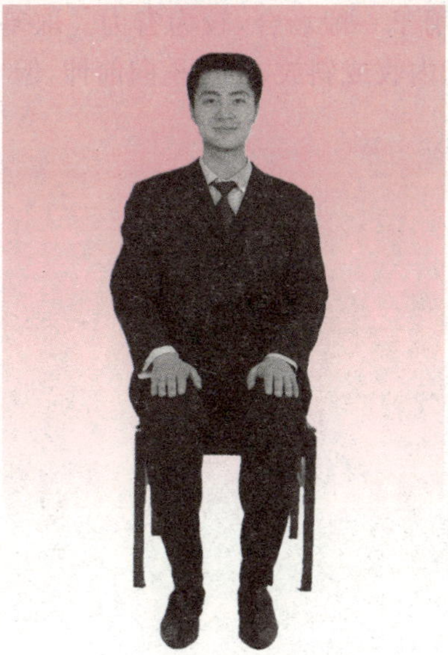

图 5－23

二、常见规范坐姿

性别不同，在人际交往中女士和男士所采用的坐姿既有共性，又稍有差别，现介绍如下：

（一）男女皆宜的规范坐姿脚位

1. 正襟危坐式（基本坐姿）　适用于正式场合。落座后呈现三个 90°角，女性双膝双脚完全并拢；男性双膝、双脚分开，与肩等宽（见图 5－24、图 5－25）。

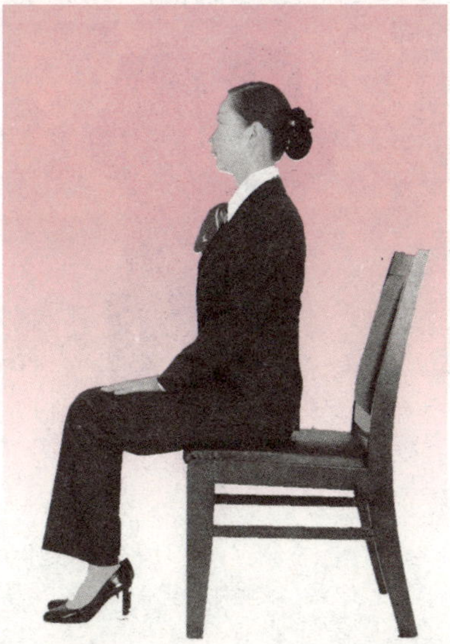

图 5－24

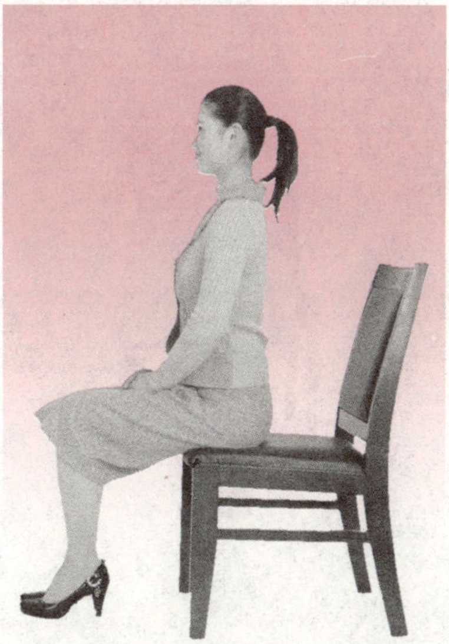

图 5－25

2. 双脚交叉式　适用于一般场合，较为省力。取基本坐姿，双脚在踝部交叉，双膝必须并拢。交叉后的双脚内收或斜放，也可稍向前伸，但不可伸出过远（见图 5－26、图 5－27）。

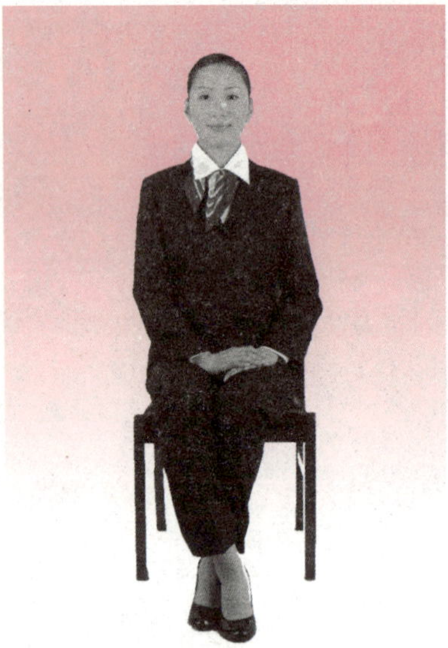

图 5－26

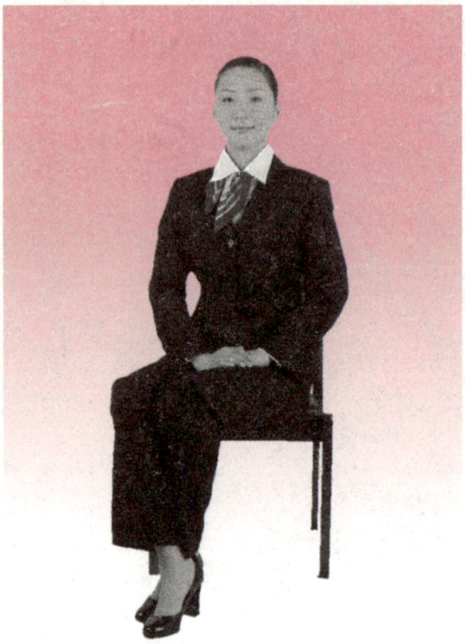

图 5－27

3. 双腿正叠放式　一般场合均可采用。取基本坐姿，保持上身直立，左小腿垂直于地面，全脚着地，右大腿重叠于左大腿之上，小腿自然内收，右脚向内收拢，靠近左侧小腿，脚尖自然下垂（见图 5－28、图 5－29）。

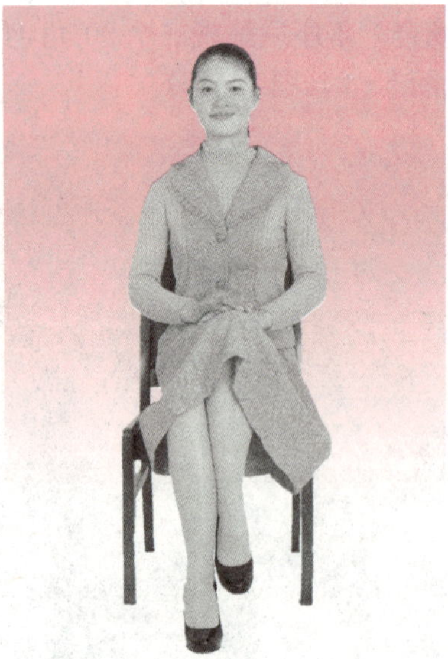

图 5－28

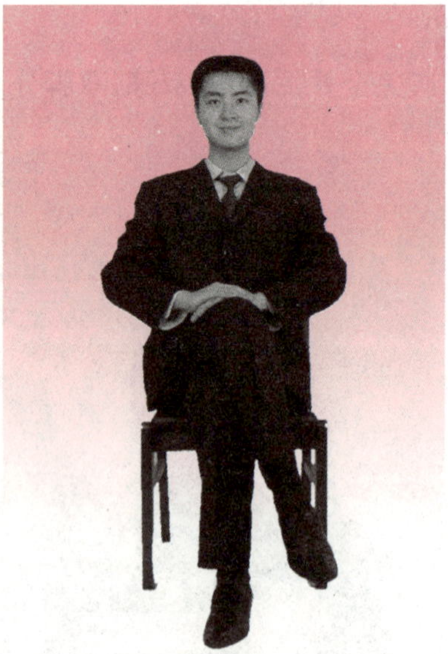

图 5－29

（二）男女皆宜的规范坐姿手位

1. 双手近膝　常见于基本坐姿。手臂自然弯曲，两手掌心向下分别放在大腿近膝处。

2. 双手叠放　手指并拢，右手在上左手在下，自然叠放于一侧大腿上。

3. 双手合握　右手在上与左手虎口交叉相握于腹前。双手拇指自然弯曲向内，不可显露于外，被握的左手不得超出右手的外侧缘。

（三）女士常见规范坐姿

1. 双脚“V字”式或“丁”字式　取基本坐姿，两脚在地面上摆成“V”字形或“丁”字形；双手叠放或双手合握（见图5－30、图5－31）。

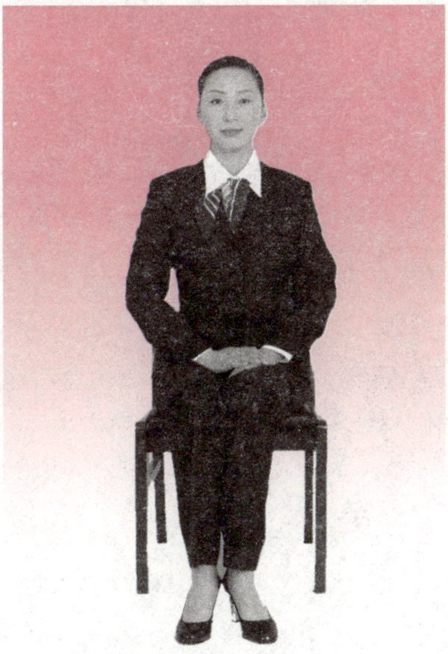

图5－30

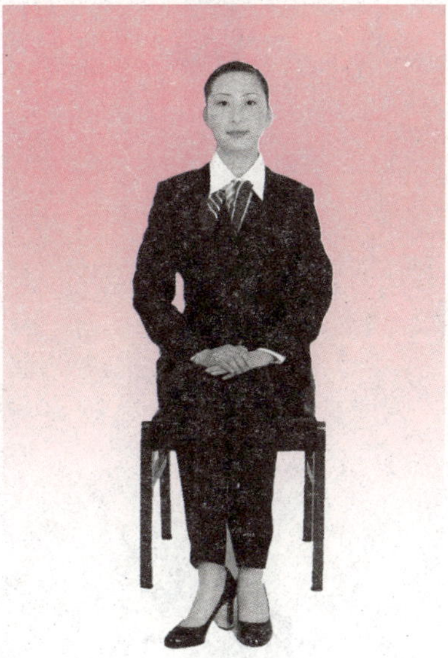

图5－31

2. 双腿屈回式或前伸式　取基本坐姿，两小腿并拢后向后方屈回，脚掌着地，脚跟提起，双膝紧并，也可以稍向前伸，但不宜过远，双手叠放或双手合握（见图5－32、图5－33）。

3. 前伸后屈式　最适于女士身着裙装在较高座位就座之时，显得端庄优美。取基本坐姿后，并紧大腿，将左小腿前伸，全脚着地，右小腿屈回，脚尖着地，两脚前后应保持在同一条直线上，双手叠放或双手合握（见图5－34、图5－35）。

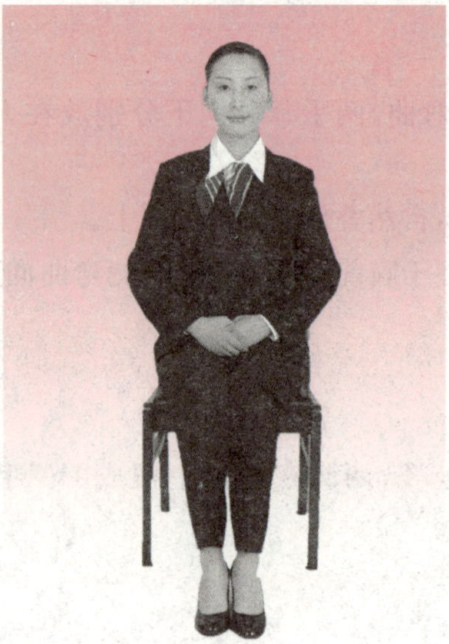

图 5 - 32

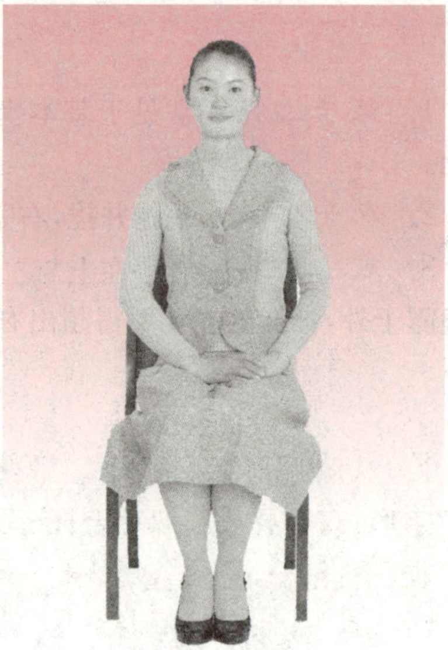

图 5 - 33

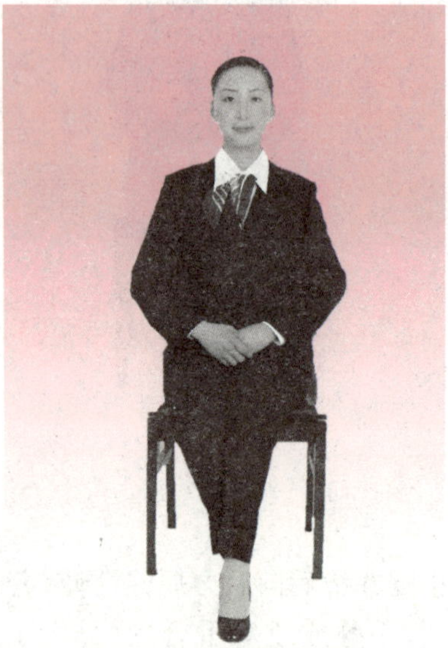

图 5 - 34

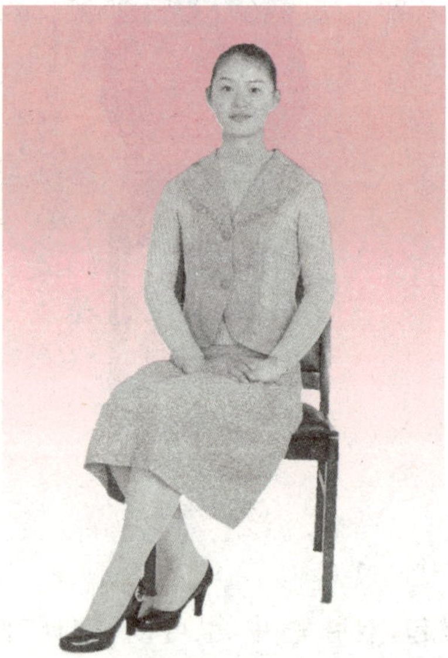

图 5 - 35

4. 双腿斜放式　适于女士身着裙装在较低处就座之时，显得从容优美。取基本坐姿，将并拢的双腿向左侧或右侧斜放，使斜放后的腿部与地面约呈 45°夹角，双手叠放或双手合握（见图 5 - 36、图 5 - 37）。

5. 双腿斜叠放式　适于穿短裙的女性采用，给人以大方优雅、高贵娴静的感觉。取基本坐姿，将右腿向右侧斜放，使斜放后的右腿与地面约呈 45°夹角，左腿叠放于右侧大腿上，双腿完全并拢，两腿间尽量不留任何缝隙，左脚的脚尖垂向地面，双手叠放或双手合握（见图 5 - 38、图 5 - 39）。

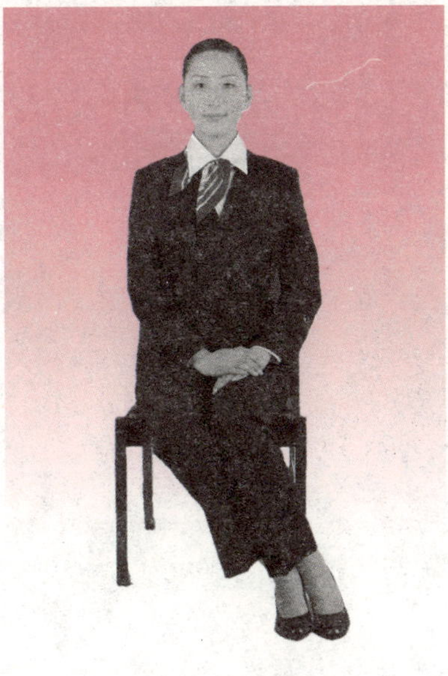

图 5-36

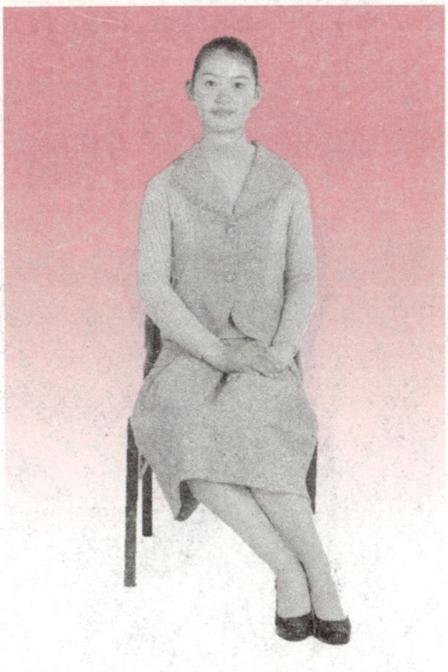

图 5-37

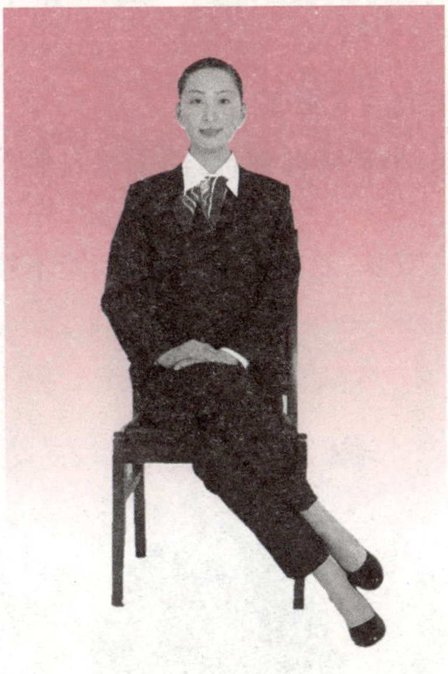

图 5-38

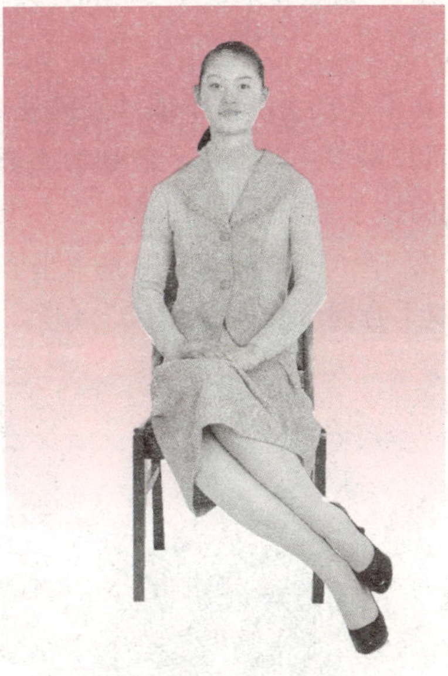

图 5-39

6. 斜放侧挂式　取基本坐姿，大腿并拢，右小腿向右侧斜伸，与地面约呈 45°夹角，左脚从右腿后侧伸过，用脚尖轻轻勾住右脚的脚踝，注意并紧双膝，双手叠放或双手合握(见图 5-40、图 5-41)。

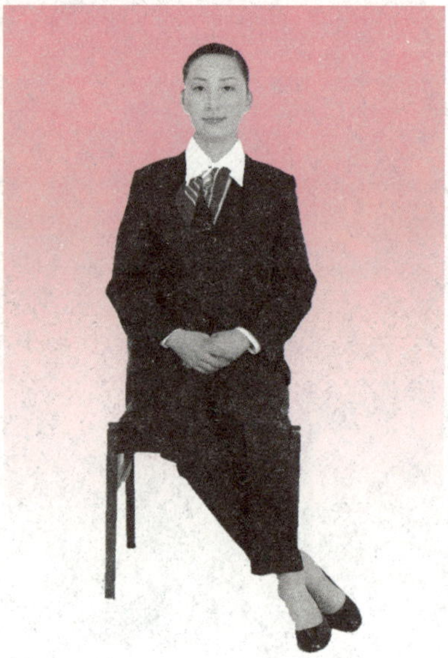

图 5-40

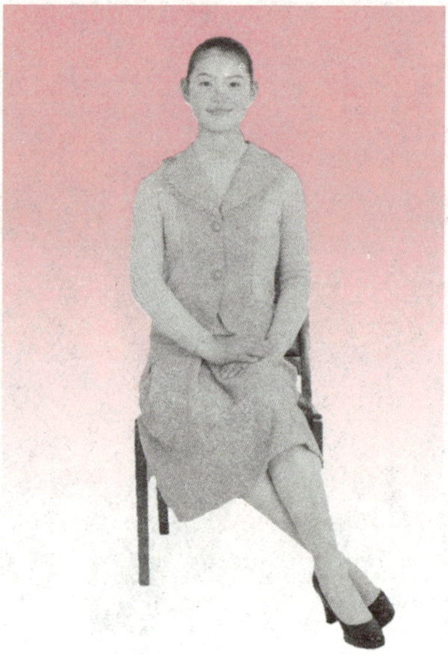

图 5-41

（四）男士常见规范坐姿

在带有扶手的椅子或沙发就座时，男士还可以采取以下坐姿。

1. 并膝分手式　取基本坐姿，并拢双腿双膝，小腿略向前伸，两手臂自然放置于两侧的扶手上（见图 5-42）。

2. 开膝合手式　取基本坐姿，小腿垂直地面，双膝、双脚自然分开，间距不超过肩宽，双手合握于腹前（见图 5-43）。

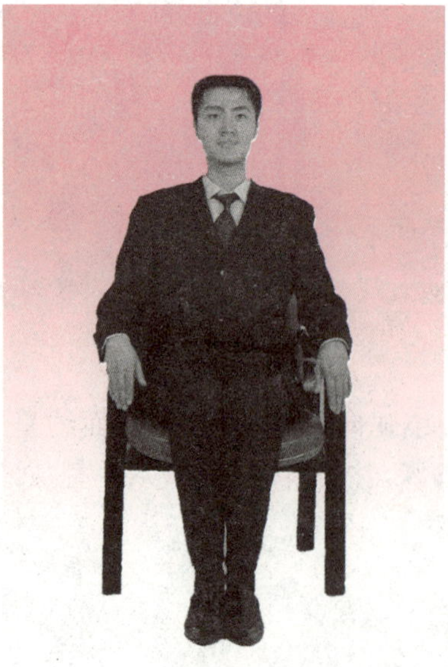

图 5-42

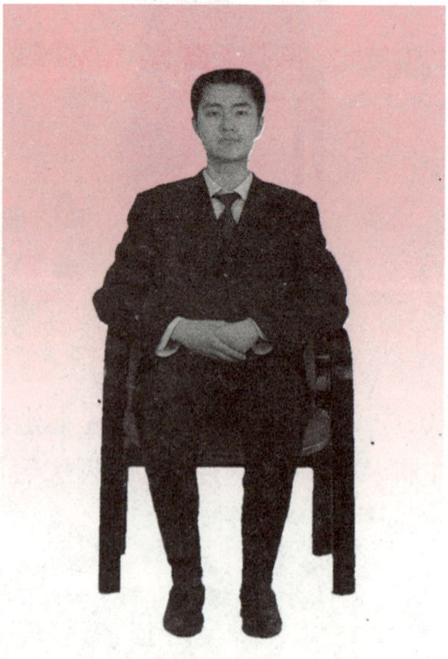

图 5-43

3. 双脚交叉式　取基本坐姿，双脚在踝部交叉后，略向前伸，双手自然放置于两侧的扶手上（见图 5－44）。

4. 转体交叉式　上身挺直或侧转，面向主人或客人，目光平视对方，双膝并拢，两小腿稍向前伸，两脚在踝部交叉，两肩自然下沉，两臂放置在扶手上（见图 5－45）。

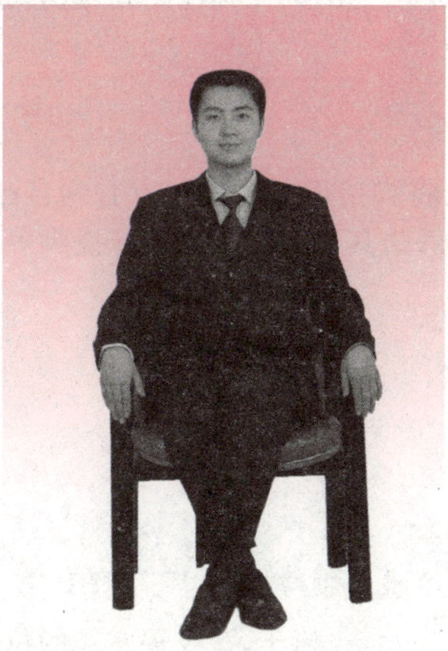

图 5－44

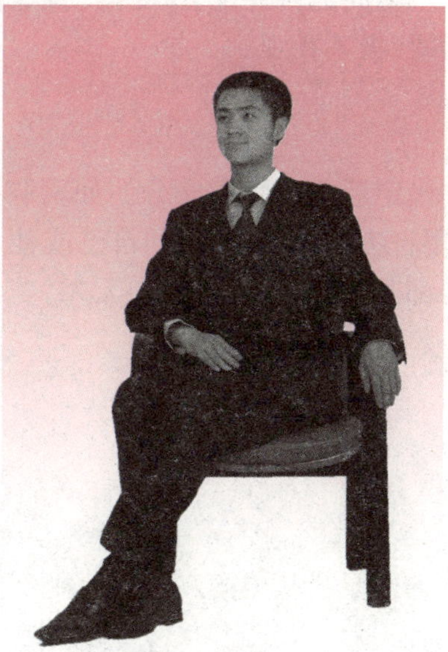

图 5－45

三、禁忌坐姿

在任何场所，都应表现出朝气蓬勃、真诚待人的坐姿形象，尽量避免以下不良坐姿，给人以没精打采、不够专注的印象。

（一）姿势

坐定后应尽量保持同一种姿势，不可频繁变动；如需调整，不可发出声响，动作幅度不宜过大。

（二）头颈部

坐定后应避免头部不正、颈部不直。如仰头靠在座位背上、低头注视地面、用手托着脑袋或摇头晃脑、左顾右盼，闭目养神等。这些姿势不仅显得没精打采，还会导致颈椎疾患。

（三）上身

坐定后应避免上身不正。不可佝肩驼背塌腰，尤其应避免上身过度前倾后仰、歪向一侧或趴向前方。这些姿势太过懒散，且易导致脊柱变形，影响身体健康。

（四）手部

坐定后避免手位错误、动作频繁。如双手抱于脑后，双肘支撑在桌上，双手置于桌下，或双手夹在大腿中；不能有玩笔、拧头发等小动作，会给人以不够专注的印象。

（五）腿部

坐定后避免腿部失态。如双腿敞开过大超过肩宽，或当众摆成“4 字腿”、高跷“二郎腿”、双腿向远方伸出、反复抖动双腿、双腿骑在座位上、把腿架在其他高处，这会显得太过随便，极不雅观。

（六）脚部

坐定后避免脚不安分。如两脚摇晃抖动不止、将脚抬得过高使对方看到自己的鞋底、用脚尖指人、将脚跷到自己或他人座位上、以脚踩踏其他物体或脱鞋袜挠脚等，这些姿势都非常无礼，显得目中无人。

四、入座与离座

（一）入座

入座是指从走向座位直至坐下的全过程。在社交礼仪中应注意以下几个环节。

1. 就座位置　在公共场合就座时，一定要坐在凳子、椅子、沙发等常规的位置上，不可随意坐在桌子、地板或台阶之上，更不可采取蹲姿。与他人同时就座时，一定要注意座位的尊卑，自觉地将尊位让给长者或客人。

2. 就座顺序　与他人一起入座时，应当礼让对方。请尊长、女士、客人优先入座；平辈的同事朋友，可以同时就座；不能出现抢先入座的失礼现象。

3. 坐前招呼　就座前，应与身边的陌生人或熟人点头示意或打招呼；公共场合想坐在别人旁边，必须先征得对方同意。

4. 就座方位　不论是从正面、侧面还是背面走向座位，都必须遵循“左进左出”（从左侧走入，并从左侧离开自己的座位）的入座原则，正式场合更应遵守。

5. 就座动作　目测座位距离，走到座位前约半步左右停下，转身背向座位做好入座准备，右脚向后移半步，用小腿轻轻贴触椅子边缘，保持上身直立，再轻而稳地坐在椅面的 1/2 或 2/3 处。着裙装的女士就座时，必须先用双手捋平裙摆，然后再坐下。

（二）离座

离座时必须轻柔，右脚向后收半步轻轻站起，由左侧悄然离席，切忌猛然起立使桌椅发出响声或把身边的物品碰翻；公共场合离座时应向身边的人示意或低声致歉；着裙装的女士要注意用双手捋平裙摆后再起身。

实践指导——坐姿训练

训练目的

1. 掌握基本坐姿和各种男女士常见规范坐姿。

2. 掌握坐姿的要领和训练方法，在日常生活中不断加强学习训练，塑造优美体态，培养优雅举止，养成良好的举止礼仪习惯。

训练准备

1. 场地准备　在形体训练室等较为宽敞的室内。

2. 物品准备　准备落地镜、电视、VCD或是录音机、音乐带、椅子；学生准备护士服、护士帽、护士鞋、书本及白纸一张。

3. 知识准备　复习本节相关内容。

训练方法

1. 示范基本坐姿　可采取教师本人演示或播放教学光盘、课件等形式，详细讲解基本坐姿和各种男女士常见规范坐姿的动作要领和注意事项。

2. 分组训练　学生6～8人一组，按照基本坐姿和各种常见规范坐姿的要求，针对训练要领反复练习。训练时配上轻松愉快的音乐，使学生保持愉悦的心情，减少训练的枯燥性。各种训练均应在镜前完成，便于同学观察纠正自己的姿态，教师应予以评价指导。再组织同学以小组为单位，在音乐的伴随下，进行学习效果展示，由师生共同评价。

第一步　训练就座前的动作

(1) 训练从座位前方就座：请同学练习时背对镜子，走向座位，在座位前大约有半步之遥处停下，转身面向镜子站好，右脚向后退半步，使右腿轻碰椅子的边缘，然后从容自如、轻盈平稳地坐下，尽量使动作优雅、落座无声。

(2) 训练从座位左侧就座：请同学面对镜子在座位左侧站立，先将左腿向前迈出一步，右腿跟上，随即自然地向右侧迈出一步，使自己刚好位于座位的正前方，左腿跟上，然后右脚后退半步，轻而稳地坐下。

第二步　训练坐定后姿态

就座后要保持上身的挺直，可以设想好像头颈部在被一根绳子向上牵拉。男女生分别进行基本坐姿训练，并根据教师的指令灵活变换各种常见规范坐姿，反复练习，直至熟练自如。要求端坐时整个人精神饱满，富有美感。

女士坐姿的动作较多，应注意手位、腿位和脚位的正确摆放，尤其是坐定后必须并紧双膝。针对此项，在训练中让女同学以基本坐姿就座，两大腿之间夹上一本书或一张白纸，尽可能长时间地保持这一姿势，以书本或纸张不掉落为标准，可练习坐姿的规范性、稳定性和持久性(见图5-46、图5-47)；男士训练时应重点练习两腿开合动作，注意腿部间距。训练过程中应及时发现并纠正问题，课后训练时可视情况逐步延长时间。

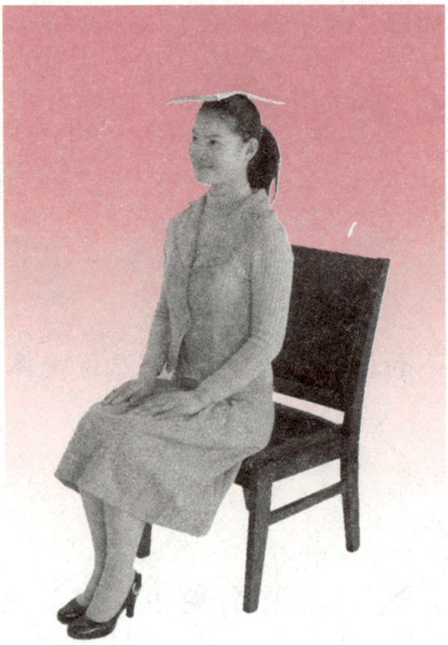

图 5-46

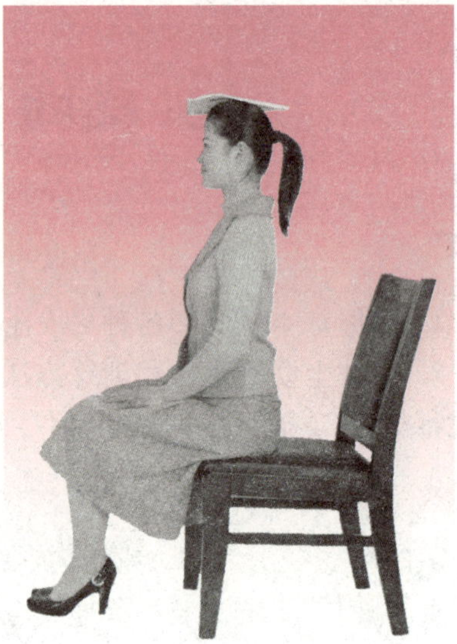

图 5-47

第三步　训练离座的动作

离座时，右腿先向后退半步，然后上身直立自然站起，右脚收回，与左脚并拢，再从座位的左侧离开。

第四步　连贯训练

在分解训练之后，将上述动作连贯起来反复练习，要求整个动作过程要轻快连贯、自然优美。以小组为单位，评价其训练效果。

第五步　针对性训练

(1) 训练上身直立：就座及离座时，由于体位突然改变，常常使身体的重心随之变化，出现身体过度前倾或左右摇晃的现象。在训练时应重点示范、反复训练，使学生在站起或坐下时，都能保持上身的直立，这样才会显得优雅从容。还应让同学在入座后，头顶书本，双肩放松，腰部直立，长时间保持，使书本不致掉落，有利于保持上身端正挺拔。

(2) 训练耐久性：长时间久坐时可以根据个人喜好选择适合自己的一种规范坐姿，并逐渐延长训练时间。进行这种训练，可保证坐姿标准、优美，考验个人的毅力，从而达到能适应较长时间久坐的需要。一般应采取正坐位，若时间过长较为疲劳时，也可改为侧坐位，但应避免不停地变换姿势。

(3) 训练神态表情：与人面对面坐着交谈时，除了准确定位手、腿、脚的位置摆放外，还应配以真诚专注的神态表情，尤其避免局部出现频繁的小动作。

综合评价

1. 技能评价　能否掌握基本坐姿和各种规范坐姿的要领、是否合乎标准，还存在哪些问题。

2. 情感评价　训练过程中是否严谨认真、精神饱满、面带微笑。

3. 协作评价　同学是否积极参与、互帮互助、合作融洽。

第三节 行 姿

行姿，亦称走姿或步态，是指人在行进过程中所呈现出的一种动态姿势，重点应放在行进的脚步上，同时还需要全身的协调配合。轻盈自然、优美的行姿，矫健敏捷、富有节奏感的步态，能体现出人的精神风貌和动态美感，展现个人的风度与活力。

一、基本行姿

正确优美的行姿，应建立在基本站姿的基础上，行进中要兼顾六个方面，具体要求及要领如下：

1. 全身挺直，昂首挺胸　行走时，上身应保持站立的基本姿势，做到头颈正直，面向前方，双目平视，颔收肩平，挺胸收腹，直背立腰，膝盖伸直。在整个行进过程中，身体都应当始终保持挺拔，整个人昂然向上，朝气蓬勃。

2. 起步前倾，重心在前　起步行走时，身体应稍向前倾，重心落在反复交替移动的前脚的脚掌上，带动身体随之向前移动。行进中，迈出的脚要脚跟先着地，身体的重心再快速移至前脚。当前脚落地、后脚离地时，膝盖一定要伸直，踏下脚时再稍微放松，并立即使重心前移，使得步伐稳健大方。

3. 脚尖前伸，步幅适中　行进中，要始终保持脚尖向正前方伸出，不可使脚尖向内或向外倾斜，同时要注意步幅的大小适中。步幅是指行进中前脚脚跟与后脚脚尖之间的距离，通常约为一脚的长度。这样行走才富有美感和节奏感。

4. 直线行进，步履轻盈　由于性别的不同，行走时男女的行进步线有所不同。通常女性左右两脚应交替踩在同一条直线上；男性则左右两脚分别踩在两条平行线上，注意间距应小于肩宽。抬脚、落脚时尽量做到高度适宜、步履轻盈、落地无声，但也不要蹑手蹑脚，要显得从容自若。

5. 双肩平稳，两臂摆动　行进时，双肩应始终平稳，两臂以身体为中心，自然地、有节奏地前后摆动。前摆约 35°，后摆约 15°，掌心朝向体内，手指自然弯曲。身体不可过于僵硬呆板，同时要克服在行进中的左右摇摆，应轻松自然地前行。

6. 全身协调，匀速前进　行走时，全身各部位的动作要统一协调、相互配合；行走速度要保持均匀，富有节奏感，走出优美潇洒的风采。

总之，女性的行姿应优雅端庄，体现灵秀轻盈的美感；男性的行姿应稳健洒脱，展现阳刚坚毅的风度。

二、规范行姿

正确的行姿要求上身平稳，双臂的摆动与双腿的行走相互协调，前后、左右的行走动作要对称平衡。要抬足有力，落地无声，步幅均匀，具节奏感，呈现轻松矫健、优美匀速的律动美(见图 5－48、图 5－49、图 5－50、图 5－51)。

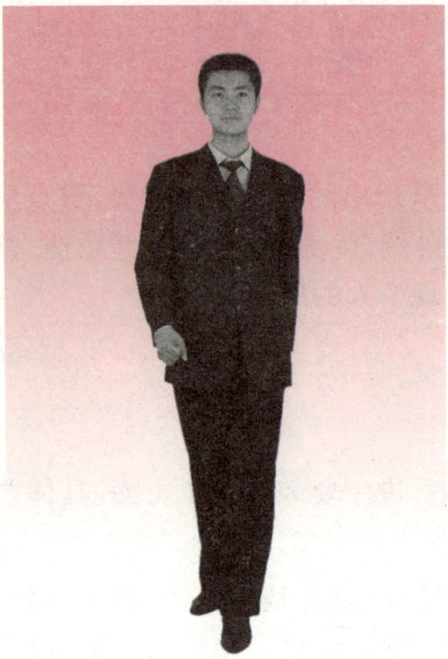

图 5－48

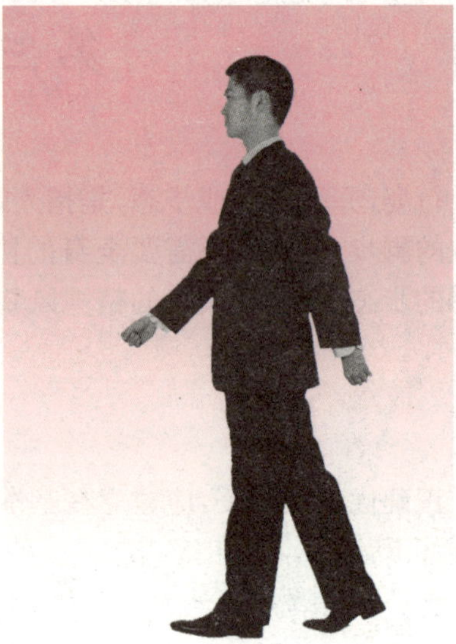

图 5－49

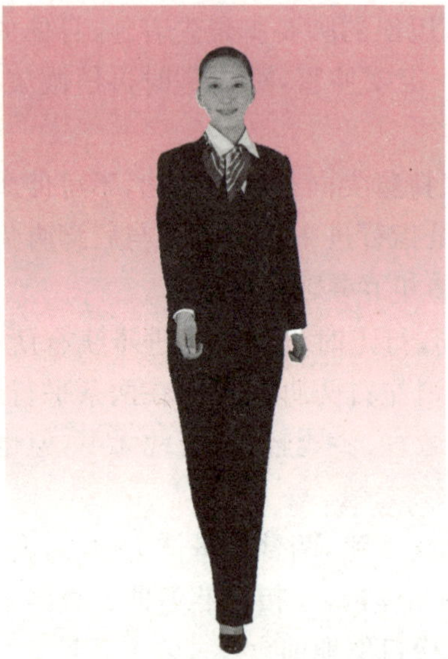

图 5－50

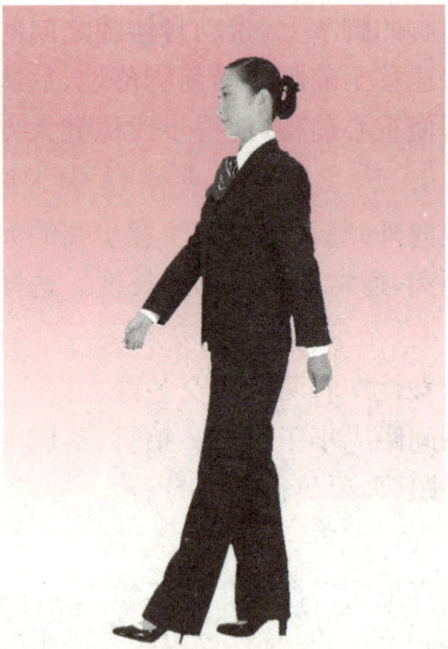

图 5－51

三、禁忌行姿

(一) 体态不端

行走时,应当避免伸头缩颈、歪头斜肩、耸肩驼背、含胸挺腹、扭腰撅臀、左右摇晃、双手插兜或后背等不良姿态,会给人以懒散、拘谨或傲慢之感。

（二）步态不佳

行走时，不可过于匆忙或缓慢；不可出现“八”字步态，无论是两脚脚尖向内侧伸的内八字，还是向外侧伸的外八字，既不雅观，又有碍腿型的正常生长发育，易形成“O型腿”或“X型腿”；不可落脚太重，声响过大，公共场合不宜穿带有金属鞋跟或钉有金属鞋掌的鞋子，脚不可抬得过低使鞋子与地面摩擦，这些都会影响他人，给人留下举止粗俗、缺乏教养的不良印象。

（三）行态不雅

行走时，不应左顾右盼、瞻前顾后，或与人勾肩搭背，或边走边吃东西，显得不够稳重，缺少修养。

四、行走中的礼仪

社交礼仪要求，行走时必须严格遵守有关的礼仪规范，自尊自爱、以礼待人。不同的行走条件，有着各自不同的具体要求。

（一）基本要求

1. 严格自律　行走时应严格约束个人行为，始终自律。做到不违反交通规则；不损坏公物；不尾随围观、窥视私宅；不勾肩搭背、过于亲密；不随地吐痰、乱扔果皮纸屑；不吃零食、不吸烟。

2. 礼让助人　行路时，即使素昧平生，也应当遵循中华民族助人为乐的传统美德，互帮互助，礼让善待他人。自觉给老弱病残、孕妇及负重者让路，不得争先恐后；遇到老弱病残者，主动帮助，不要视而不见，更不能嫌弃、呵斥；路遇熟人或与陌生人正面接触时应主动打招呼，不能熟视无睹，交谈时靠边站立，以免妨碍交通；向他人问路应先用尊称，事后道谢，当他人向自己问路时，应尽力相助，热情指示，必要时可带路；碰到偷窃、抢劫、打架或其他破坏公共秩序者，应挺身而出，视情况严加制止或报警，不能事不关己，一走了之。

3. 距离适度　交往中，人际距离作为一种无声的语言，真实地反映了人们彼此间的关系现状，体现了保持一定距离的主动者对另一方的态度和看法。因此在公共场合行走时，应注意随时与他人保持适当距离。

通常人与人之间的距离可以分为以下四种类型：当两人相距在0.5 m之内时为私人距离，即亲密距离，适用于家人、恋人、亲戚及亲密朋友等，陌生人、一般关系及异性相处时，应避免使用；当两人相距0.5～1 m时为社交距离，主要适用于交际应酬；当两人相距1.5～3 m时为礼仪距离或称敬人距离，对交往对象表示出特有的尊重，也可用于举行会议或庆典活动等；两人相距3 m以外时为公众距离，主要适用于和陌生人相处，或用于上课、演讲、大型会议等。公共场合行路时，如与陌生人相处，应尽量采用这种距离。

（二）不同场合行走的礼仪

不同场所，行姿步态的轻重、快慢、幅度及姿势均有所区别。因此，当人们置身于不同场所、面临不同情况时，既要遵循上述基本礼仪，又要针对具体情况灵活应对。

室内行走宜轻而稳；室外散步多轻而缓，公众场合如在病房或阅览室内行走应轻而柔；工作时，一般不能以跑代走，只宜快步走，步速可以稍快，步幅则不宜太大；婚礼、庆典上步履宜欢快轻松；葬礼上步履则沉重缓慢。除此之外，下述几种情况又有其特殊的要求，应注意参照执行。

1. 散步　散步是一种常见的休息和锻炼的方式。表现为随意行走，通常不受时间和速度等方面的限制，但应当注意地点的选择，要求不得在快车道或人多拥挤的道路上散步，既不安全，又会妨碍他人行走。

2. 上下楼梯　人们在上下楼梯时最易出错，一定要注意以下几个方面，养成良好的行走习惯。上下楼梯时均应坚持“右上左下”的原则，靠自身的右手侧行走，不可多人并排同行，以免挡住道路，给他人带来不便；当多人上下楼梯时，不宜交谈，要注意安全，留心脚下，以防踏空；在注意上下楼梯速度的同时，应与他人自觉保持一定距离，避免推挤他人，更不可追逐打闹，谨防不测；上下楼梯时若为他人引路，应走在被带路者的左前方约 1 m 左右的位置，不应同行或居后；与尊者、异性上下楼梯时，如楼梯过陡，则应主动行走在前，以防身后之人有闪失。

3. 乘坐电梯　电梯间是密闭的狭小空间，乘坐时应注意电梯礼仪。

一是讲究出入的顺序。与陌生人同乘电梯，要有序进出。进入时讲究先来后到，出来时则由外及内依次而出，不可争先恐后。与熟人同乘电梯，特别是与尊长、女士、客人同乘电梯时，应视电梯的类别而定。进入无人管理的电梯时，应先进后出，主动控制电梯按钮，为他人服务；若进入有人管理的电梯则当自觉地后进后出。二是注意安全。电梯人数超载时，应主动走出，不要心存侥幸，硬挤入内；电梯关门时，不能扒门或强行挤入；电梯升降途中，若因故暂停，要耐心等候、设法求救，不要冒险攀缘而出；乘坐单行的扶手式自动电梯，应坚持“右上左下”原则，始终靠右侧站立。此外，乘坐电梯时，还应减少交谈或轻声说话，不可大声喧哗、高谈阔论。

4. 通过走廊　通过走廊时，应单排行进，以防因走廊狭窄影响行进速度，造成他人的不便；在走廊行走时，应遵守右侧通行的规矩，这样做即使有人同时从对面走来也互不相扰；走廊一般多与房间相连，应轻步缓行，切勿快步奔走、大声喧哗。

5. 出入房间　在正式场合或社交场合时，必须注意房门的开关以及进出的顺序，严格遵照礼仪的要求礼貌进出。

独自进出房门时，应用手轻推、轻拉、轻关，不得用肘或用臀撞门，也不能用膝顶门或用脚踢门等；若有他人在房间内，应先敲门，得到允许后方可入内。入内后，不能任由房门自由开关，以免声响过大或房门受损。与他人同时出入房间时，一般应请尊长、女士、来宾先行，并主动替对方开门或关门；倘若出入房间时，他人与自己出入的方向相反，则应主动礼让，也可让房内之人先出，房外之人后入。尊长、女士、来宾则可例外，应请其率先出入。

6. 自觉排队　每个人都必须养成自觉排队的习惯，要遵守排队的基本顺序，做到先来后到，依次而行；在排队过程中应保持耐心，不可起哄、拥挤或插队，同时要自觉维护排队的秩序，不仅自己不插队，也不帮熟人插队；排队时，缓步行进，人与人之间最好保持 0.5～1 米的距离，如到银行取款、打电话等，这样做可保护对方的隐私，让其顺利地完成所办之事。

实践指导——行姿训练

训练目的

1. 掌握基本行姿。

2. 掌握行姿的要领和训练方法，在日常生活中不断加强学习训练，塑造优美体态，培养优雅举止，养成良好的举止礼仪习惯。

训练准备

1. 场地准备　在形体训练室等较为宽敞的室内。

2. 物品准备　准备落地镜、电视、VCD或录音机、音乐带；要求学生准备护士服、护士帽、护士鞋、书本。

3. 知识准备　复习本节相关内容。

训练方法

1. 示范基本行姿　可采取教师本人演示或播放教学光盘、课件等形式，详细讲解基本行姿的动作要领和注意事项。

2. 分组训练　学生6～8人一组，随着音乐有节奏地行走，按照基本行姿的要求，针对训练要领反复练习。然后请各组同学对着镜子边走边观察自己的姿态，或录下其走路的样子后反复观看，让其说出对自己行姿的看法，也可让其他同学对其进行评价，整理意见后给予纠正。每组选出一位代表，师生共同点评。

3. 行姿练习内容及要求

第一步　保持正确的体态

让学生面朝前方站立，头颈正直，目不斜视，挺胸收腹，背腰挺拔，在整个行走过程中都要保持这种昂扬向上的精神风貌。

第二步　学会调整重心

训练学生迈步前行时，身体稍向前倾，迈出的脚脚跟先着地，重心再移至前脚。当前脚落地后脚离地时，膝盖一定要伸直，踏下脚时再稍微松弛，并使重心立刻前移，身体也随之向前移动。

第三步　训练行进步线

在地面上分别画出一条直线和间距小于人体肩宽的两条平行线。女生沿直线练习行走，男生则沿两条平行线练习，注意克服行进中出现身体的左右摇晃，待动作熟练后，除去画线，设想脚下有线反复行走，直至规范自然。

第四步　训练步位步幅

让学生沿地面所画直线或平行线匀速前行，使脚尖向前，前脚脚跟与后脚脚尖之间约为一脚的距离，对“外八字”或“内八字”以及脚步过大或过小等问题要及时纠正。还要注意抬脚、落脚时高度适宜、轻盈无声，不可声响过重或蹑手蹑脚。

第五步　训练肩臂摆动

让学生行进时放松双肩，掌心向内，两臂靠近身体，有节奏地前后自然摆动。注意纠正肩部歪斜、僵硬、双臂摆动幅度过大等毛病，使双臂的摆动与双腿的行走相协调，前后、左右的行走动作相对称，尽量规范上半身动作，保持平稳。

第六步　训练稳定性

让学生头顶书本，双手叉腰行走，要求行走时尽量不使书本掉落，这有助于保持头身的正直；也可以两臂侧平举，两手各放一本书进行练习。随时纠正不良行姿，以培养行走者的稳定性(见图 5-52、图 5-53)。

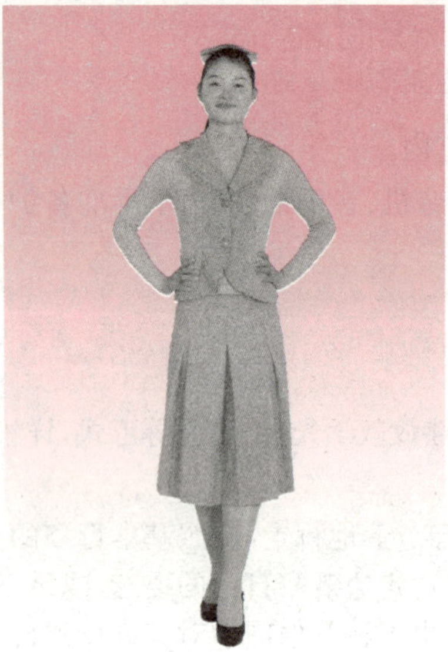

图 5-52

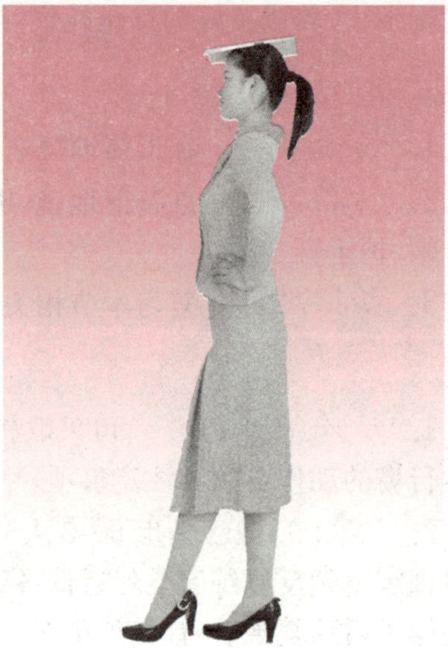

图 5-53

第七步　训练协调性

在学生行走时配上节奏感较强的音乐，训练其掌握好行走时的速度、节拍，保持身体平衡，双臂摆动对称，全身动作协调。女生走出优雅端庄轻盈的美感，男生行出稳健洒脱坚毅的风度。

综合评价

1. 技能评价　能否掌握行姿要领、是否合乎标准，存在哪些问题。
2. 情感评价　训练过程中是否严谨认真、精神饱满、面带微笑。
3. 协作评价　同学是否积极参与、互帮互助、合作融洽。

附：

一、蹲　姿

“蹲”在欧美国家被认为是不雅观的动作，因此只有在非常必要的时候才采用这种暂时性的、比较特殊的体态。在公共场合捡东西、系鞋带、拿取低处物品时，一定要注意自己的蹲姿，力求做到迅速美观大方。尤其是女性穿着裙装时，更应避免出现不雅观的尴尬。

（一）基本蹲姿

基本蹲姿又称高低式蹲姿，日常生活中最常采用。下蹲时，以站姿为基础，一脚在前，一脚稍后，两腿靠紧，并住膝盖，同时下蹲。前脚全脚着地，小腿基本上垂直于地面；后脚脚跟提起，脚掌着地。此时，上身保持直立状态，臀部向下，后膝的内侧靠于前小腿的内侧，形成双膝一高一低的姿势，基本上以后腿为主，支撑身体。选用这种蹲姿时，女士双膝必须靠紧；男士两腿之间可留有适当距离，通常约一拳左右，不宜过大（见图 5－54）。

（二）常见规范蹲姿

1. 交叉式蹲姿　这种蹲姿优美典雅，适宜于穿着裙装的女性。下蹲时，右脚退至左脚后，双腿交叉重叠在一起，左小腿垂直于地面，全脚着地，右膝由后下方伸向左侧，右脚脚跟抬起，脚掌着地。两腿前后靠近，合力支撑身体，上身直立，臀部朝下（见图 5－55）。

2. 单膝点地式　单膝点地式又叫单跪式蹲姿。多因下蹲时间较长，或为了用力方便而采用，正式程度不及基本蹲姿与交叉式蹲姿。下蹲时一条腿全脚着地，小腿垂直于地面；另一条腿膝盖点地，脚跟提起，脚尖着地，臀部坐在该腿的脚跟上，双腿一蹲一跪应尽量靠拢（见图 5－56）。

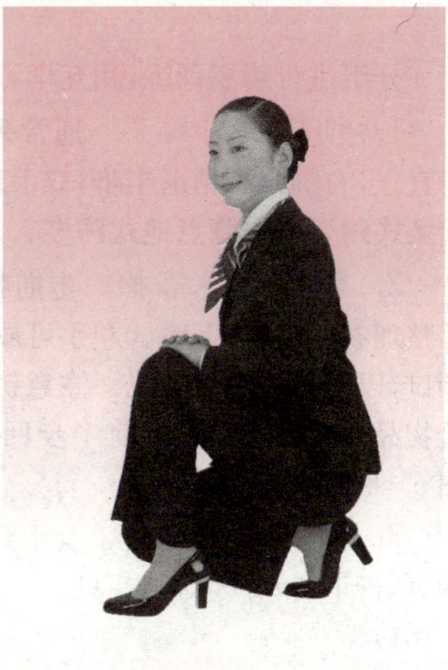

图 5－54

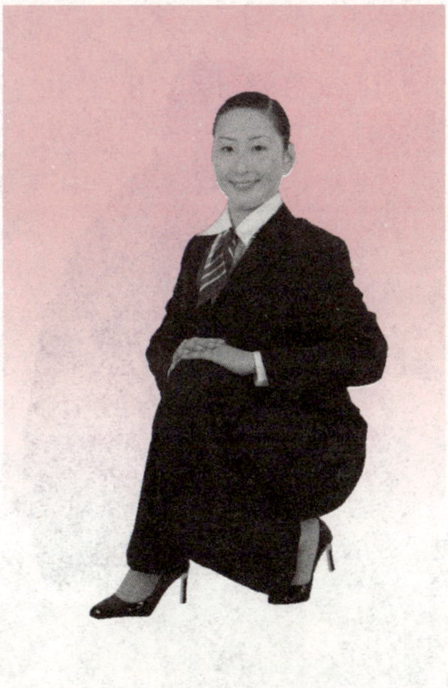

图 5－55

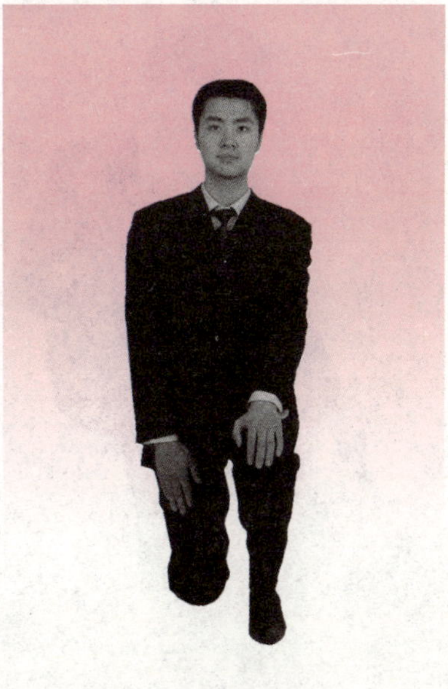

图 5－56

3. 半蹲式　半蹲式是一种非正式的蹲姿，多在行进中应急时临时采用。下蹲时双膝略为弯曲，一般呈钝角，上身稍稍弯下，臀部向下，使身体半蹲半立，重心放在一条腿上。

（三）禁忌蹲姿

公共场合必须避免以下蹲姿：

1. 面向他人或距人过近下蹲会使他人感觉不便，背对他人下蹲则对他人缺乏尊重。
2. 双腿平行叉开的蹲姿非常不雅，在国外俗称为“卫生间姿势”。
3. 弯腰翘臀的蹲姿既不雅观，又会因用力不当而导致生理疾患。

（四）蹲姿训练

分组进行蹲姿训练，相互学习、彼此纠正，力求动作协调规范、自然优美。

1. 训练常用蹲姿　通常采取左脚在前右脚在后的姿势下蹲。以站姿为基础，上身直立，右脚向后稍退半步，双手理顺裙摆，两腿靠紧按要求下蹲，分别形成高低式蹲姿、交叉式蹲姿或单膝点地式蹲姿。

2. 训练蹲姿拾物　走向物品，使物品在蹲者的右前方或右侧，后移右脚半步，用手整理衣服，缓缓下蹲。左手可放在左膝上或裙口处；上衣领口较低时，也可用左手护住领口，以防出现尴尬情况。注意挺胸收腹，移低身体重心，慢慢地将腰部低下，用右手拾捡物品，站起时右腿向前半步回归原位，然后行走。这样拾物较为雅观（见图 5－57、图 5－58、图 5－59）。

3. 训练裙装蹲姿　女士穿着裙装时，应侧身对着他人，先用手从身后向下捋平裙摆，再行下蹲，并随即用一只手在前护住裙口，应保持上身直立，臀部向下（见图 5－60、图 5－61）。

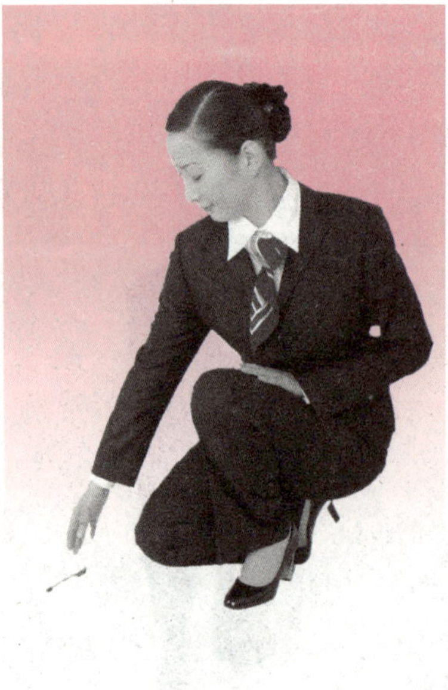

图 5－57

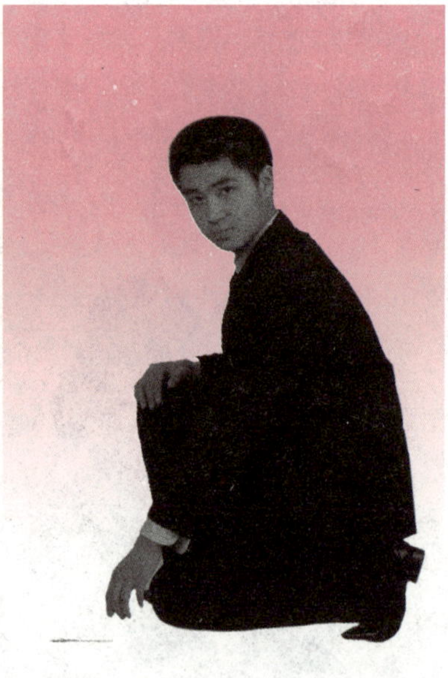

图 5－58

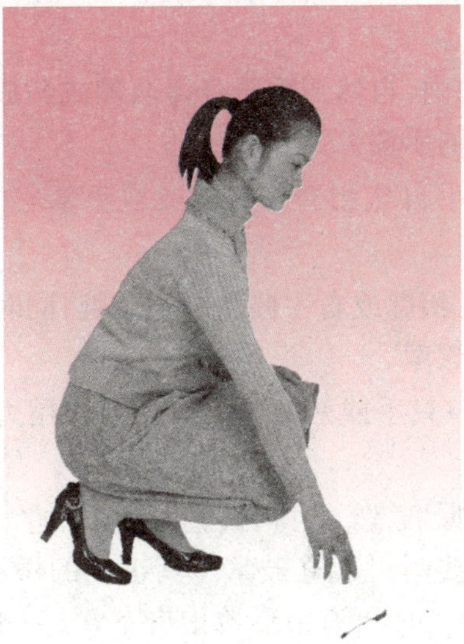

图 5－59

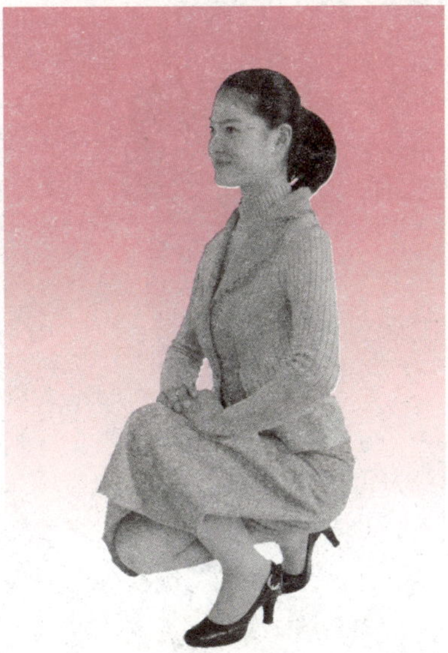

图 5－60

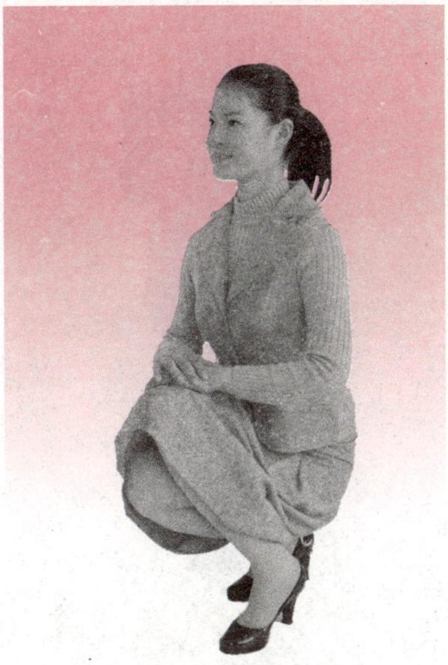

图 5－61

二、手 姿

手姿，亦称手势，是人的两只手及手臂所做的动作。手是人体最为灵活自如的部位，因此手姿在人际交往中形式多样、含义丰富，在体态语言中最具表现力，最擅传情达意。若用之得体适度，有助于思想情感的表达，为沟通交往锦上添花，反之则会招人反感，甚至误解。要正确使用手姿，必须学习手姿丰富的内涵，应用时还必须与表情、体态、语言、礼节等相互配合，这样才能达到满意的效果。

（一）基本手姿

1. 垂放　双手掌心向内，自然下垂于身体两侧或贴放于两侧裤线处。多用于站立之时，是男女皆宜的最基本的手姿。

2. 相握或叠放　双手自然相握于腹前或双手掌心向下自然叠放于一侧大腿上。多见于女性站立时或就座后。

3. 背手　双手在背后相握或右手握住左手手腕，同时昂首挺胸。多见于男性站立之时，显得自信镇定或充满权威。

4. 持物　持物即用一只手或两只手拿东西。应用力均匀、动作自然，不要翘起无名指与小指，显得矫揉造作。

5. 鼓掌　可表示欢迎、祝贺、支持、鼓励，适用于迎宾、会议、演出、比赛等多种场合。鼓掌时应真诚热烈，必要时可起立鼓掌。其正确的做法是双手拇指微张，其余四指并拢，左手掌心向上，右手掌心向下有节奏地拍击左掌。一般要求发出掌声，必要时也可无声，仅仅做出鼓掌的样子，但必须让对方直接看到（见图 5－62、图 5－63）。

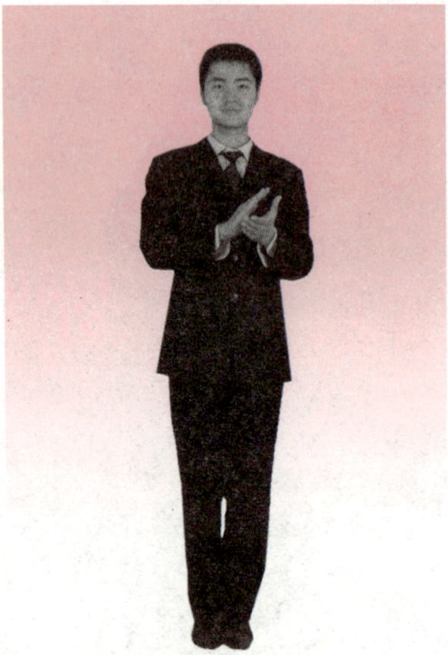
图 5－62

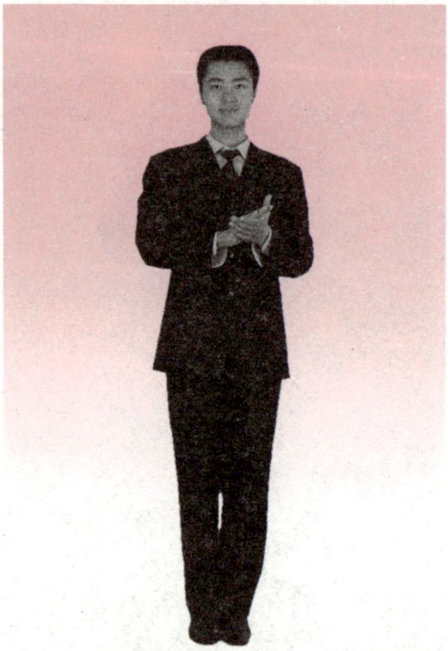
图 5－63

6. 夸奖　称赞、表扬他人时，可伸出右手，翘起拇指，指尖向上，指腹面向被称赞者。切勿跷起大拇指后将指腹朝向自己或自指鼻尖，会给人自高自大、不可一世之感。

7. 指示　指示是用以引导来宾，为其指示方向的手势。正确做法是将一侧手臂屈肘后由身前抬至一定高度，五指并拢，掌心向上，朝向目标伸出手臂，要诚恳谦逊（见图 5－64）。

8. “请”的手势　通常站成右“丁”字步，面带微笑，目视来宾，右手五指并拢，掌心向上，先从腹前抬起至横隔处，再以肘关节为轴向右侧摆动，到身体右侧稍前方处停住，此时肘关节微屈，腕关节低于肘关节，左手则下垂或后背。请客人就座时，应先用双手将椅子向后拉开，再站成右“丁”字步，左手后背，从腹前抬起右手臂，以肘关节为轴，前臂由上向下摆动，使手臂成一斜线，手指指向椅子，同时点头微笑示意客人。

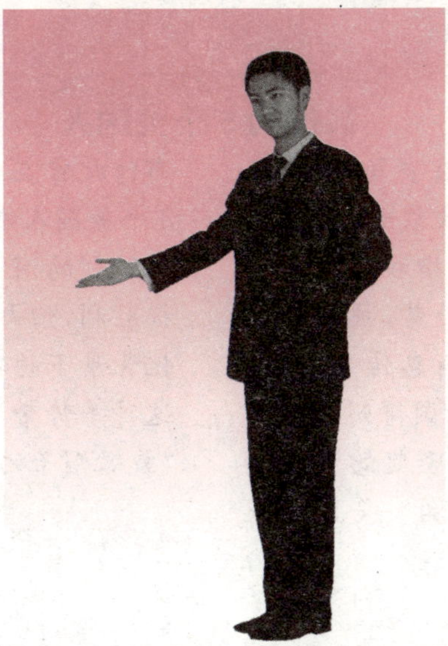

图 5－64

（二）禁忌手姿

人际交往中，应避免当众挠头、挖鼻、掏耳、剔牙、抓痒、摸脚等不卫生、不雅观的手势；应避免乱动、乱放、乱摸，或是咬指甲、折衣角等动作、不够稳重、失礼于人的手势；应避免在招呼他人时勾动食指或勾动除拇指之外的其余四个手指，也不要用手指随意指点他人，这些做法都极不礼貌、失敬于人，会使人反感，引发矛盾。

（三）手姿的不同含义

现代人手姿的内涵越来越丰富，在使用手姿与他人交流时，还必须重视不同国度、区域和文化背景下对同一手姿所赋予的不同含义，以免造成误解，有碍交往。

1. 竖起大拇指　在中国表示“称赞、夸奖、鼓励、了不起”；在日本表示“老爷子”；在意大利表示“一”；在英国表示“拦车”；在希腊表示让对方“滚蛋”；在澳大利亚和新西兰则是将这种手势视为一种对他人人格的污辱。

2. 伸出食指　在中国、韩国、印度尼西亚、墨西哥等国家表示“一”或“一次”；在新加坡表示“重要”；在法国表示“请求、提出问题”；在缅甸表示“拜访”；在澳大利亚表示“再来一杯啤酒”。

3. “V”形手势　掌心朝前，伸开食指和中指所呈现出的手势即为“V” 形手势。在中国表示“胜利、成功”或是 “两个”；而在欧美国家主要表示“胜利”和“成功”。若手背朝向对方做出“V”形手势通常表示“下贱、背叛”等含义。

4. “OK”手势　掌心朝前，食指和大拇指圈成圆形，其余三根手指自然伸直即为“OK”手势。在中国表示“零”或者是“好的”，在美国及其他讲英语的国家则表示“赞扬”和“允许”；在日本表示“钞票、金钱”；在法国表示“零”或是“一钱不值”、“微不足道”、“品质恶劣”等；在拉丁美洲的一些国家表示“乱搞男女关系”；在巴西、希腊、意大利的撒丁岛则是一种令人厌恶的污秽手势，被认为是不文明的举止。

知识链接

被捕的5个美国人

1985年，5个美国人在罗马被捕，其罪名是在罗马教廷外载歌载舞，并做出了食指和小拇指竖起、中指和无名指自然弯曲与大拇指相抵的手势，被认为是对罗马教皇的大不敬。消息传到美国，一片哗然。这一手势是美国得州长角美式足球队的标志性手势，竖起的食指和小拇指，分别代表两只牛角。美国总统布什就曾在公开场合做出同样的手势。5个美国人在罗马得到了足球队取得比赛胜利的消息后，用这一手势为球队庆祝胜利，但却忽略了同一手势在不同文化背景下的不同含义。在意大利人眼中这种手势带有鲜明的侮辱意味，被视为“戴绿帽子的男人”。

（四）手姿训练

分组练习各种手姿，重点训练鼓掌、指示和“请”的手势，相互学习、彼此纠正，力求动作标准优美，具体训练方法同上。

第四节 行 礼

当今社会人际交往日趋频繁，要想把握交往机会，赢得对方信任，必须树立自身良好的“社交形象”、“礼仪形象”。只有通过规范的社交礼仪学习，及时、恰当地向对方行礼，才能体现出个人的文化素养、礼仪修养，充分表达对交往对象的尊敬和友好，给对方留下良好的印象，有利于交往的顺利进行。

一、行礼的一般原则

在升国旗、奏国歌的过程中，应始终保持肃静，每个人都必须自觉地就地驻足脱帽立正，向国旗行注目礼或举手礼。

一般情况下，年幼者应向年长者行礼，职位低者应向职位高者行礼，年龄、资历相当者，可不分先后次序，互相行礼。

行礼时必须仪容端庄大方，神态专注认真，言行恰当得体。

如在病房、浴室、厕所、理发厅等不方便的场所或是火警、水警、救治现场等紧急场合，可免于行礼。

二、行礼的形式及要求

在社交礼仪中，不同历史时期、不同文化背景、不同国家和民族的人们在会面时所采用的相见礼节千差万别。为人们所普遍熟知的较为常用的相见礼节如下。

（一）握手礼

握手通常表示友好尊敬，是沟通心灵、交流感情的一种行之有效的重要方式。握手礼已成为当今世界上最通用的礼节，广泛用于各种正式及非正式场合，是人们见面时最习惯使用的问候礼节。人际交往中，行握手礼应合乎规范，具体来说应注意以下几点。

1. 注重握手的场合与时机　作为一种交际礼节，何时行握手礼是一个十分微妙的问题，通常取决于交往双方的关系、现场的气氛以及当事人的心情等诸多因素。握手时，如能把握好时机，既可使自己显得彬彬有礼，又易于被对方所接受。

握手礼不同场合、不同情境，传递的含义也不尽相同。初次见面，被介绍的双方握手以互致敬意；久别重逢，握手以传递喜悦；告别或送别之际，通过握手以示谢意或依依不舍之情；他人时逢喜事如结婚、生子、生日、升学等，握手以示祝贺；别人遭受挫折、失败或亲人亡故时，握手以表达慰问、支持、鼓励。

当双方距离较远，或所处环境不适合握手，如在厕所、浴室、水灾、火灾现场、医疗救护现场等，或对方手部受伤、负重，或正忙于打电话等其他事时均不必握手。

2. 注重握手时伸手的次序　在正式场合，行握手礼只有注意到了伸手的先后次序，才会使握手更为恰当得体。一般情况下应遵循“尊者先伸手”的原则，意即职位高者、年长者、女士或主人享有握手的主动权，这样做是为了更充分体现出对尊者的尊重。在我国日常交往礼仪中，十分注重职务、年龄，因此职位高者以及年长者拥有握手的主动权；而在国际社交礼仪中，非常重视性别关系，女士优先是其最通行的社交原则。在客人到达时，主人应先伸手以示欢迎、友好；告别时，客人应主动先伸手表达感谢和不舍。而当朋友、平辈见面时，先伸出手者则表现出更有礼貌。在某些场合，需要一个人同多个人握手时，应遵循“由尊及卑”的先后次序。如先长者后幼者，先上级后下级，先女士后男士，先老师后学生等。

在很多场所，交往双方往往同时伸手。必须强调的是，上述握手时的先后次序可以用以律己，却不必苛求于人。在任何场合，即使对方没有握手的主动权，但只要对方已经向你伸出手了，就应该伸手回应，若过分拘泥礼仪，对其视而不见，使对方陷于进退两难的地步，是非常无礼的。

3. 注重握手的方式　握手的正确方式是：交往双方行至距握手对象约1米处，双腿立正，上身稍向前倾，双方各从侧下方伸出右手，伸直相握，手掌垂直地面，四指并拢呈微屈状，拇指张开，掌心凹陷与对方相握。握手时，用力要适度，上下晃动三、四次，随后松开。具体要领分述如下：

（1）体态：与他人握手时，除长辈、女士、年老体弱或病残人士外，均应起身站立。

（2）神态：握手时，应面带笑容，神态专注地目视对方，同时加以问候，让对方感受到自己真诚自然、热情友好。

(3) 手位:握手时,不同的手位可传递不同的情感。一般情况下,多采取右手手掌垂直地面,用整个手掌与他人相握的握手方式,它能恰当地表示出亲切、友好和热情,也可掌心向上与他人握手,以表示自己谦恭谨慎;在某些情况下还可伸出双手与对方相握,即用右手握住对方右手后,再将自己的左手握上去。这种握手方式表现出更多的热情与真挚,适用于亲朋故交之间。但初识者或异性不宜使用,以免造成误解(见图 5 - 65)。

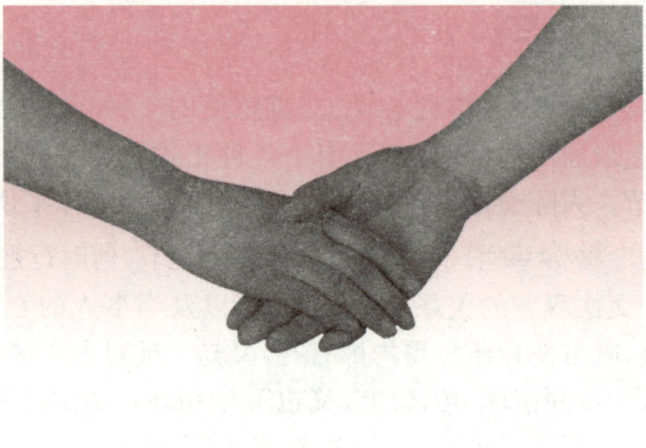

图 5 - 65

(4) 力度:握手时,应根据不同的对象把握好分寸,适当用力,表达出友好的本意。特别要注意对于异性或初识者握手时绝不可用力过猛,以免引起误解;当与亲朋故交握手时,所用的力量则可稍大些,显示出别后重逢的喜悦。

(5) 时间:握手的时间要求长短适宜。对初识者,尤其是异性,若长时间握住对方的手不放,会显得失礼,甚至遭到误解。一般应将握手的全部时间控制在 3 秒之内,老朋友之间为了表示真诚和热情,可以一边握手一边寒暄,时间放宽至 20 秒。

4. 握手的禁忌

(1) 握手时切勿争先恐后,应遵守秩序,依次而行;在任何情况下,都不要拒绝与他人握手;一般应起身站立,不可坐着与他人相握。

(2) 握手时不要面无表情、冷淡傲慢,这会给他人以无视对方存在、纯粹为了应付的感觉;也不可过分客套、滥用热情;更不能一边握手一边与其他人打招呼或同时与两个人握手或一边握手一边漫不经心、东张西望,显得心不在焉;切勿戴着墨镜同人握手,这些都缺乏交往的基本诚意,是对对方极度不尊重的表现。

(3) 握手时应避免手部出错。一般禁用左手与他人握手,用右手握手是约定俗成的礼节,即使是“左撇子”,也必须伸出右手与他人相握,尤其是印度人、阿拉伯人,习惯上认为左手是不洁的,与之打交道时更应牢记此点;禁戴手套与他人握手,女士则可例外,被允许在社交场合戴着薄纱手套行握手礼;禁用肮脏不洁的手或患有传染病的手与人相握。

(4) 握手时既不能用力过猛,惹他人反感,也不能一触即闪,失礼于人;握手后不要立即擦拭自己的手掌,这是很无礼的表现。

(二) 其他会面礼节

1. 脱帽礼　脱帽礼是指戴着帽子的人,在升挂国旗、演奏国歌、参加面试、进入社交场所、与人握手或行其他会面礼节等情况下，都应当自觉主动地摘下帽子并放置在适当的地方。女士在社交场合可例外。

2. 注目礼　注目礼是一种比较庄严的礼节，多在升国旗、游行检阅、剪彩揭幕、开业挂牌等严肃庄重的场合使用。一般学校在上课前，师生双方彼此也要行注目礼。行礼时，应脱帽立正，抬头挺胸，双手自然下垂或贴放于身体的两侧，精神饱满，表情庄重严肃，双目正视被行礼的对象，或随之缓缓移动。严禁衣冠不整、身体歪斜、双手叉腰或放在兜内、嬉笑打闹、大声喧哗等。

3. 点头礼　点头礼又叫颔首礼。适用于多种场合，如路遇熟人或仅有一面之交者；与熟人、朋友在会场、剧院、歌厅、舞厅等不宜交谈之处见面；在同一场合碰上已多次见面者；遇上多人而无法一一问候时都可以点头致意以示对对方的尊重。行礼时，一般不戴帽子，要求面带微笑，头部向下轻轻一点即可。注意点头的幅度不宜过大，更不能反复点头不止。

4. 挥手礼　行挥手礼的场合与行点头礼的场合大致相似，最适宜向较远的熟人打招呼。正确做法是：右臂向前上方伸出，肘关节不得高于肩膀，右手掌心朝向对方，拇指微微叉开，其余四指并拢，轻轻向左右摆动一两下。摆动的幅度不宜过大，也不要将手上下摆动。

5. 鞠躬礼　鞠躬礼即躬身行礼，是人们在日常生活中对他人表示恭敬、礼貌、友好的一种常用礼节。不仅在日本、韩国、朝鲜等东南亚国家广为盛行，在我国也有很多场合经常使用。如在面试或演讲前后向他人致敬；或在婚礼上、领奖时向来宾表示感谢；或向他人致歉、参加追悼会等。

行礼时必须脱帽立正，距离受礼者两三步远，面带笑容，双眼礼貌地注视受礼对象。男士两手自然下垂，贴放于身体两侧裤线处，女士则双手下垂相握或叠放于小腹前。然后以腰部为轴，弯腰使上身前倾，随即恢复原状（见图 5－66、图 5－67）。

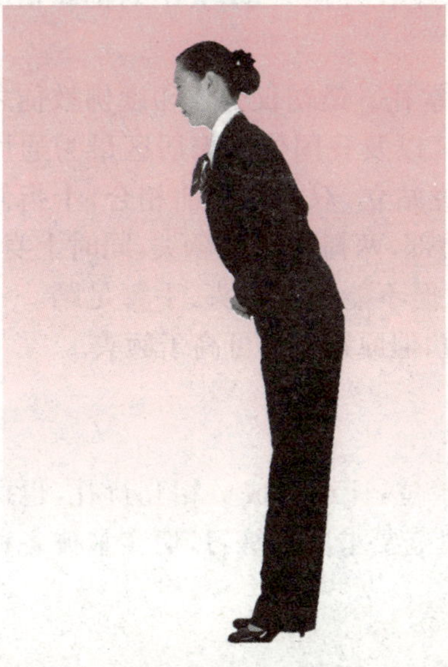

图 5－66

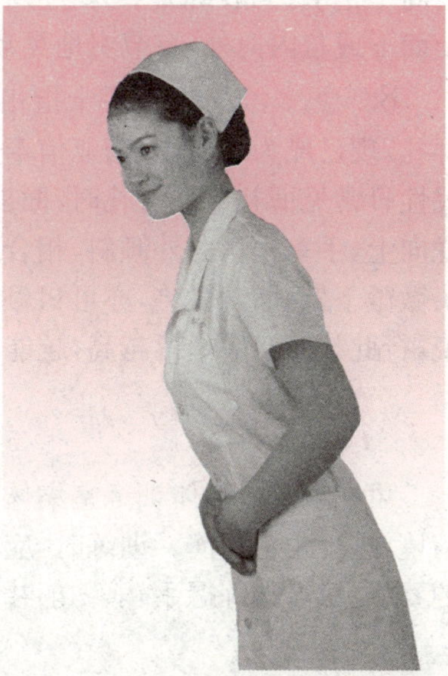

图 5－67

鞠躬时目光应向下看，可以落在自己前方的1～2米处，以示谦恭的态度，切不可一面鞠躬，一面试图翻起眼睛看着对方。鞠躬的幅度需根据施礼对象和场合的不同而区别应用。一般来说，下弯的幅度越大，所表示的敬重程度就越大。日常交往中初次见面互致问候时，可面带微笑，上身前倾15°，并配以问候以示致意；如对尊长、老师、顾客等人表示敬意、感谢或向他人致歉时，上身前倾30°～60°，以示诚恳；特殊情况下如悔过、谢罪、致哀等，应采取90°的大鞠躬。鞠躬次数同样应视具体情况而定，一般鞠躬一次即可，追悼活动则需采用90°的三鞠躬。

行鞠躬礼时还应注意：一般地位较低的人要先鞠躬，而且鞠躬要相对深一些；受礼者也应以同样的姿势还礼，但如果受礼者是长者、领导，也可以点头致意或握手答礼。

6. 拥抱礼 拥抱礼是盛行于西方，特别是欧美国家的一种十分常见的见面与道别的礼节。日常交往中，迎送宾朋、高兴激动、祝贺致谢、表示慰问时都可以通过拥抱礼来表达感情。许多国家的涉外迎送仪式中多行此礼，而目前在我国拥抱礼并不常用，仅限于外事活动或亲近人之间。

正规的拥抱礼，要求两人正面相对而立，各自举起右臂将右手搭于对方左肩后面，左臂下垂，左手自然的扶在对方右腰后侧。首先，各向对方左侧拥抱，然后各向对方右侧拥抱，最后再一次各向对方左侧拥抱，一共拥抱三次。在普通场合行此礼时，不必如此讲究，次数也无严格要求。

实际上，在当代许多国家的迎宾场合中，宾主往往采用握手、拥抱、左右吻面或贴面的连动性礼节以示敬意。但应强调，虽然欧洲人非常注重礼仪，却不习惯与陌生人或初次交往的人行拥抱礼、亲吻礼、贴面礼等，所以初次与他们见面，还是以握手礼为宜。

7. 拱手礼 拱手礼源自我国，是从西周就流行开来的民间传统会面礼节。现主要用于过年时举行团拜活动，为长辈祝寿，恭贺友人结婚、生子、乔迁、晋升，向亲朋好友表示感谢以及初次见面表示敬意等。行礼时应起身呈站立状，上身直立或微俯，双手在胸前高举抱拳，一般情况下男子应右手握空拳在内，左手在外抱右拳（女子则正好相反），自上而下或自内向外，有节奏地晃动两三下。

8. 合十礼 即双手十指相合为礼，又称为合掌礼。最初仅为古印度佛教徒之间的拜礼，现已成为东南亚、南亚信奉佛教的国家和地区以及我国傣族聚居区最为通用的全民性日常见面礼节。行礼时，面向受礼者，双腿并拢站立，双掌在胸前相合，十指伸直并拢向上，手掌稍稍向外倾斜，相合后的两掌需举至脸部，两拇指靠近鼻尖，同时上身微欠，头微微下低，面含微笑，亦可口颂祝词或问候对方，但不能反复点头、手舞足蹈。一般来说，行此礼时双手举得越高，越能体现对对方的尊重，但原则上不可高于额头。

（三）行礼训练

可在教室或形体训练室集体训练或以小组为单位，让组内成员相互行礼，也可设置情境，进行角色扮演。训练时，应根据各种行礼的规范要求反复练习，切实掌握各种行礼的要领，重点训练握手礼、鞠躬礼、点头礼和挥手礼。

第五节　护理工作中的举止礼仪

护理工作中的举止礼仪主要是指护士在工作时的站姿、坐姿、行姿、蹲姿、手姿等，应注重发挥它在护患交流中所起的重要作用。规范得体的举止，会使病人产生亲切信赖感，有利于护患间的交流合作，反之会使病人产生距离感，不利于护患间的沟通与合作。因此护士必须遵守约定俗成的礼仪规范，结合具体的工作环境和服务对象，规范自己的行为举止，做到站姿挺拔自然、坐姿优雅端庄、行姿轻盈敏捷、举止彬彬有礼。

一、站姿挺拔自然

护士在工作中的基本站姿是：头正颈直，下颌微收，双目平视，面带微笑，亲切自然；两肩相平外展，双臂下垂，两手自然相握于腹前，挺胸收腹，直背立腰，两腿并拢。身体各部位舒展自然、挺拔正直。还可根据具体情况，遵循力学原则及行为规范要求采用其他站姿。女护士可站成“V”字步或小“丁”字步，单臂屈肘半握拳后抬至腰际，另一臂自然垂放于体侧(见图5－68、图5－69、图5－70、图5－71、图5－72、图5－73、图5－74、图5－75、图5－76。)

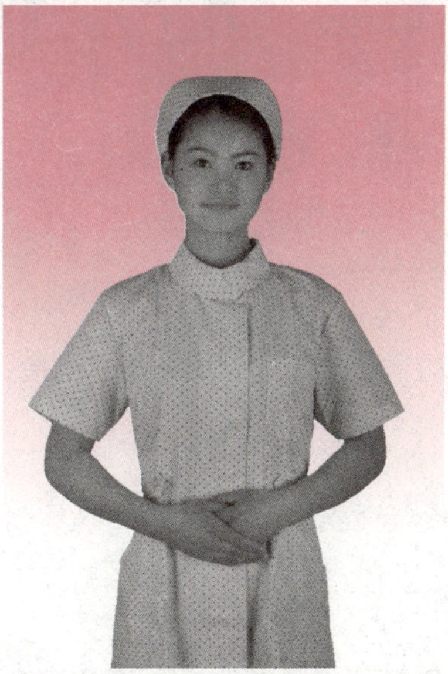

图5－68

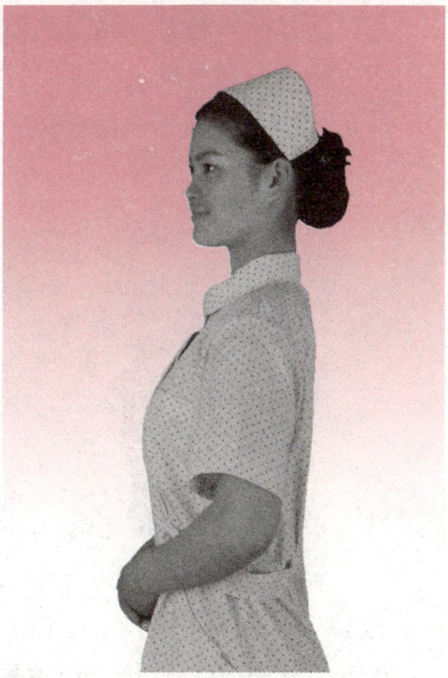

图5－69

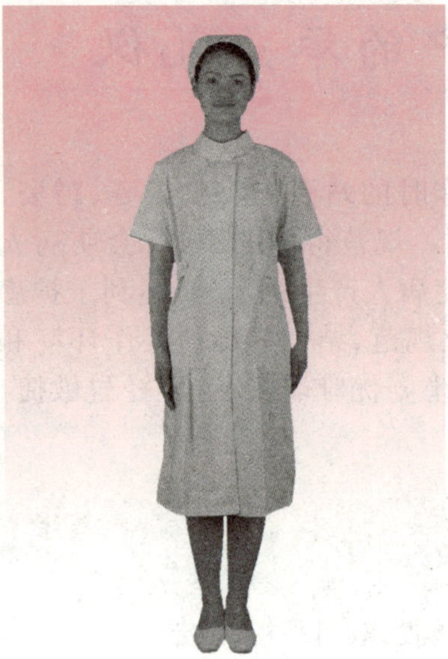
图 5－70

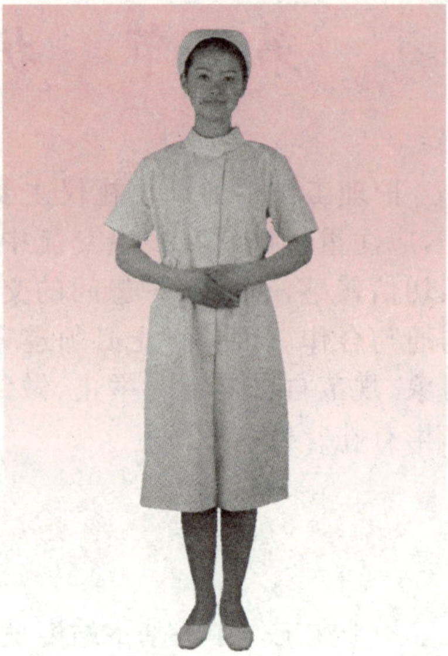
图 5－71

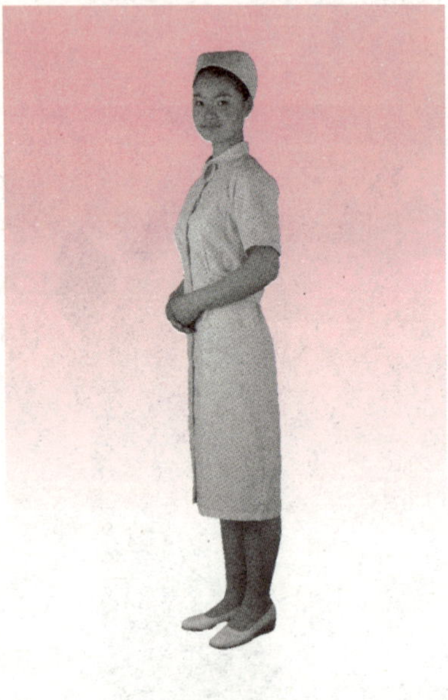
图 5－72

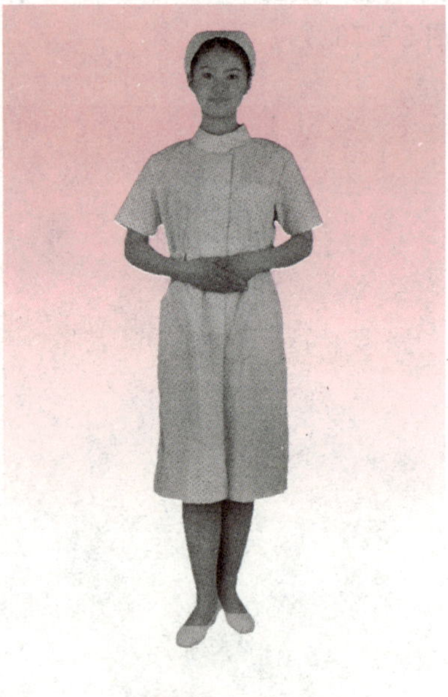
图 5－73

男护士可站成平行步，右手握住左手腕上方，自然贴放于腹前。

具体训练方法详见第一节实践指导——站姿训练，在此不再赘述。

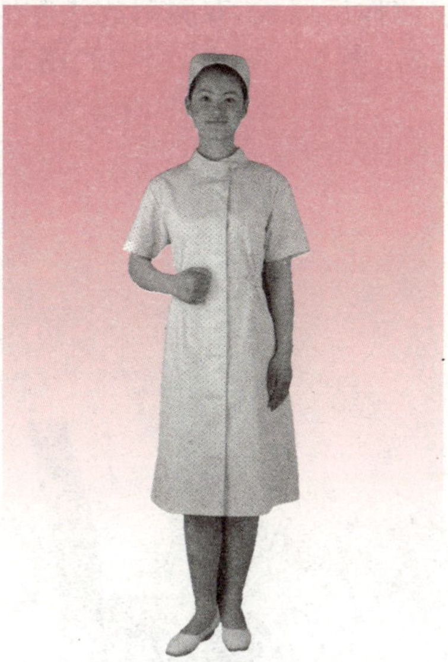

图 5-74

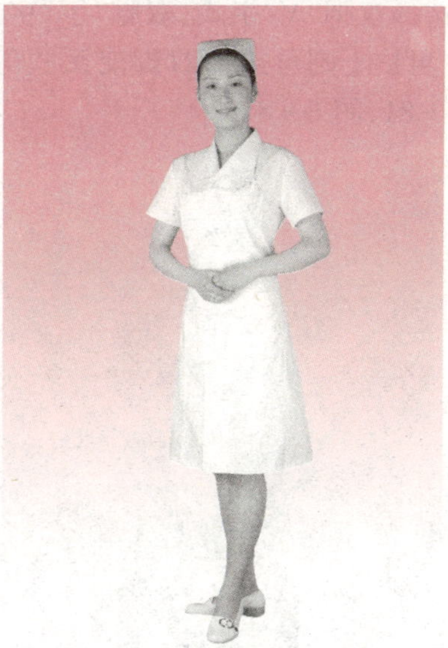

图 5-75

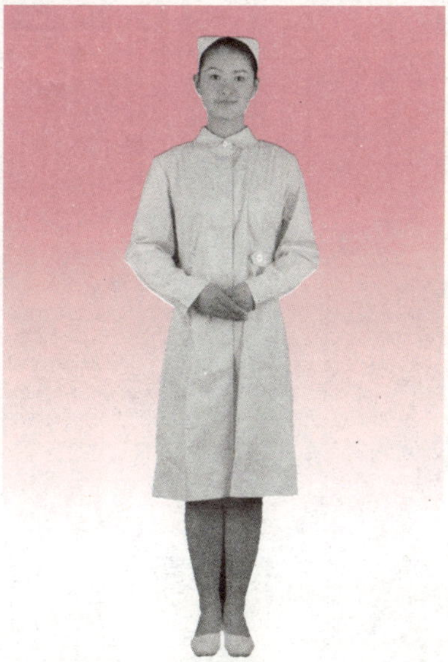

图 5-76

二、坐姿优雅端庄

护士在工作中要具有高度的服务意识，不可随意就座或表现出疲劳懈怠、自由散漫的情绪或姿态。就座时动作应轻缓从容、得体大方。具体要求是：先取站姿，右脚后移半步，单手或双手放于身后从腰间顺势向下整理好护士服下摆，轻稳地就座于椅子的前 2/3 处，坐定后上身挺拔正直，面带微笑，双目平视。女性双膝双脚完全并拢，男性双膝双脚分开，与肩等宽，双手叠放于一侧大腿上或双手虎口交叉相握于腹前。应显得舒适安详、优雅端庄，呈现出个人的风度与修养。女护士还可根据不同的工作环境，选择双脚“V”字式、双脚“丁”字式、双腿屈回式、前伸后屈式、双腿斜放式等坐姿就座。男护士则可选择双脚交叉式等坐姿（见图 5－77、图 5－78、图 5－79、图 5－80、图 5－81、图 5－82）。

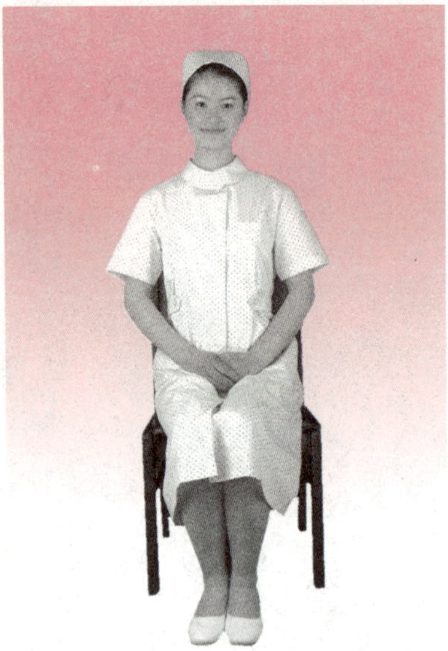

图 5－77

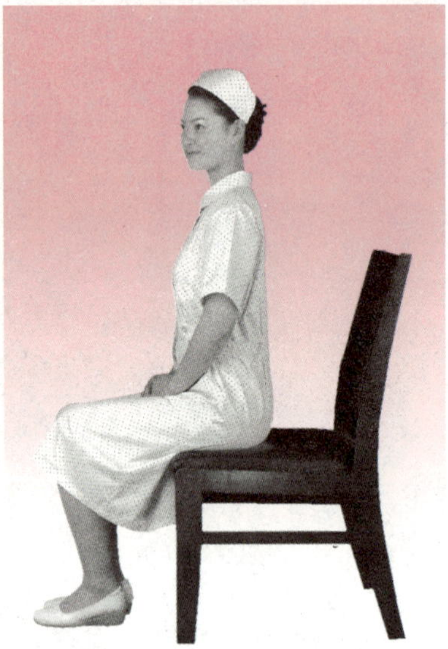

图 5－78

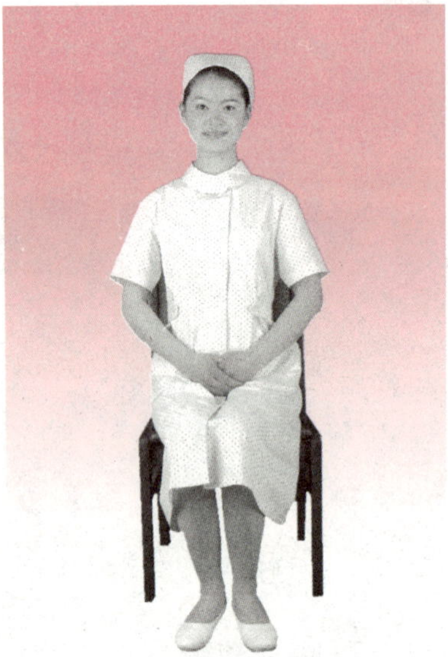

图 5－79

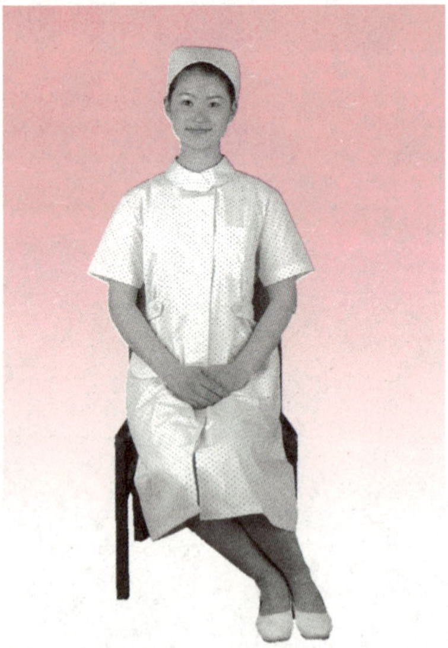

图 5－80

具体训练方法详见第二节实践指导——坐姿训练，在此不再赘述。

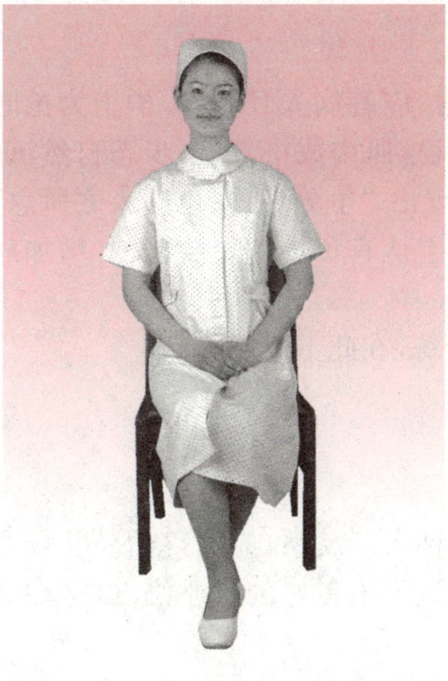

图 5-81

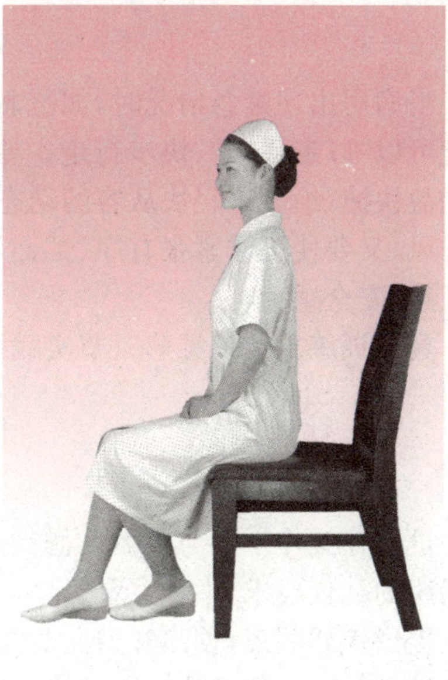

图 5-82

三、行姿轻盈敏捷

护士在工作中行走的时间比站立的时间要多，因此行姿最能反映出护士的精神面貌和气质，应当端庄柔美，轻盈敏捷。

（一）正常行走

护士在工作中的基本行姿是：行走时精神饱满，上身直立，头正肩平，两目平视，挺胸收腹，足尖朝向正前方呈直线行走，步态轻盈自然，步幅均匀适度，步伐稳健无声，两臂在体侧自然摆动或稳妥地持物在胸前（见图 5-83、图 5-84）。

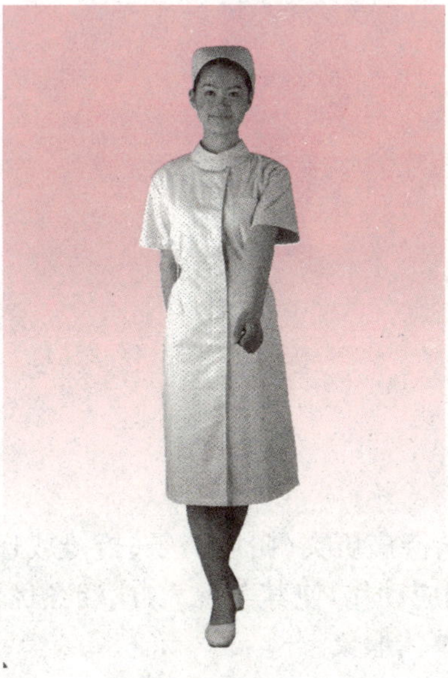

图 5-83

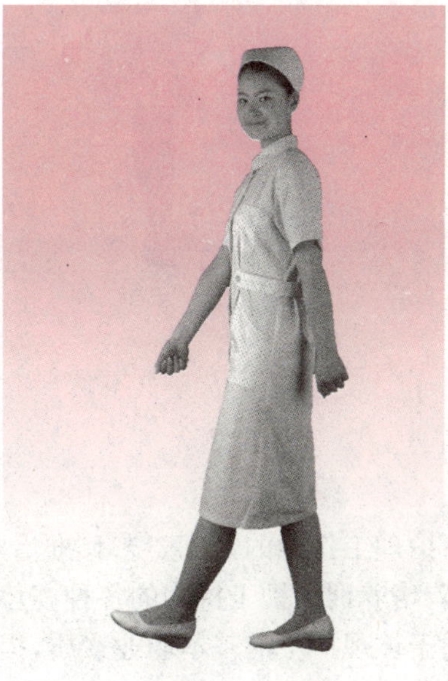

图 5-84

（二）快步行走

当病房出现紧急情况时，如抢救病人、处理急诊、应答病人呼叫等，护士为抢时间赶速度可以“以走代跑”、快步行走。要求上身保持平稳，肌肉放松舒展，步态自然沉稳，步伐轻盈快捷，给人以轻快从容的动态美感。既要表现出“争分夺秒、急病人之所急”的工作作风，又要使工作紧张有序、忙而不乱，体现出护士认真负责的专业精神，增加病人的信任感、安全感。

具体训练方法详见第三节实践指导——行姿训练，在此不再赘述。

四、举止彬彬有礼

护士在工作中要与各类人群沟通交流，协调各种人际关系，应当遵循公共场合及工作场所的礼仪要求，举止文雅得体，处处以礼待人，显示出良好的素质修养，尽心尽力为病人提供优质服务，创建和谐文明的良好氛围。

护理工作中的行礼以鞠躬礼、指示礼、点头礼使用较多，适用于多种场合，而握手礼、举手礼应用相对较少。护士应根据具体情况规范得体地适时行礼，借此表达自己对来宾、病人、同事、上级和尊长的尊重友好、关心敬意（见图 5－85、图 5－86）。具体训练方法详见第五节的行礼训练，在此不再赘述。

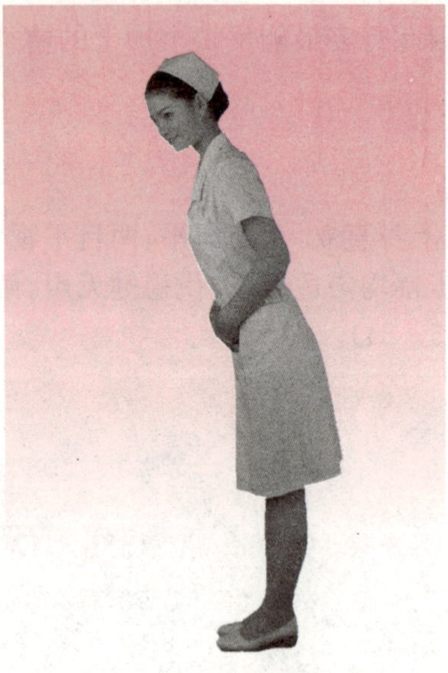

图 5－85

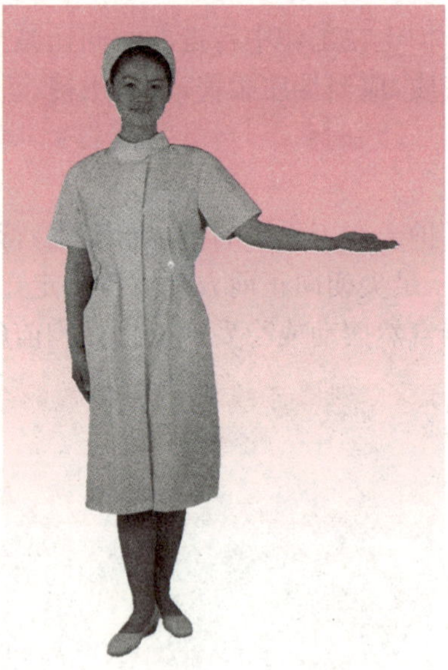

图 5－86

五、护理操作规范

护理工作中的常见姿态有推治疗车、端治疗盘、持病历夹、搬放椅子、拾捡或递接物品等，培养训练护士持物的各种姿势、技术操作的相应动作，使其美观大方、娴熟优雅，将有助于体现护士的基本职业素质，提高护理队伍的整体形象。

（一）推治疗车

护士在为病人进行治疗和护理操作时经常使用治疗车，推治疗车是在站姿和行姿的基础上进行的，行进中应保持车速适中、运行平稳安全。

1. 正确方法　护士位于车后，双手扶住车缘两侧把手，双臂均匀用力，重心集中于前臂，把稳方向，躯干略向前倾，抬头挺胸，直背收腹，步伐轻盈，匀速行进，停放平稳（见图 5－87、图 5－88）。

2. 注意事项　要按照要求规范推车，避免用手拽着车走，同时防止双臂用力不均造成推车不稳、左右摇晃；推车途经走廊与对面病人相遇时，应将车停放一侧，请病人先行；入室前须将车停稳，用手推开房门后再推车入内，不可直接用车撞门，入室后应先关上房门，再推车至病床前；要经常对治疗车各部位进行检查维修，车轮处经常使用润滑油，以防推车时发出声响，影响病人的休息与睡眠。

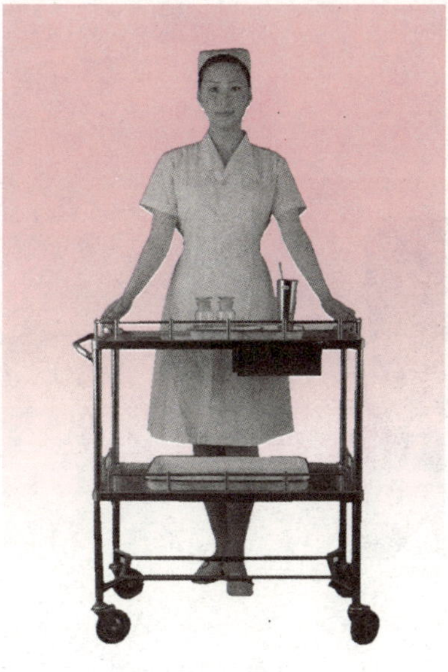

图 5－87

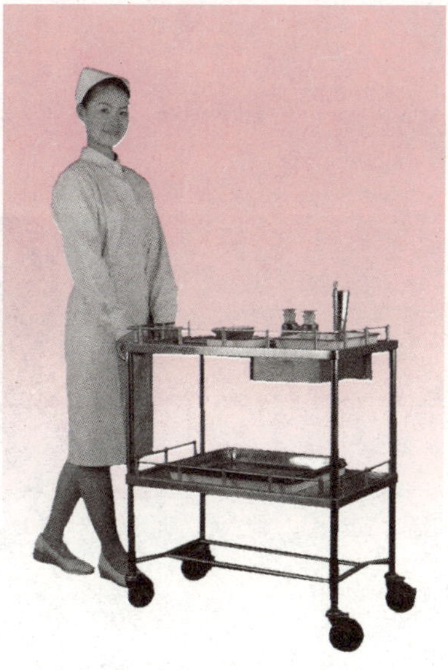

图 5－88

（二）端治疗盘

护士在护理工作中每天都要端治疗盘，为病人进行各种治疗和护理，要求做到平稳省力、姿势优美。

1. 正确方法　在站姿或行姿的基础上，上臂贴近躯干，双肘必须靠在两侧腋中线上，肘关节弯曲呈 90°；双手四指和手掌托住两侧盘底，四指自然分开，拇指置于治疗盘两侧边缘的中部；两手持盘与腰平齐，盘内缘距躯干 2～3 cm。在取盘、放盘和端盘行走时，前臂上臂同双手一起用力，以保持平稳（见图 5－89、图 5－90、图 5－91）。

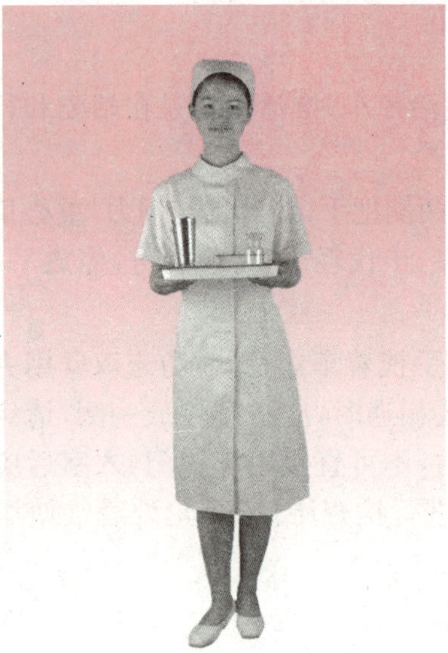

图 5-89

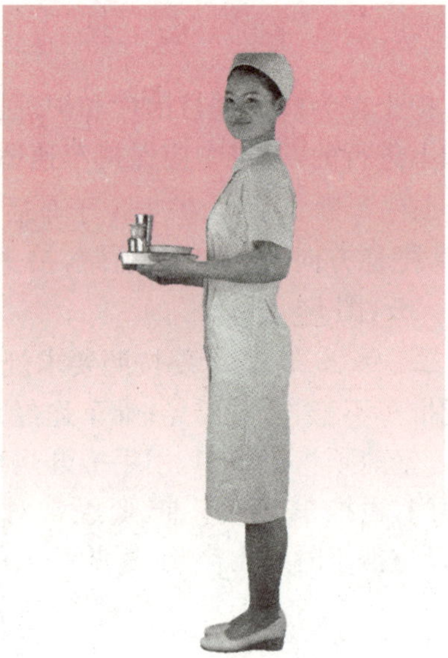

图 5-90

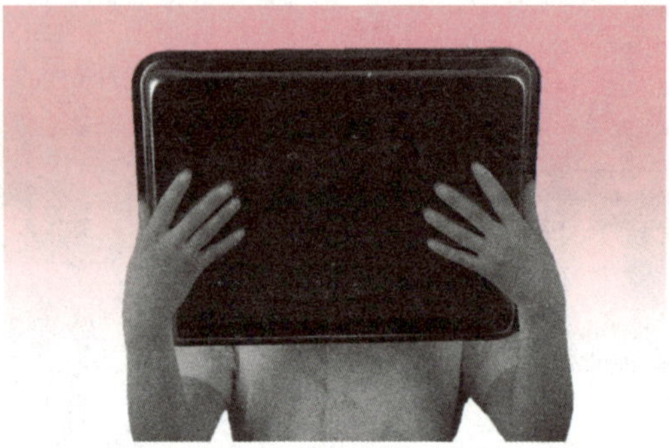

图 5-91

2. 注意事项　端治疗盘时双手拇指不能触及盘内，治疗盘不可倾斜，盘内缘不可触及护士服；行走中迎面遇到病人，应向一侧方向让开一步，请病人先行；开门时不可用脚踢门，应用肩部或肘部轻轻推开。

（三）持病历夹

病历是重要的医疗文件，护士工作中常需持夹行走或进行病历书写。正确的持夹方法不仅能展示护士的姿态美，更反映出护士对医疗文件的重视程度和认真严谨的工作态度。

1. 站立或行走时的持夹方法　在站立或行走的基础上，放松肩部，用左手掌握住病历夹右缘中部，放在前臂内侧，左手臂贴近躯干，病历夹正面向内，前部略微上抬，右手自然下垂或摆动，也可用左手握住病历夹右缘上段，夹在肘关节与腰部之间，病历夹前缘略微上抬（见图 5-92、图 5-93）。

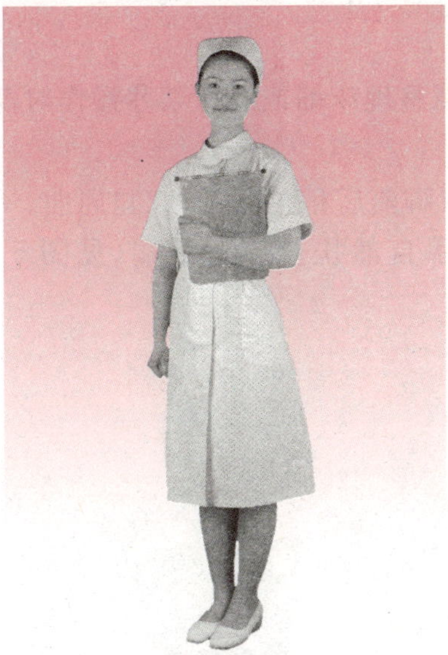

图 5-92

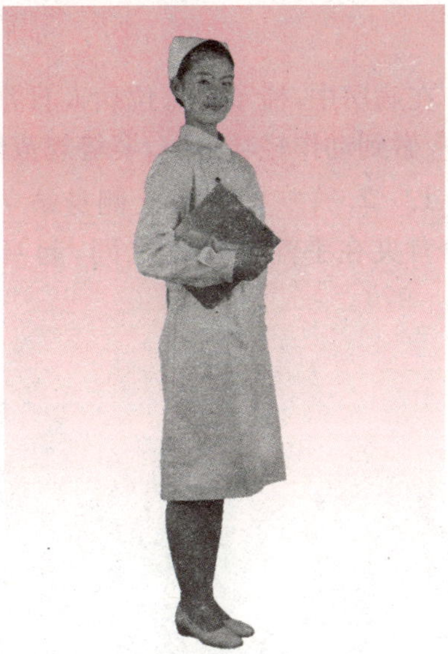

图 5-93

2. 站立书写或阅读时的持夹方法　左手握住病历夹上缘的外 1/3 处，左前臂托住病历夹放在左侧胸前，上臂靠近躯干，手臂略向外展；右手进行翻阅或记录。注意保持上身直立，头微微低下，目光注视记录内容（见图 5-94、图 5-95）。

3. 注意事项　不可在持夹时做与治疗无关的事情；不可在病人面前随意乱放病历夹；不可随意拎着病历夹走来走去，如手持病历夹的一角或一端，令病历夹朝下。这些做法不但姿势不雅，还容易遗失病历、泄露病情，给人以工作随意涣散、不认真负责的印象。

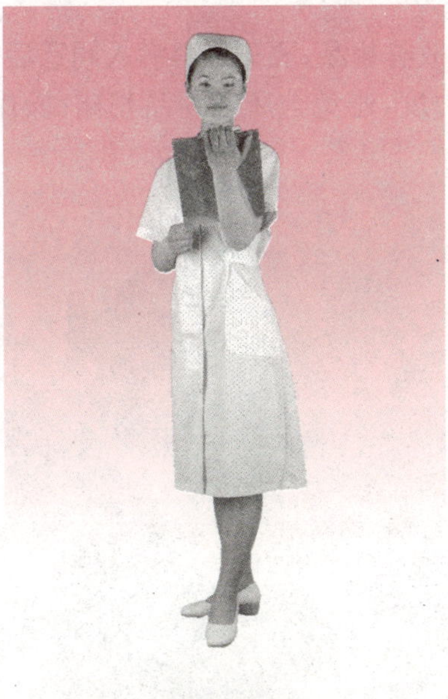

图 5-94

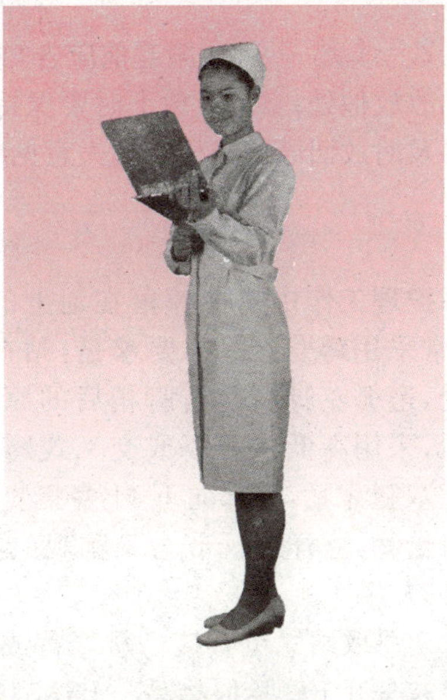

图 5-95

(四) 搬放椅子

在病房中,椅子是每位病人日常的床边物品,当整理床铺或进行某些操作时需要移动,应做到动作轻巧节力,姿势规范优美。

1. 正确方法　护士侧身站立于椅子后面,双脚前后稍稍分开,双腿屈曲,一只手将椅背夹在手臂与身体之间,起身前行;另只一手自然扶持椅背上端(见图 5-96、图 5-97)。

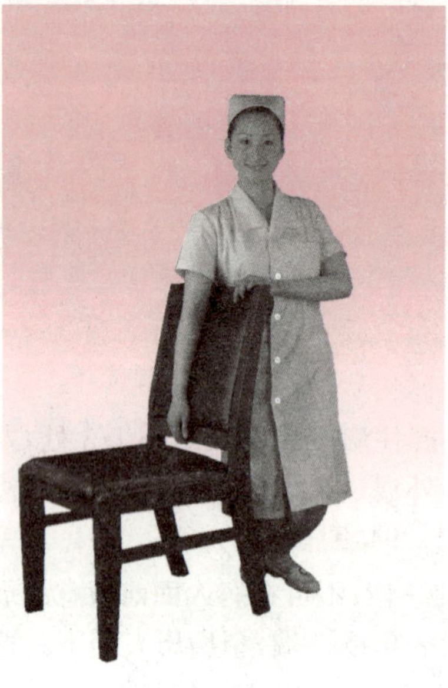

图 5-96

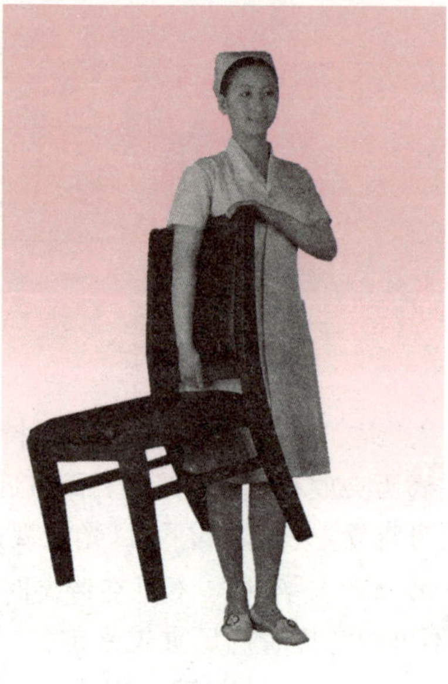

图 5-97

2. 注意事项　搬起前应告知病人,若椅子上放有物品,要先征得病人同意后,再将物品改放他处;拿起或放下时要保持轻巧,控制好力度,避免与床等物品相碰;操作完成后要及时放回原位或征求病人意见后放置。

(五) 拾捡物品

护理工作中拾捡掉落在地上的纸笔等物品时,常采用蹲姿。基本要求是:站在物品左侧稍后处,遵循左脚在前右脚稍后的原则,理顺工作衣后,采用高低式蹲姿或交叉式蹲姿屈膝下蹲。注意双腿靠紧,臀部向下,上身挺直后稍向前倾,俯身拾物,这样做既节力又雅观(见图 5-98、图 5-99)。

切忌取站立位直接弯腰翘臀或两脚平行,两腿左右分开下蹲拾取物品。上述蹲姿还可用于与患儿交谈时,可减少身高带来的距离感,显得和蔼可亲,便于沟通。

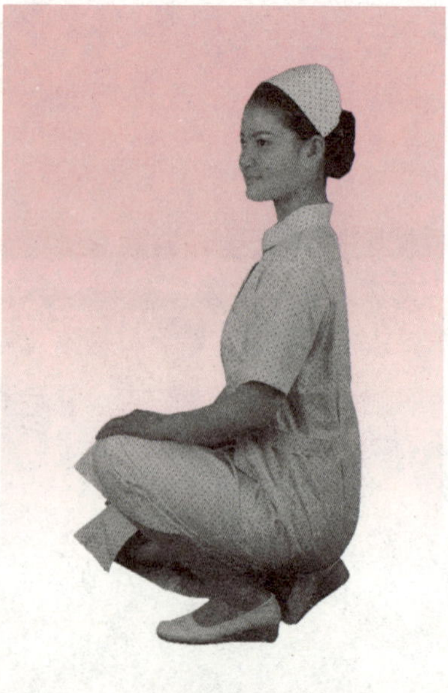

图 5-98

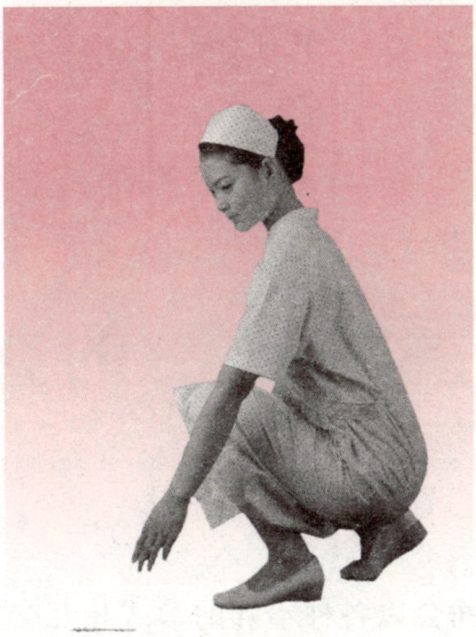

图 5-99

（六）递接物品

在护理工作中递接物品时，应注意文明安全。如递送钢笔、剪刀及各种器械时，应将尖锐部分朝向自己递给对方，不可朝向他人，以防误伤；在递送或接取物品时应尽量双手递出或接过，同时配合适宜的表情、言语，不可态度冷漠无礼（见图 5-100）。

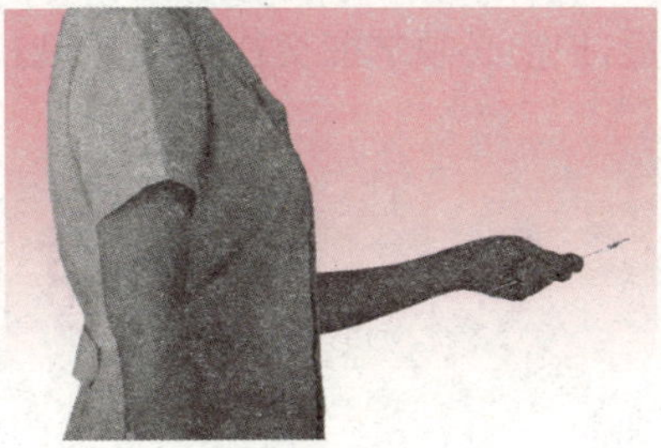

图 5-100

（七）行为模拟训练

在护理实验室或形体训练室内，准备好治疗车、治疗盘、病历夹、椅子和钢笔等相关物品，配上音乐进行练习，同时应在日常工作和生活中随时纠正不良的姿态，养成良好的习惯。

复习思考题

1. 基本举止礼仪主要包括哪些内容？你认为还应当做到哪些？
2. 基本站姿的规范要求是什么？男女士常见的规范站姿都有哪些？
3. 基本坐姿的规范要求是什么？男女士常见的规范坐姿都有哪些？
4. 基本行姿的规范要求是什么？
5. 基本蹲姿的具体要求是什么？常见的规范蹲姿都有哪些？
6. 人际交往中常用的手姿有哪些？应当避免哪些手姿？
7. 如何正确实施握手礼、鞠躬礼，同时应避免哪些禁忌？
8. 护士工作中的举止礼仪都有哪些具体要求？

（张蔚蔚）

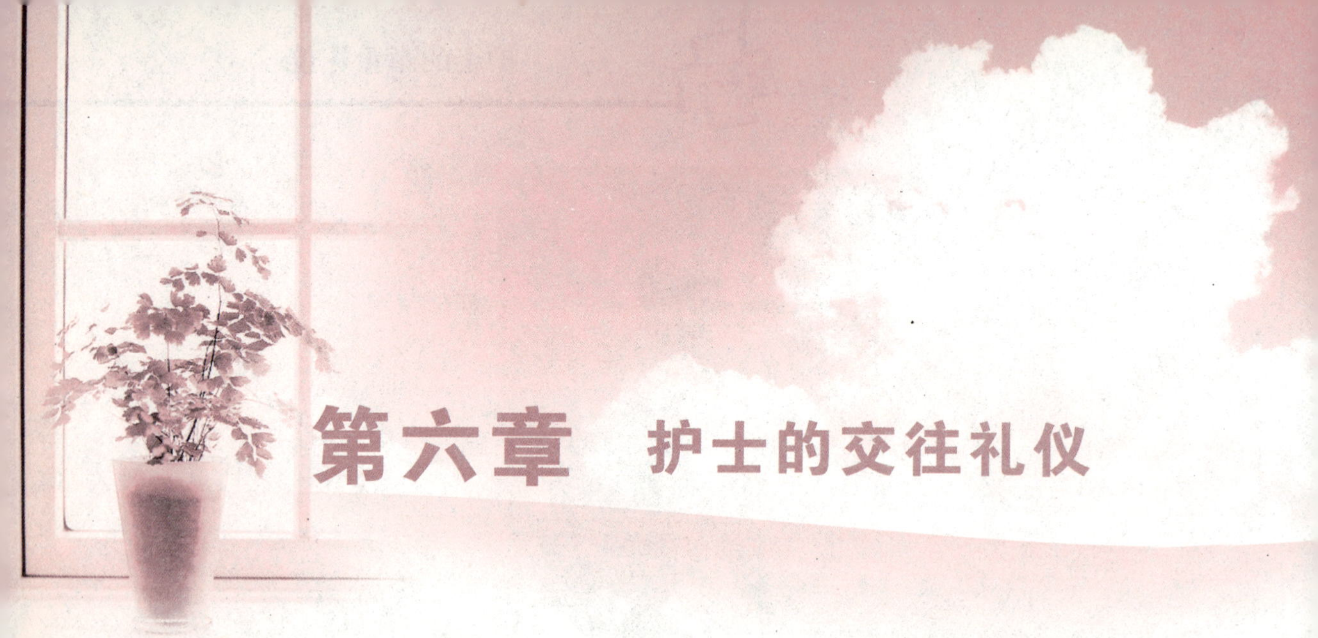

第六章　护士的交往礼仪

在人类社会中，人们之间会以各种不同的形式相互交往，这种交往即为人际交往。交往礼仪是人们在各种社交场合中形成的并被大多数人认同的交际准则和规范。

护士的服务对象是人，在日常护理工作中，要与各种各样的人交往。因此，要建立良好的人际关系，更好地发挥护理工作的能动作用，更有效地完成护理任务，提高护理质量，护士必须掌握交往礼仪常识。

第一节　称谓与介绍礼仪

称谓与介绍都是见面时常用的礼节。恰当的称谓，得体的介绍，在人际交往中可起到积极的作用，并对交往成功有着重要的影响。

一、称谓礼仪

“称谓”，是人们在交往应酬中，彼此之间所采用的、约定俗成的称呼语。在人际交往中，选择正确、亲切、适当的称呼，反映着自身的文化素质，体现对对方的尊敬程度，还体现着双方关系发展达到的程度。称谓多种多样，要做到选择恰当、使用得体，除了掌握称谓的有关知识外，还要树立尊人谦己的理念，这是人际交往过程中的基本原则。

（一）称谓的原则

每个人都希望被他人尊重，合乎礼仪的称谓正是表达对他人尊重和表现自己修养的一种方式。恰当的称谓应当合乎常规，要照顾被称呼者的个人爱好和风俗习惯，以下原则在我们日常交往中应当自觉遵守。

1. 礼貌原则　它是人际交往的基本原则之一。一个礼貌的谓称是交往成功的前奏，而不礼貌的谓称可能是失败的开始。所以交际时要用尊称，如“您”—您好、您早；“老”—老李、李老等；并且借助声调、笑容和谦恭的体态以表示对交往对象的尊敬。

2. 尊崇原则　中国人自古有从大、从老、从高的心态。同龄者之间可称对方为姐、哥；相当于父辈者，可称“叔叔”、“伯伯”；副职管理者，可免去“副”字相称。随着社会的发展，中国传统的习惯也在逐渐改变，如人们对自己的年龄也不再认为越“老”越值得骄傲了。

3. 适度原则　根据交往对象、场合、身份、双方关系等，选择恰当的称谓也是称谓礼仪的一个重要原则之一。如对工人可以称师傅，而对医生、教师应该根据对方的职业、职称等给予恰当的称呼。在人多的场合，要注意亲疏远近及主次关系，一般先长后幼、先高后低、先女后男、先亲后疏等。

4. 风俗原则　根据交往对象的风俗习惯或地区、国别的差异等选择恰当的称谓。在我国，不论对何种职业、年龄、地位的人都可称作“同志”，但是港、澳、台地区的朋友见面时一般不用此称呼。对来自君主国家的贵宾，则可按其国内的习惯称呼，如×××国王、×××王子，或亲王殿下、公主殿下等。

（二）称谓的方式

在日常生活中，合适的称谓语，是成功交往的前提，它能给人良好的第一印象，使人产生继续交往的愿望。因此，在人际交往中有必要学会恰当的称谓，掌握称谓的种类与方式。

1. 职务称谓　根据交往对象的职务相称，以示身份有别、敬意有加，这是一种最常见的称谓。有三种情况：称职务、在职务前加上姓氏、在职务前加上姓名（适用于正式的场合）。例如“李处长”，“王伟总经理”等。

2. 职称称谓　对于有职称者，尤其是具有高级、中级职称者，在工作中直接以其职称相称。称职称时可以只称职称、在职称前加上姓氏、在职称前加上姓名（适用于正式的场合）。例如“刘华教授”、“吴博士”等。

3. 职业称谓　在工作中，有时可按职业进行称呼。对于从事某些特定行业的人，可直接称呼对方的职业，如老师、医生、会计、律师等，也可以在职业前加上姓氏、姓名。

4. 性别称谓　对于从事商业、服务性行业的人，一般约定俗成地按性别的不同分别称呼“小姐”、“女士”（一般“小姐”是指未婚女性，“女士”是指已婚女性）。男子不论婚否，可统称为“先生”。

5. 姓名称谓　在工作岗位上称呼姓名，一般限于同事、熟人之间。只呼其姓时，要在姓前加上“老、大、小”等前缀；只呼其名，不称其姓，通常限于同性之间，尤其是上司称呼下级、长辈称呼晚辈。在亲友、同学、邻里之间，也可使用这种称呼。

6. 亲属称谓　对外人称自己的亲属，一般要用谦称。称自己长辈和年龄大于自己的亲属，可加“家”字，如“家父”、“家母”、“家兄”等。称辈分低的或年龄小于自己的亲属，可加“舍”字，如“舍弟”、“舍妹”、“舍侄”等。称自己的子女，可称“小儿”、“小女”等。称呼他人的亲属，要根据不同的情况采用敬称。一般可在称呼前加“令”字，如“令尊”、“令堂”、“令郎”、“令爱”等；对其长辈，也可加“尊”字，如“尊叔”“尊祖父”等。

7. 陌生者称谓　对不相识者，一般均可称“同志”、“老师”。在教育界、文艺界新相识的人都可敬称为“老师”。在非正式场合或向陌生的、年长的人问询时，为表示亲近，可以亲属的称谓称呼对方，如“叔叔”“阿姨”等。

（三）称谓的注意事项

在人际交往中，要真诚地与他人交往，更好地体现一个人的文化素质和修养，反映一个国家、民族的文明程度。使用称谓一定要注意以下几点。

1. 读错姓名不礼貌　不管男女老少、长幼尊卑，每个人都有一个姓名。这个识别符号在社会交往中起着重要作用。对于人的姓名应该读准，不能读错。

2. "您"字称谓最常用　在社交中对长辈及平辈最常用的尊敬词语是"您"。现在"您"字已成为礼仪中最通用的称谓。

3. "的"字称谓避免用　"的"字称谓在社会生活中经常听到，"卖菜的"、"开车的"等等。凡后缀"的"字的称谓一般都具有贬义，应该避免使用。

4. 量词称谓别用错　量词称谓分为个体量词称谓和集合量词称谓，个体量词称谓有个、位、名等。集合量词称谓有些、群、帮、伙等。一般"个"字的称谓是不礼貌的，不宜使用。"位"字则不同，是一个含有敬意的、用于人的量词，它有特定的修辞色彩，被称呼者有受尊敬的感觉。"些"字只表示数量，态度上比较中性；"群"字有点不太尊重；而"伙"字则含有贬义的成分。

在人际交往中，称呼的态度要诚恳，声音不必太高，只要对方能够听清即可，语气、语调应平和、沉稳，给人一种亲切、自然的感觉。还要根据不同的对象、地域、特定场合等采用适当的称呼，避免误会、失礼、失态。

二、介绍礼仪

"介绍"，是人际交往中与他人增进了解、进行沟通、建立联系的一种最基本、最常用的方式，是通过自己主动沟通或者第三者沟通，使交往对象认识自己的一种社交方法。介绍礼仪在人际交往中应用较多，其内容丰富，形式多样。掌握介绍礼仪不仅有利于人际互动和沟通，有助于进行必要的自我展示、自我宣传，而且还可替自己在人际交往中消除误会，减少麻烦，提高生活质量和工作效率。

（一）介绍的要求

在社交场合，正确地利用介绍礼仪，既可以扩大自己的交际圈、广交朋友，还可以建立必要的了解和信任。具体有：

1. 当为别人作介绍时，不要用手指点对方，应该有礼貌地平举右手掌示意，目光要随手势投向被介绍者。

2. 在介绍别人时除长者、尊者可以就座微笑或略欠身致意外，一般都要起立、微笑致意，并附以"认识您很高兴！"之类的话语。

3. 在宴会桌、会议桌前也可以不起立，被介绍者只需要略微欠身微笑、点头有所表示即可。

4. 作为介绍者，介绍时应熟悉被介绍双方的情况。万一遗忘，被介绍者要主动把自己的情况告诉对方。

（二）介绍的方式

在社交场合中，介绍的方式多种多样，常见的有自我介绍、他人介绍、名片介绍等。

1. 自我介绍　在社交活动中，如果想结识某个人或某些人，又没有人引见，可以自己充当介绍人，把自己介绍给对方。自我介绍的具体内容，要兼顾实际需要、所处场景，具有鲜明的针对性，不要“千篇一律”。

（1）自我介绍的形式

①应酬式自我介绍：适用于某些公共场合和一般性的社交场合，如宴会厅里、舞场上等。它主要是针对一般的交往对象，因此介绍内容要少而精，往往只包括姓名一次即可，如“您好！我叫刘萍”。

②工作式自我介绍：主要用于工作场合。介绍内容包括本人姓名、供职的单位及部门、担任的职务或从事的具体工作等。如“您好！我叫杨利，是××省××医院的护理部主任”。

③交流式自我介绍：适用于在社交活动中，是刻意寻求与交往对象进一步交流与沟通，希望对方认识自己、了解自己、与自己建立联系的自我介绍。主要内容包括介绍者的姓名、工作、籍贯、学历、兴趣以及与交往对象的某些熟人关系等。如“我叫田红，现在××省××医院工作，我是你姐姐的大学同学。”

④礼仪式自我介绍：适用于讲座、报告、演出、庆典仪式等一些正规而隆重的场合。它是一种意在表示对交往对象友好、敬意的自我介绍。礼仪式自我介绍的内容，包括姓名、单位，职务等，还应多加一些适宜的谦辞、敬语，以示自己礼待交往对象。如：“各位来宾，大家好！我叫王强，是××公司的副总经理，我代表本公司对大家能够光临我们的开业庆典，表示热烈欢迎和衷心的感谢！”

⑤问答式自我介绍：一般适用于应试、应聘、公务交往等。问答式自我介绍的内容，讲究问什么答什么，有问必答。如招聘方：“你好！请你介绍一下你的基本情况。”应聘者：“各位老师好！我叫吴刚，××省人，今年20岁，党员，××年毕业于××大学。”

（2）自我介绍注意事项

①态度：自我介绍时态度要自然、友善、亲切、真实，不可自吹自擂、畏首畏尾、矫揉造作。

②时间：自我介绍时间以半分钟左右为佳，一般不超过1分钟。

③时机：应选择对方有兴趣、空闲、心情好、干扰少，不宜选择对方休息、用餐或正忙于私人交往时。

④主动招呼：自我介绍时，可主动打招呼说声“您好！”引起对方的注意，然后说出自己的姓名、身份；也可一边伸手跟对方握手，一边作自我介绍。但如果有介绍人在场，自我介绍会被认为是不礼貌的。

2. 介绍他人　在为他人做介绍时，要审时度势，熟悉双方的情况。如果可能的话，在为他人介绍之前，最好先征求一下双方的意见，以免为原本相识或关系不佳者作介绍，此外，介绍时还要把握以下几个方面。

（1）介绍的顺序：把年轻的介绍给年长的；把职务低的介绍给职务高的；把男士介绍给女士。如果介绍对象双方的年龄、职务相当，也可以由近及远地进行介绍。

（2）介绍的内容：根据实际需要不同，为他人作介绍时的内容也有所不同，常见的有以下几种方式：

①标准式介绍：使用于正式场合，内容以双方的姓名、单位、职务等为主。如：“我来介绍一下，这位是××医院的×院长，这位是××卫校的×校长。”

②简介式介绍：适用于一般的社交场合，内容往往只有双方的姓名一项，也可只提到双方的姓氏，如：“我来介绍两位认识一下，这位是老×，这位是小×。”

③强调式介绍：适用于各种社交活动，内容除被介绍者的姓名外，往往还要刻意强调一下某位被介绍者与介绍者之间的特殊关系，以便引起另一位被介绍者的重视。如：“这位是省卫生厅科教处的×处长，这位是××，是我的侄女，在市卫生局工作，请×处长多多关照。”

④引见式介绍：适用于普通的社交场合，作这种介绍时，介绍者只需将被介绍者引导到一起，而不需要表达任何具有实质性的内容。如：“两位以前不认识，其实大家都是同行，现在认识一下如何？请你们自报家门吧！”

⑤推荐式介绍：适用于比较正规的场合，多是介绍者有备而来，有意将一方介绍给另一方，因此在内容方面，通常会对前者的优点重点介绍。如：“×院长，这位是人民医院护理部的×主任，×主任是一位护理管理方面专家，在整体护理方面有很深的造诣。”

⑥礼仪式介绍：适用于正式场合，是一种最正规的为他人介绍的方式，内容略同于标准式介绍，但在语气、表达、称呼上更谦恭、有礼貌。如：“×局长，您好！请允许我把我们医院的×院长介绍给您。×院长，这位就是市卫生局的×局长。”

(3) 介绍的结束：通常介绍别人认识后介绍者不宜立即走开。特别是介绍完男女相识，应稍停片刻，以引导双方交谈后，再托词离开：“你们先谈着，我有点事，先走了。”当然，在某种场合，该离开时迟迟不走，也是不合适的。

当介绍完毕后，被接受者双方应依照合乎礼仪的顺序握手，彼此问候一下，也可互递名片，作为联络方式。

想一想

在第一次班会课上，老师让同学们作自我介绍，您采用何种方式自我介绍？应该介绍哪些内容？

3. *名片介绍* 名片是当今社会个人身份、工作单位、联络方式的备忘录，在人际交往中是介绍自己或了解别人的最简便实用的方法，是你交际的伙伴、助手。当你希望认识对方，表示自己重视对方，想把自己介绍给对方时，便可以用名片来完成这一任务。

(1) 递交名片的礼仪：向对方递名片时，应面带微笑，注视对方，将名片正面对着对方，用双手的拇指和食指分别持握名片上端的两角送给对方。如果是坐着的，应当起立或欠身递送，递送时可以说：“我叫×××，这是我的名片，请笑纳。”

递送名片时要注意：地位低的人应先向地位高的人递名片；男性先向女性递名片；当面对许多人时，先将名片递给职务较高或年龄较大者，不能用左手递名片、不能将名片举得高于胸部、不能用手指夹着名片给对方。若对方是外宾，最好将印有外文的那一面递给对方。

(2) 接收名片的礼仪：接收他人名片时，应尽快起身，面带微笑，目视对方，用双手拇指和食指接住名片下方的两角，并表示感谢。接到名片后不能随便乱放，应小心收好，以示敬意。

若需要当场将自己的名片递过去，最好在收好对方名片后再做，不要同时进行交换。如果自己没有名片或没带名片，应当向对方表示歉意，说明理由。

(3) 索要名片的礼仪：需要向对方索取名片时，可采用下列方法：主动递上自己的名片，同时说“我们可以交换一下名片吗？”询问对方：“今后如何向您请教？”这种方法适用于向位尊者索要名片；或者说“以后怎样与您联系？”此法适用于向平辈或晚辈索要名片。

如果没有必要，最好不要强索他人名片。当他人索取本人名片，而自己又不想给对方时，应当用委婉的方式拒绝，可以说：“对不起，我忘了带名片”，或者说“抱歉，我的名片用完了”等。

第二节 通讯与文书礼仪

现代社会是一个信息社会，在人们进行社会交往中，信息就是资源，信息就是财富。目前多种多样的现代化通讯工具层出不穷，它们的出现，为各界人士获取信息、传递信息、利用信息，提供了越来越多的选择。考虑到实际需求，下面重点介绍通讯与文书礼仪。

一、通讯礼仪

人们之间交际往来，离不开通讯工具，在所有电子通讯手段中，电话出现得最早，也是应用最广的。因此，电话礼仪是现代人要掌握的重点。

(一) 电话礼仪

现代社会交往中，电话不仅仅是一种传递信息、获取信息、保持联络的平常工具，而且可为通话者所在的单位及通话者本人绘制一幅电话形象。所谓电话形象，即人们在通话的整个过程中的语言、声调、内容、态度、时间等的集合。电话形象在现代社会生活中无处不在，它能真实地体现出个人的素质、待人接物的态度以及通话人所在单位的整体水平。因此，在使用电话时务必自觉地维护自己的“电话形象”。

想一想

您在拨打电话、接听电话时习惯用语是什么？是否合乎礼仪规范？

1. 打电话的礼仪

(1) 注意时间：打电话的时间最好是双方预约的时间，或是对方方便的时间。除有要事必须立即通告外，一般不要在他人休息的时间打电话，如早晨 7 点之前、晚上 22 点以后以及午休时间；也不要在他人进餐时间打电话。

给海外人士打电话，要先了解一下时差，否则可能会骚扰他人。打公务电话最好在工作时间，不要占用对方的私人时间，尽量避开对方的通话高峰时间。每次通话时间应控制在3分钟以内。

（2）内容简洁：打电话的人讲话必须简洁明了，问候完毕即应直言主题，不要讲废话，更不要吞吞吐吐、含糊不清。作为发话人，还应自觉控制讲话长度，一旦需要表达的内容说完后，应由发话人及时地终止通话。

（3）表现文明：通话时，发话人应做到谦恭平和，语言文明规范。打电话时必须使用“电话基本文明用语”。首先恭敬地问候一句“您好！”然后自报家门，以便对方明确发话人的身份；如果准备终止通话，应先说声“再见！”再轻轻地放下电话，使自己始终表现得有礼有节。

2. 接电话的礼仪

（1）及时接听：电话铃响了，要及时去接，在电话礼仪中有“铃响不过三”的原则，即接听电话以铃响三次左右拿起最适宜。不可接了电话就说“请稍等”，放下电话便置之不理；如果确实很忙，可表示歉意地说：“对不起，请过10分钟再打过来，好吗？”

（2）应对谦和：接电话时应当先向发话者问好并自报家门。在私人寓所接听电话时，为了自我保护，有时可以用电话号码作为自报家门的内容，或者不报家门。接电话时应当认真听对方说话，而且不时有所表示，如“是”、“对”等，或用语气词“唔”、“嗯”等，让对方感到你在认真听。如果一边听一边同身边的人讲话，则是非常失礼的行为。

（3）主次分明：在电话中传达有关事宜，应重复要点，对于号码、数字、日期、时间等，应再次确认，以免出错。通话时，如果另一个电话打了进来，可先向通话者说明原因。嘱其不要挂断电话，稍等片刻，然后立即去接另一个电话，分清两个电话的轻重缓急，再做妥善处理。

（4）接电话的注意事项：在办公室接电话声音不要太大，以免影响其他人工作；替他人接电话时，要询问清楚对方姓名、电话、单位名称，以便在接转电话时为受话人提供便利；在不了解对方的动机、目的时，请不要随便说出指定受话人的行踪和其他个人信息，比如手机号等；接电话时，如果对方打错了电话，应当及时告知，口气要和善，不要冲撞，更不能表示恼怒之意。如果对方所找非己，也不要口出不快，应热情代找，或者认真记录，然后再传达。

知识链接

护士文明通话——自报家门的四种模式：①报本人全名：“我是刘伟”。适用于日常私人交往或很熟悉的工作人际交往。②报本人所在单位：“我是三病区”。多用于工作交往。③报本人所在单位和全名：“我是三病区刘伟”。多用于工作交往。④报本人所在单位、职务和全名：“我是三病区护士刘伟”。用于正规的工作交往。

当通话因故被中断时，通常中断电话的人应当再次打电话过来，说明情况。

（二）移动通讯

使用移动通讯工具，既方便了自己，也方便了他人，它加快了现代人的交往速度，提高了人们的生活质量。人们在享受现代物质文明的同时，更注重精神文明的建设。现代通讯工具使用的礼仪规范是精神文明的具体体现，因此，在使用通讯工具时必须遵守以下要求。

1. 使用规范　使用手机等通讯工具时，要严格遵守约定俗成的使用规则，否则会影响自己的形象。

(1) 注意场合：不应该在公共场合，尤其是楼道、电梯、路口、人行道等地方，旁若无人地使用手机。不应当众喧哗，影响他人。不应在音乐厅、美术馆、影剧院等表演场合下使用手机，这是对演员、观众最起码的尊重。在开会、上课时应自觉关闭手机，或设定至振动状态，以体现自己对会议主持人、老师、听众的礼貌。

(2) 注意安全：不要在驾驶汽车时接听手机、电话或发短信，以防止发生车祸。不要在病房、加油站等地方使用手机，以免所发信号干扰治疗仪器，有碍治疗效果或引发油库火灾、爆炸。不要在飞机飞行期间使用手机，否则会干扰仪器运行，影响飞行安全。雷雨天气不要在室外接打手机。

(3) 保证畅通：应当牢记手机交费日期，并自觉按时交纳费用，以免因欠费停机，影响与外界的联系。更换手机号码，应及时告诉自己的主要交往对象。看到熟悉的未接电话，要及时回复。

(4) 尊重隐私：手机号码属于个人专有，不应随便打听他人的手机号码。如果主人不同意，不可将主人手机号告诉他人，也不应随便借用他人的手机。

2. 放置位置　使用移动通讯工具，应将其放在适当的位置，既方便使用，又合乎礼仪。正式场合，移动通讯工具可放置在常规位置，即放在随身携带的公务包内，或口袋里。在与人交谈时，可放在手边、身旁、背后，也可以放在手袋内不取出来，不可立于桌上。

(三) 电子邮件

电子邮件，又称电子函件或电子信函。它是利用电子计算机所组成的互联网络，向交往对象所发出的一种电子信件。使用电子邮件进行对外联络，不仅安全保密，节省时间，不受篇幅的限制，清晰度极高，而且还可以大大地降低通讯费用。在使用电子邮件对外进行联络时，必须遵守礼仪规范。

1. 认真撰写　向他人发送的电子邮件，一定要精心构思，认真撰写。若是随意书写，是既不尊重对方，也不尊重自己。在撰写电子邮件时，必须注意以下几点：

(1) 主题明确：一个电子邮件，大都只有一个主题，并且往往需要在前注明。撰写时要突出主题，让收件人对整个电子邮件一目了然。

(2) 文字流畅：电子邮件为便于阅读，文字要流畅。尽量不写生僻字、异体字。引用数据、资料时，则最好标明出处，以便收件人核对。

(3) 内容简洁：网上的时间极为宝贵，所以电子邮件的内容应当简明扼要，愈短愈好。

(4) 用语文明：书写电子邮件，要注意礼貌，特别是称谓、祝词部分要使用相应的礼貌用语。

(5) 格式完整：按照书信的格式撰写，不要"有头无尾"，或者"无头无尾"。

2. 避免滥用　在信息社会时间是很宝贵的。一般不要向他人乱发电子邮件，更不要向别人的信箱发送"垃圾邮件"。不要以电子邮件的方式与他人谈天说地，无事闲聊。

一般收到电子邮件后，要及时回复。

3. 注意编码　编码问题是每一位电子邮件的使用者都应掌握的。由于各个国家、地区的中文编码系统不同，因此，向其他国家和地区里的华人发送电子邮件时，必须同时用英文注明自己所使用的中文编码系统，保证对方可以收到自己的邮件。

二、文书礼仪

现代社会，随着科技的进步，出现了多种多样的新型联络方式，如电话、可视电话、语音信箱、电子函件、图文电视等。与它们相比，书信虽然既普通又原始，但在传递信息、互通情报、交流思想、表达情感等方面，书信发挥着其他新型联络方式不能替代的特殊作用，具有可视性、易藏性，可以反复阅读、细心体味，又便于保存、收藏留念。由于是发信人亲笔所写，可使收信人“见字如面”，顿生亲切之感，一个人的礼仪修养往往在文书中就能体现出来，因此我们有必要加强文书礼仪方面的修养。

（一）传统书信礼仪

书信是一种向特定对象传递信息、交流思想感情的应用文书。学习中国传统书信礼仪，可以使我们在不能见面的时候，从字里行间体现出揖让进退。掌握基本的书信礼仪不仅有助于提高个人的文化礼仪素养，而且还有助于增进交流。

1. 书信的构成　书信由笺文及封文两部分构成。

笺文即写在信笺上的文字，也就是寄信人对收信人的招呼、问候、对话、祝颂等。笺文是书信内容的主体，书信的繁简、俗雅及其他方面的风格特征，几乎都由内容主体决定。

封文即写在信封上的文字，也就是收信人的地址、姓名和寄信人的地址、姓名等。封文也是写给邮递人员看的，使邮递人员知道信从哪里来，寄往哪里去；万一投递找不到收信人，还能将信退给寄信人。完整的书信应该是笺文、封文俱全，并且将笺文装入写好封文的信封内，封好付寄费寄出。

2. 通信的技巧　书信虽然是一种个人性很强的应用文，写法上也比较灵活。在通信时，除了发信人在写信时要遵守书信格式外，通信双方还要遵循一定的要求。

(1) 合乎规范：书信写作规范突出表现在两个方面，一是书写格式规范，一封完整的信文应包括台头、台词、正文、祝词、署名、日期等。二是书信语言规范。

(2) 语言文明：尽量多用敬语、谦语、雅语等礼貌用语，给收信人一种亲切感和尊重感。

(3) 字迹工整：文字书写要端正、清晰、工整，给人美观大方的感觉。

(4) 真实合理：“信”字本身含有信任之义，这要求书信不论写给谁看，所述的事情都要实在，所表达的感情都要率真，所讲的道理都要公正、公平。

(5) 及时回复：因故推迟他人的来信时，应向对方解释致歉。一般情况下，收到他人的来信后，应尽快回复，不仅是对对方的尊重，也是做人的基本原则。

（二）短信礼仪

人与人之间交往的方式除了直接见面、电话、电子邮件、传真、书信外，短信交往日趋增多。在使用短信交往的过程中，必需遵守一定的礼仪。

1. 发短信一定要署名　短信署名既是对对方的尊重，也是好达到短信目的的必要手段。如果不署名，不但会引起对方的困惑，而且会耽误正事。

2. 接收短信及时答复　现在每逢节假日，人们都会发短信祝福。“来而不往非礼也”。接到别人发来的短信后，应及时回复。

3. 必要时短信预约　有时要给位尊者或重要的人打电话，知道对方很忙，可以先发短信：“有事找，是否方便给您打电话？”如果对方没有回短信，一定是不方便，可以在较久的时间以后再拨打电话。

4. 及时删除不必要的短信　一些人经常把手机放在桌上，如果出办公室或者去卫生间，有人会顺手翻看短信，可能引起麻烦。如果传播出去，可能就会引起不必要的误会，因此经不起推敲的短信一定要及时删除。

5. 发短信要注意时间　上班时间一般不发短信，否则会打扰对方工作，甚至可能让对方违纪。发短信不能太晚，以免影响对方休息。

6. 恰当使用短信　如果事先已经与对方约好参加某个会议或活动，为了怕对方忘记，最好事先再提醒一下。提醒时适宜用短信而不要直接打电话，打电话可能有不信任的感觉，而短信就显得非常亲切，短信提醒时语气应当委婉，不可生硬。

第三节　迎送与馈赠礼仪

迎送与馈赠是社交活动中的基本形式和重要环节，是一种表达友情、敬重和感激的方式。正确地运用迎送与馈赠礼仪，可以加深双方的理解，增进双方的友谊，体现双方的礼仪修养，提高工作质量。

一、迎送礼仪

迎来送往是社会交往中的一项经常性的活动，迎宾或送宾礼仪不仅关系到自己的形象，还关系到单位的整体形象，尤其是迎宾，给对方留下良好的第一印象，会为下一步工作的深入接触打下良好的基础。

（一）迎宾礼仪

对于远道而来的客人，首先要做好迎接工作。掌握客人到达的时间，准备好交通工具，提前恭候客人的到来。对不相识的客人，要制作迎接牌，写上客人的名字，举牌迎候。接到客人后，应首先问候并表示欢迎；然后向对方作自我介绍，如果有名片，可送予对方。同时还要注意以下方面：

1. 对特殊的客人　凡遇老、弱、病、残、幼的客人，要主动搀扶，倍加小心。

2. 对异地、异国客人　对前来访问、洽谈业务、参加会议的外国客人或外地客人，应首先了解对方到达的车次、航班，安排与客人身份、职务相当的人员前去迎接。若因某种原因，相应身份的主人不能前往，前去迎接的主人应向客人作出礼貌的解释。

3. 热情有度　迎接客人要主动热情地帮助宾客提携行李物品时，但也应尊重宾客的意愿。凡宾客自己要提的物品，不要过分热情地去强行要求帮助提携。

4. 妥善安顿　主人迎接客人时，应提前为客人安排好住宿，帮助客人办理好一切手续。将客人送到住地后，主人不要立即离去，应陪客人稍作停留，热情交谈，同时向客人介绍住处的服务、设施等，并将活动的计划、日程安排告知客人。考虑到客人旅途劳累，主人不宜久留，让客人早些休息。分手时将下次联系的时间、地点、方式等告诉客人。

（二）接待礼仪

接待人员要仪容端庄，谈吐文雅，举止大方，具有一定的文化素养。女性应避免佩戴过于夸张或有碍工作的饰物，化妆应尽量淡雅。异地来访的客人，应一视同仁，微笑相迎，礼貌称呼，热情问好。同时接待客人还应注意以下几点：

1. 按规格接待　如果来访者是预先约定好的重要客人，则应根据来访者的地位、身份等确定相关的接待规格和程序。

2. 引导客人通过走廊　接待人员应在客人二三步之前，配合步调，让客人走在走廊的内侧。

3. 引导客人上楼　应该让客人走在前面，接待人员走在后面，若是下楼时，应该由接待人员走在前面，客人在后面，上下楼梯时，接待人员应该注意客人的安全。

4. 客人步入客厅　接待人员用手指示，请客人坐下，看到客人坐下后，才能行点头礼后离开。正在接待来访者时，有电话打来或有新的来访者，应让助理或他人接待，以避免中断正在进行的接待。

（三）送宾礼仪

当客人准备告辞时，要等客人起身后，主人再起身热情相送，并根据客人的身份不同送至不同的位置。一般的客人，要送到室外或电梯门口；重要的客人要送到大门口、楼下或其乘车驶离之后；远方的客人，还要送到其住宿的宾馆或机场、车站，等客人乘坐的交通工具启动再离去。

同客人告别时，要与之握手，面带笑容，施礼感谢光顾和致告别语："祝您旅途愉快，欢迎下次再来"等。车辆启动时，应向客人挥手告别，目送离去。

二、馈赠礼仪

馈赠即赠送礼品。馈赠的目的在于沟通感情和保持联系，在赠送礼品时通常要注意礼品的选择、赠送与受赠过程都必须遵守礼仪规范，它们既是交往礼仪的基本要求，又是馈赠成功的重要环节。

（一）赠送的礼仪

任何人在赠送礼品时，都要精心挑选、准备所赠礼物。礼品的选择，既要考虑到对方的实际需要，又要符合受礼者的性别、身份、性格、爱好、习惯等。在赠送时须注意以下几点：

1. 选择合适的礼品 俗话说“千里送鹅毛，礼轻情义重”，这就告诉人们，赠送礼品不在多少，而在双方之间的情意。馈赠除了要挑选具有鲜明特色、非常实用、时尚性的礼品外，还要有纪念意义。

2. 遵循赠送原则 即“六W原则”，包括送给谁（Who）、为什么送（Why）、送什么（What）、怎么送（How）、何时送（When）、什么场合送（Where）。

(1) 送给谁（Who）：是赠送礼品时首先要考虑的问题。赠送时根据赠送对象的年龄、性别、兴趣、需要、习惯、知识、品位等因素选择合适的礼品。

(2) 为什么送（Why）：即赠送的目的。赠送的目的有探望病人、庆贺生日、恭贺新禧、亲友远行、酬谢他人、探亲访友、还礼等，赠送时一定要明确赠送的目的。

(3) 送什么（What）：赠送什么样的礼品要根据赠送对象的需要，精心选择，投其所好，避其所讳。

(4) 怎么送（How）：赠送的形式有三种：当面赠送、邮寄赠送、托人赠送。当面赠送最常见，有助于受赠对象接受礼物。

(5) 何时送（When）：赠送礼品须选择合适的时机。人们往往选择道喜、祝贺、鼓励、慰问时。应避免外人在场。

(6) 何地送（Where）：赠送礼品的地点应选择：公务交往中，在工作地点或交往地点；私人交往中，赠送礼品应当在家里。

3. 选择精美的包装 选购一件合适的礼品后，还需进行精美的包装，显得正式、高档，而且还能使受赠者感到自己备受重视。

此外，赠送礼品还要表现大方、自然得体、态度诚恳，如果送的礼品比较新颖，还有必要向受赠者说明其用途。

（二）受赠礼仪

收到礼品时，应立即表示感谢。即便收到的礼品不合心意，也应当像接受自己所喜欢的礼品一样，说上几句感激对方的话。受赠在接受礼品时应做到：

1. 欣然接受 受赠者接受礼品时，应起身站立，注视对方，在对方取出礼品，准备赠送时，要保持风度，既要神态专注、认真，又要稳重大方。在赠送者递上礼品时，尽可能地用双手迎接，不要一只手去接礼品，并将礼品收好，不要随手乱放。

2. 依礼还礼 中国人崇尚“礼尚往来”。接受馈赠后，应想办法回礼才合乎礼貌。尽管在接受馈赠时无法马上回礼，也应在日后适当的时候，以适当的方式，向对方回赠礼品。

3. 拒绝有方 有的时候，出于某种原因，不能接受他人赠送的礼品。在拒绝时，要讲究方式、方法，依礼而行，给对方留有退路，不能令人尴尬。

（三）赠送的注意事项

在选择礼品时，首先自己要喜欢，另外，还要自觉、主动回避对方受礼的禁忌，如：

1. 不能对身体、工作、学习、生活有影响。
2. 与对方所在地的风俗习惯相矛盾。
3. 避免几年送给同一个人同样的礼物等。

第四节　护理工作中的交往礼仪

护士是医院里人数最多，与病人接触最密切，接触时间最长的群体。因此护理人员在工作中的交往礼仪尤为重要。护士的礼仪可从护士的容貌、服饰、言谈、举止等方面展现出来，并融于职业行为和服务内容之中。护理工作中的交往礼仪包括护患交往礼仪、医护交往礼仪、护际交往礼仪等。

一、护患交往礼仪

护患交往是护理人际交往的主体，是护士职业生活中最常见的人际交往。护士要想做好护理工作，提高护理质量，首先就应该掌握护患交往礼仪。

（一）仪表端庄、服饰得体

与病人初次见面，要留下良好的第一印象，首先注意的是护士的仪表。在护患交往中，应做到仪表端庄大方、服饰整洁得体，燕帽要戴得端正，精神要饱满，给患者一种做事利落、整洁俊美的感觉，并由此赢得患者的尊重和信任，这是建立良好护患关系的开端。

（二）语言文明、举止大方

俗话说，“良言一句三冬暖，恶语伤人六月寒”。护士在护理工作中熟练掌握和使用文明用语是非常重要的。工作中应该“请”字当头，“谢”字结尾。接待病人或进行各项护理操作时，应根据病人的病情、年龄、性别、职业、地位、文化背景等文明礼貌地称呼病人。

举止能反映出护理人员对病人的态度和自身的心理状态。护士在工作中要求举止稳重大方、动作轻柔敏捷，给病人一种安全和信任感，不能举止轻浮，动作散漫粗暴。

（三）态度谦和、主动热情

诚实谦和的态度，能增加病人对护理人员的信任与亲切感。在护理工作中，护士要主动热情地为病人服务，多与病人沟通、交流，同时要善于控制自己的情绪，不因个人心情不快而迁怒病人。只有这样才能缩短护患之间的距离，减少病人的心理压力，消除护患之间的陌生感和恐惧感，提高护理工作质量。

（四）尊重病人、以礼相待

护士在与服务对象交往的过程中，必须尊重对方的人格，不论其职务高低、年龄大小、病情轻重、容貌美丑、关系亲疏、经济贫富，都应一视同仁、以礼相待。以貌取人、以贫富、贵贱分高低，是有悖于护理人际关系最基本的伦理道德原则的。

二、医护交往礼仪

在健康服务群体中，护士与医生的关系最密切，两者既分工明确又相互合作，各自发挥自己专业的功能，不能互相替代。建立良好的医护关系是完成医疗护理活动、解除病人病痛、促进康复的重要保证。

（一）相互尊重、互相理解

在医疗护理活动中，医护双方都要理解对方的工作特点，分清双方的责任，尊重对方的人格，信赖对方的能力。任何一方都不能轻视、贬低另一方。虽然专业不同，职责分工不同，但都是为了一个共同的目标，在工作中应该互相尊重和理解。只有这样才能营造出融洽、和谐的工作氛围，最大限度地发挥自己的角色功能，保证整个医疗护理工作的正常运行。

（二）团结协作、互相配合

医生和护士的工作不仅各有特点，也各有难处，医护之间的团结协作是医疗护理工作顺利开展的基础。在为病人提供健康服务的过程中，医生和护士是良好的合作伙伴。当医护之间出现协调配合欠妥时，护士要主动谅解对方，分析产生矛盾的原因，善意地提出合理的意见或建议，协商解决。切忌在病人面前与医生发生争执，更不能在病人面前议论医生的是非长短。

（三）互帮互学、共同提高

由于医疗和护理是两个不同的专业，知识范围、重点和深度各有不同。作为医生，应随时了解护理专业的特点和学科发展情况，主动关心护士的成长进步和业务水平的提高；作为护士，不仅要掌握本专业的理论知识和技能，还要虚心向医生求教，从更深的理论角度把握疾病的诊疗过程，医护双方互相学习，取长补短，从而达到医疗和护理互相渗透，互相启迪，共同提高。

三、护际交往礼仪

护际交往是指护理人员之间的交往。护理工作的协作性很强，不同级别、不同年龄的护士之间保持良好的交往关系，团结协作，密切配合，使护理工作形成一个有机的整体，才能保证护理工作井然有序地进行，并不断提高护理质量。

（一）尊重同仁、举止文明

同事间往来，应该互相尊重、互相支持，文明相处、礼貌相待，这既是为人处世的基本道德，也是最基本的职业要求。

想一想

护士与护士长交往时，如何取得护士长的理解与信任？

（二）严于律己、宽以待人

与同事相处，要处处为别人着想，以礼相待。别人礼仪礼节如有不周之处，自己不要耿耿于怀，更不要形成私怨。

（三）谦虚谨慎、戒骄戒躁

一个人的能力大小、水平高低是客观存在的，但每个人的人格都是平等的，不可因个人资质的高低而对人“另眼相看”。谦虚谨慎、平等待人是个人的高尚品德。

（四）努力学习、积极进取

护士之间要互帮互助，互尊互学，形成比、学、赶、帮的良好氛围。工作中要讲奉献、比成绩，不计个人得失、个人利益，不断提高自身修养。

实践指导——交往礼仪训练

训练目的

1. 掌握介绍礼仪及电话礼仪的注意事项。

2. 了解护理工作中的交往——护患交往、医护交往、护际交往礼仪，培养自身良好的交往形象。

训练准备

1. 用物准备　电话。

2. 环境准备　实训室、模拟病房、模拟护士站。

3. 学生准备　衣帽整齐、着装整洁，符合护士仪表、服饰礼仪；复习介绍礼仪及电话礼仪的内容；根据案例情境进行角色扮演，体现相关的交往礼仪知识。

4. 案例分析　患者张某，男，16 岁学生，因急性阑尾炎化脓来医院就诊。情境设置：晚上 11 点母亲陪同来医院，在急诊室检查后，护士打电话通知住院处。住院处通知外科病房。病人及家属来到外科病房，护士接待，安排病人入院。

训练方法

1. 教师对分组练习的内容进行讲解，提出要求。

2. 分组训练　以小组为单位，采取组长负责制，用角色扮演的学习方式，引导学生进行情境对话和练习。

3. 情境练习内容及要求

(1) 急诊护士打电话通知住院处。

(2) 住院处电话通知病区有新人入院。

(3) 在病房内病房护士向病人自我介绍礼仪；将新入院病人向同病房病人作介绍和

他人介绍。

4. 评价 分组练习结束后，任选两组进行演示，集体评价矫正。

评价要点

1. 技能发展评价 是否规范使用电话基本文明用语；是否根据介绍礼仪规范地进行自我介绍和他人介绍；是否衣帽整齐，举止端庄，语言交流顺畅。

2. 团体协作评价 是否积极参与，团结互助，相互关心，共同协作。

3. 创新精神评价 情境编排是否有新意。

4. 职业情感评价 接待时是否面带微笑，态度温和、亲切。

附：人际交往中常见礼仪的“禁忌”

现代社会中，与人交往既要有技巧，又要有原则，这样的社交，才能取胜，获得真诚的朋友、永久的合作伙伴。

现代礼仪里，讲究规范很重要，但知道忌讳更重要。因为，只有避免犯忌，才是和别人友好交往的前提。一旦犯了忌，就会影响交往。因此在交往中，要注意以下几点：

一忌强硬交往。

这种人是最令人难以接受的，自以为是，以老大自居、唯我独尊，和人交往态度冷漠傲慢。在市场经济越来越发达、竞争越来越激烈的今天，这类人往往最不受欢迎。

二忌盈利交往。

俗话说多一个朋友，多一条路子。就商务合作而言，任何人很难一开始就成了你的客户，总会从准客户向实际客户过渡，你很难说谁是你的准客户。所以，就当你所交往的人都是准客户，以满腔的激情、热情、诚意和他交往，总会收到较好的效果。

三忌一次交往。

具体表现有两种。一种是谈判的时候，为了达到自己的目的，有求必应，达到目的后就无视对方的要求了。另外一种是一次交往目达到成功后，就不再和对方联系了，认为“以后反正也不用他了”。这种短期行为，是必给人以“势利”、“功利主义”的感觉，使自己的朋友越来越少。

四忌高层交往。

这种人的交往政策是逼迫对方就范。这样做一是不可能得到对方心悦诚服的、长久的帮助，二是这种关系是人情网，在市场经济下，竞争越来越透明的今天，容易受各种因素影响，以致自食苦果。

五忌江湖交往。

把社交信誉押在江湖义气上，以感情取代原则和理性，结果往往让别有心机的人钻了空子，使自己蒙受损失。

六忌媚求交往。

社交并不能通过获得别人的同情而获得交情，任何一个上进的人、有身份的人，都不会和逢迎拍马屁的人进行平等地交往。

所以，在交往中，只有讲究交往礼仪，掌握堂堂正正的交往技巧和方法，才能获得交际场上的胜利。

复习思考题

1. 何谓“称谓”？称谓有哪些方式？
2. 介绍的方式有哪些？自我介绍的基本要求是什么？
3. 接听电话的礼仪有哪些？
4. 接待礼仪的常识主要有哪些？
5. 馈赠的礼仪包括哪些内容？
6. 设置场景反复练习护理工作中的交往礼仪。

（陈　芬）

第七章　护士的工作礼仪

随着医学模式的转变和系统化整体护理的实施，礼仪在医疗、护理服务中发挥着越来越重要的作用。因此，对护理专业人才的培养提出了更高的要求，护士不仅要具有扎实的专业知识和专业技能，还应具备良好的人文修养。护士在工作中良好的礼仪修养，既是自身综合素质的体现，也是“以人的健康为中心”的整体护理服务的需要。护理工作中的礼仪是在公共社交礼仪基础上拓展和完善的，又具有护士职业的特殊性。护理工作中的礼仪主要包括工作的接待、送别以及门诊、病区等礼仪。

第一节　门诊护士工作礼仪

门诊是病人到医院就医的主要场所，是病人与医护人员接触的第一关。一般情况下，门诊护士尤其是接诊、分诊、导诊的护士，是病人接触最早的医务人员，护理人员礼貌周到的服务态度、文明端庄的仪表等，成为抚慰病人的良方以及解除病人心理恐惧的重要因素，同时也是医院形象的代表。因此，加强门诊护理人员的礼仪修养，自然就成为护理礼仪工作的重点。

一、接诊礼仪

病人来到医院就诊，客观上存在一种被动、祈求的自卑心理，由于患病和环境陌生，易产生孤独感和恐惧感，希望得到医护人员的重视、理解、同情和关心。因此，护理人员应注意自己的言行举止，给病人提供优质的服务，使病人得到及时的诊断与治疗。

（一）仪表符合礼仪规范

在护理工作中，仪表是一种无声的语言。门诊护士的仪表要文明端庄，给服务对象以整洁、文明、大方的第一印象。在工作中流露的眼神，应与语言、表情、动作协调一致。热情、亲切、和蔼的眼神，可使病人精神振奋，增加信任感和安全感，增强抗病能力。

（二）举止优雅、语言文明

护理人员的坐姿和站姿应端正规范，动作应轻柔准确，必须做到语言文明、态度诚恳，针对不同的对象使用恰当的称谓，是门诊护士最基本的礼仪要求，有助于护患关系的融洽，消除患者对医院的恐惧心理感。

二、护理治疗礼仪

来医院就诊的病人中，有一部分是在门诊接受治疗的，在为病人进行护理治疗时，除了规范、娴熟的操作外，还应注意治疗过程中的礼仪要求。主要有以下几方面：

（一）热情接待、主动介绍

对多数病人而言，医院是一个陌生的环境，病人希望通过与护士的交流，了解医院的环境、医疗水平、诊治医生的情况和其他相关信息。护士应主动、热情地接待病人，向病人介绍医院的概况及相关专科的特色，介绍医生的诊疗特长及本院的服务宗旨，营造温馨和谐、互助有序的就诊环境。

（二）组织就诊、灵活机动

病人挂号后到各科候诊室就诊，护士除按先后次序组织就诊外，应随时观察候诊病人的病情，对特殊病人应主动予以照顾，如高热、高龄、急重症等，视情况提前诊治或送急诊处理。必要时向其他待诊的病人做好解释，征得同意和理解。

（三）认真治疗、周到服务

对在门诊进行治疗的病人，要做到治疗前按规定项目认真核对，对治疗措施给予科学解释，充分尊重病人的知情权；治疗操作中，严格执行操作规程，动作轻柔，神情专注，态度和蔼；治疗结束离去前，要嘱咐病人注意事项等，留下联系方式，礼貌送别。

（四）健康教育、形式多样

病人到候诊室等候就诊，护理人员可利用候诊时间，采用口头、图片、黑板报、电视录像或赠送小册子等形式开展健康教育。由于病人在受教育程度、年龄、理解能力方面存在差异，护士语言要通俗易懂，语气温和，讲解中注意观察病人的反应，及时沟通，必要时给予重复说明，对病人提出的询问应耐心、热情地给予解答。

第二节　急诊护士工作礼仪

急诊室护士的服务对象多是发病较急、病情较重或需要紧急抢救的病人，护士应根据急诊护理工作的特点，针对病人不同的心理状态和实际情况，采取适当的接待和救护方式，提供及时、快捷的医疗急救服务，防止医疗纠纷的发生。

一、接诊病人礼仪

急诊护士面对的都是发病急、病情重，甚至是生命垂危的病人，病人和家属都会把生的希望寄托在医护人员的身上。急诊护士常常是首先与患者接触的人，其工作不仅直接关系到服务对象对医院的印象和信任程度，也关系到患者生命的转归。因此，急诊护士良好的礼仪修养和娴熟的急救技术对完成急诊护理工作是至关重要的。

（一）陈述利弊、稳定情绪

急诊病人由于病情急、来势猛、缺乏心理准备而表现得情绪紧张、惊恐不安。护理人员针对这些情况，在紧张环境中有条不紊地进行救治，同时给病人和家属必要的、适当的安慰和解释，陈述利害，尽快稳定病人和家属的情绪，以利进一步对病情做出处理。

（二）抓紧时机、果断处理

急诊护理工作突出一个“急”字，时间就是生命，护士对急诊病人的病情有个大致的了解后，应迅速对病人进行急救护理。救治工作决策要果断、方法要正确、措施要得力，充分体现护理人员处理问题的及时性、针对性和有效性，增强病人及家属对护理人员的信任感。

（三）急不失礼、忙不失仪

对急诊病人的接诊和处理应做到急不失礼、忙不失仪。急诊病人因发病急、病情重、发展快，易产生紧张焦虑心理，常常有恐慌和绝望感，对医护人员的言行举止非常敏感。急诊护士在接待病人时应考虑到病人的特殊心理，处理病情果断而及时，态度应和蔼热情，举止有度，尽自己最大的努力来挽救病人的生命。

二、急救病人礼仪

急诊病人一旦入院，就必须在最短的时间内，提供恰当的接待救护方式、及时快捷的医疗急救服务，用最有效的措施为病人进行救治。

（一）急而不慌、忙而不乱

急诊护士应具有较强的应变能力，急诊病人发病急，来势凶猛，要求医护人员果断采取最佳的急救措施，沉着应战、保持急而不慌、忙而不乱、从容礼貌的工作态度，稳定病人和家属的情绪，争取他们更好地配合，以利于进一步救护。

（二）密切配合、团结协作

急诊救护是一项涉及医疗、护理、化验、放射、收费、药房等多方面工作的系统工程。这些工作涉及多个科室，救治时各科医护人员应紧密配合、团结协作，注重文明礼貌，共同完成急救工作，全力以赴地投入抢救工作。

（三）解释疏导、树立信心

急诊病人在意识清楚的情况下，心理比较复杂、压力大。为了帮助病人缓解心理压力，减轻病人痛苦，急诊护士应有针对性地依病人的具体情况做好心理疏导工作，用安慰、体贴、关心的语言缓解病人紧张恐惧心理；帮助病人尽快进入病人角色，接受医务人员对自己病情的诊断、治疗、护理。同时配合健康教育，对病情变化、护理治疗过程及效果给予适当的解释和预告，使病人有心理准备，增强战胜疾病的信心。

第三节　病房护士工作礼仪

当病人经初步诊断需住院检查或治疗时，便住进医院。此时，病人在承受生理疾患折磨的同时，多伴有焦虑、恐惧等心理。护理人员应热情礼貌地对待患者，积极安慰患者和家属，这样有助于患者和家属焦虑不安的心理得到缓解甚至消失，可以使病人安心住院并树立战胜疾病的信心和勇气，从而促进疾病的尽快康复。

小贴士

病房护士文明服务“七声”：患者初到有迎声；进行治疗有称呼声；操作失误有歉声；与患者合作有谢声；遇到患者有询问声；接打电话有问候声；患者出院有送声。

一、病人入院护理礼仪

当病人来到病房时，护士应停止手中的工作，起身而立，微笑相迎，安排病人就座，亲切问候，并自我介绍。

（一）做好入院指导工作

患者入院治疗时，护士应礼貌地指导患者或家属持住院证到住院处办理入院手续。如填写登记表、缴纳住院押金等。由于患者或家属往往不熟悉医院的制度或环境，心情比较焦急，在办理住院手续过程中可能会有不知所措或急躁不耐烦等情绪。此时，护理人员一方面要对患者表现同情，另一方面要耐心细致地指导患者或家属做好入院的安排，切忌不耐烦、冷淡甚至恶语伤人的表现。

（二）护送患者进入病区

在护送患者进入病区时，要热情接待患者和家属，主动与患者和家属进行交流与沟通，尽可能了解患者更多的疾病信息。对患者和家属的提问，应耐心地解答。护送过程中，对能步行的患者，护士可扶助步行；对不能行走或病情危重的患者可用轮椅或平车护送，同时应注意病情所需的体位，以保证安全。护送过程中还应保暖，必要时输液、给氧，护士的动作要娴熟稳重，送入病区后要礼貌、耐心、仔细地与值班护理人员就患者的病情、物品等进行交接，做到服务有始有终，环环相扣，护送有序，服务到位。

二、病人进病区后护理礼仪

进入病区的病人及家属，希望所接触的医务人员具有良好的职业修养。因此，护士应严格按照礼仪规范要求，为病人提供高质量的医疗护理服务。

（一）新入院患者的接待礼仪

当新入院的患者来到病房时，护士要起身迎接，面带微笑，安排患者落座，亲切热情地问候和自我介绍，“您好，我是值班护士，今天由我负责接待您，请您先把门诊病历交给我”，双手接过病历以示尊重。如果同时还有其他护理人员在场，其他护理人员也应主动向患者或家属打招呼，亲切微笑，点头示意。

办理完有关入院手续后，病房责任护士应该主动向新入院的患者进行介绍。介绍时要耐心、细致，语速不宜过快、内容不宜过多。首先对自己和主管医生作简单的介绍：“您好，我是您的主管护士，我叫×××，您叫我小×就行了，您有什么事可以随时找我，您的主管医生是××大夫，一会儿他就会来看您。”如患者病情允许，也可以同时再介绍病区环境，如护士办公室、医生办公室、卫生间、治疗室等，之后送患者到床旁，并告诉患者他可以使用的区域及有关设备的使用方法。对住院制度进行介绍时，须注意使用礼貌用语，注意语气和措辞等，尽量多用“请”、“谢谢”等文明用语，避免使用“不准……”、“必须……”等命令式语言。

（二）住院患者的护理礼仪

在护理工作中，护士的行为举止直接影响患者的心理，从而间接地影响患者的治疗效果。这就要求护理人员工作时必须做到亲、轻、稳、准、快。同时还应注意以下几个方面：

1. 举止端庄自然、操作轻快规范　护士在病房的站、坐、行和各种操作姿态要规范，动作要优美、舒展。行走时应庄重自然，轻盈快捷；推车要平稳；开关门要轻；各项操作要轻快准确。从而给患者以安全、优雅、轻松、细腻、灵巧的感觉。

2. 问候亲切温柔、语言文明礼貌　患者初次进入病房，存在适应新环境的过程。在这个适应过程中，护士亲切的语调、关怀的问候会使患者感到温暖，使其尽快摆脱孤独感。查房、治疗时一句亲切的问候，可使患者对护理人员产生亲近、信任和敬重之情，从而缩小护患之间的距离。

3. 思维敏捷、动作准确　快速及时、安全准确的服务会获得患者的尊重和信任。护理人员在临床护理工作中，必须做到思维敏捷、动作准确无误。特别是患者病情紧急的情况下，凭借科学的态度和丰富的知识经验，给予及时准确的判断和处理，为患者赢得治疗时间，也是护理人员礼仪素质的基本要求。

4. 技术娴熟、满足需要　患者入院后安全的需要仍然是其最基本的需求，他们会考虑到医院的医疗护理水平，特别是考虑到负责自己的医生和护士的技术水平。护士娴熟的技术是消除其顾虑的重要因素。因此，作为一名合格的护士，应熟练掌握操作技能，不断钻研业务，掌握现代护理新理念和新技术，最大限度地满足患者的需要，以利于病人早日康复。当然，对于患者或家属的需要也不是一味地满足，而是在不违反医院的规章制度、不侵犯他人利益基础上的满足。

三、病人出院护理礼仪

患者因康复或其他原因需要离开医院时，护理人员千万不要误以为反正患者就要离开医院，不再和医院甚至护理人员打交道，礼仪规范就无所谓了。为了使护患关系有一个良好的结束，更需注意患者出院时的护理工作礼仪。

（一）出院前的祝贺

患者在出院前，护理人员应首先对其康复表示祝贺，感谢患者在住院期间对医院工作的支持和配合，谦虚地对自己工作的不足之处、对患者关心不到之处表示歉意，并表现出患者出院后一如既往的关怀之情，随时会为患者提供力所能及的帮助和服务。

（二）出院时的指导

患者出院时，责任护士一定要做好出院指导。指导和帮助服务对象办理出院手续、介绍当时病情、如何继续用药、什么时间随访、如何进行康复治疗、出院后的饮食起居、注意事项等。

（三）送别时的礼节

出院手续办理完毕，患者即将离开病房时，责任护士应将其送至门口或车上，再次祝贺病人康复，嘱咐患者多保重，并向患者行握手礼或挥手礼告别。

第四节　手术室护士工作礼仪

手术室是全院进行手术的共同科室。手术室的护士工作性质特殊，细微的差错都可能给病人造成伤害。因此，工作中必须严格要求自己，养成严谨、认真、细致的工作作风，以最好的精神面貌、心理状态和工作态度，来达到最优质的服务质量和最佳的工作效率。

知识链接

手术室迎送病人"六个一"，可给予病人手术前后许多的安慰。"六个一"即指一声亲切的问候，一副整洁的担架车，一次认真的核对，一个无菌的环境，一张安全的手术床，一次详细的健康教育。

一、术前工作礼仪

手术对躯体是一种创伤性的治疗手段，会对病人心理产生严重的刺激，引起不同程度的心理问题。要求护士不仅要协助医生进行手术治疗，而且要以文明礼貌的言行关心、尊重病人，尽可能减轻或消除病人因手术而引起的紧张、焦虑和恐惧的心理反应，确保手术的顺利进行。

（一）术前疏导礼仪

手术无论大小，对病人和家属来说都是一次重要的人生经历，紧张、焦虑和恐惧是术前普遍存在的心理状态，如担心手术是否存在危险、能否成功、预后如何，这些都会影响手术效果。因此，护士要给病人做细致的疏导工作。

1. 亲切交谈、积极沟通　与病人交谈应以亲切、平等的语气了解病人的社会背景、生活习惯、性格、爱好；了解病人对手术的认识和态度。通过交流，掌握病人的心理状态，对病人提出的问题给予耐心解答，必要时可与病房护士一起进行心理疏导，给予病人激励与安慰。还要帮助病人熟悉手术的各项准备和注意事项，让病人放心地接受手术治疗。

2. 讲究技巧、减轻心理负担　护士与病人交谈应注意选择适当的时间，以不引起病人疲劳为宜；语言应通俗易懂、内容应精练，避免使用“癌症”、“死亡”等病人忌讳的语言。通过术前谈话，减轻病人心理负担，对手术有较好的心理准备，使病人积极配合手术及术后的治疗与护理。

（二）接病人的礼仪

手术前，病人由手术室的护士负责接到手术室。虽然接病人的过程很短，但它是病房护士向手术室护士工作过渡的重要阶段，需要手术室护士以和蔼亲切的语言、严谨可信的工作作风，使病人心理放松，获得安全感。

1. 仔细核对、防止差错　手术前护士到病房接病人时，应用礼貌的语言仔细核对病人科室、床号、姓名、性别、年龄、诊断及手术等，防止接错病人造成医疗事故。例如胸外科，6 床，李华，女，58 岁，教师，支气管肺癌，可以这样核对：“您是 6 床李华老师吧，今天要给您做手术，知道吗？”“您今年多大岁数？知道给您做什么手术吗？”还要核实手术前准备工作是否完成。

2. 安慰鼓励、减轻压力　虽然手术前病房护士已为患者做了教育，手术室护士也做了心理疏导，但病人还是会有紧张、恐惧等心理问题。因此，手术室护士到病房接病人时，应首先道一声“您好，您昨晚休息得好吗？我来接您去手术室，手术时我会陪伴在您身边”，“您的手术医生很有经验且对病人又非常负责，您就放心好了”。使病人能以平静的心态面对手术，以利于术后的康复。

二、术中工作礼仪

病人在手术过程中处于高度应激状态下，非常敏感，医护人员对待病人的态度、言谈和举止等都要遵守礼仪规范。手术过程中，医护人员除认真仔细地开展手术外，应尽量避免一些无关的言谈、表情、举止，以免加重病人的心理负担。

（一）礼待病人、视如亲人

护士对待每一位病人，无论贫富贵贱、地位高低、年龄长幼、亲疏远近等，均应一视同仁，视病人如亲人，始终以高度的责任心照顾手术病人。送病人进入手术间时，护士可以主动向病人介绍手术间的布局、设备，以消除病人对手术室的陌生感和恐惧感。进入手术间后，病人安置手术床上，注意遮盖，轻稳地帮助病人摆好麻醉体位，向病人介绍正确体位对手术、麻醉的作用以及减少并发症的意义。手术过程中，要细心观察病人的各种体态语言，如面部表情、手部动作等。主动询问有何不适，用亲切、鼓励性的语言安慰病人。如“请放心，我就在您的身边，随时为您服务”等。手术将要结束时，病人进入麻醉苏醒期，护士用手抚摩病人的面部，小声而亲切地呼唤病人的名字，轻声对病人说“××先生，您醒醒，手术已经做完了，您感觉怎么样？伤口疼吗？”

（二）举止从容、言谈严谨

手术中，由于麻醉方式不同，病人心理反应也不同。局部麻醉时，病人处于清醒状态，对医务人员的表情、行为举止和器械的撞击声非常敏感，因此，医护人员应该语言严谨、举止从容、动作轻稳，避免讲容易造成病人误会的话语，如“糟了”、“错了”等。

三、术后工作礼仪

手术完毕，要密切观察病情，将病人安全送回病房，与病房护士做好交接工作，保证护理工作的连续性。

（一）和蔼可亲、告知效果

手术结束，等候的家属和朋友会十分焦急地前来询问术中情况，护士要给予充分的理解，耐心地解释，告之手术结果。

（二）认真交接、鼓励安慰

病人被送回病房后，手术室护士要全面详细地向病房护士介绍患者的生命体征、目前用药、手术情况、注意事项等，做到交接及时、认真、全面、细致，以利于病房护士对手术病人病情的掌握，利于术后护理。另外，手术室护士在离去前也应给予病人家属一些嘱咐，告之术后的有关注意事项，鼓励病人及家属树立信心，战胜疾病，祝病人早日康复。

第五节　护理操作礼仪

随着社会的进步与发展，人们对健康的需求不断增加，病人对护理质量、医疗护理安全的要求都有很大的提高，法律意识逐渐增强，因此，严格要求护士按操作程序和礼仪规范，进行护理操作。不仅有利于病人康复、提高服务质量，也有利于维护护理工作者自身的权益。

一、护理操作礼仪要求

护士在护理操作时应用真诚的态度、礼貌的语言、端庄的举止为病人做好操作前的解释、操作中的指导、操作后的嘱咐，尊重病人的知情权，融洽护患关系。

（一）操作前的礼仪

1. 充分的准备　实施任何护理操作前护士均应明确患者的病情、操作的目的、所需的物品、具体的操作方法、实施中的注意事项及意外情况发生时的处理原则与方法、实施后观察记录的内容等。经过充分的准备，才能尽可能地保护患者的安全，获得较好的治疗护理效果。

2. 仪表端庄、举止得体　在为患者进行护理操作前，要保持自身仪容的整齐、清洁、无污染；以提高患者对护士的信任感；保持得体的举止，如行走时轻快敏捷；入病房门口时先轻声敲门再轻轻推门而入，并随手将门带上；进入病房后微笑点头、亲切礼貌地与患者打招呼、然后再开始操作前的准备工作。

3. 言谈礼貌、解释合理　操作前护士应以礼貌的语言向患者清晰地解释本次操作的目的、患者需做的准备、操作方法、操作过程以及患者有可能出现的感觉等，以减轻患者对护理操作的恐惧感、取得患者的配合。

（二）操作中的礼仪

1. 和蔼的态度、真诚的关怀　在操作过程中，对待患者的态度要和蔼、真诚，通过言谈、表情来表现对患者的关怀心；注意与患者随时沟通，友善地解释操作的方法和意义，动态地询问患者的感受，给予适当的安慰，消除患者对操作治疗的恐惧和神秘感，争取取得患者最大限度的理解与合作。

2. 娴熟的技术、扎实的知识　娴熟的操作技术、扎实的护理知识是对一名合格护士的基本要求，也是对患者的尊重和礼貌。轻柔的动作、熟练的操作技术、温和的态度，可以有效地减轻患者在接受护理操作过程中所产生的不适感，降低操作难度，提高护理质量和效率。

（三）操作后的礼仪

1. 亲切嘱咐、真诚安慰　护理操作结束后，应根据患者的病情及所实施的操作项目给患者亲切的嘱咐和安慰。这样做，一方面是对患者的礼貌和关心，另一方面也是护理操作实施中的必要程序。通过嘱咐、安慰和询问，可以了解患者接受操作后的感觉、估计操作后的效果，以及相关的注意事项等，减轻患者的顾虑。

2. 尊重病人、诚恳致谢　当患者配合护理人员完成护理操作后，护士应当对患者的合作表示诚恳的致谢。感谢患者对护理工作的配合，同时也让其明确这种配合非常有利于患者康复。诚恳地致谢，反映了护理人员良好的礼仪修养和高尚的职业道德。

二、常用护理操作礼仪范例

护理操作礼仪规范的培养，不仅要勤奋学习和反复实践，逐步熟练掌握操作前、中、后的每个环节的礼仪和注意事项，还要因操作的具体要求和操作对象的不同而灵活应用，不能千篇一律，要学会让每位需要帮助的病人都能享受到优质的护理服务。下面介绍一些护理操作礼仪范例，供学习时参考。

（一）体温、脉搏、呼吸、血压的测量

【病例】病人王某，女，40岁，工程师，因发热待查入院，护士为她进行体温、脉搏、呼吸、血压的测量。

1. 操作前解释

护士："王工程师，上午好，我来为您测量一下体温、脉搏、呼吸、血压。这是入院的常规检查项目，病人来到这都要测量，这是作为一个资料存档的，您在这之前半小时内喝过热水吗？"

病人："没有，喝热水对测量有影响吗？"

护士："是的，这样会使体温升高，好，现在我就先给您测体温。"

病人："我自己来吧。"

2. 操作中指导

护士："还是我来帮您吧，请您将衣服解开，我给您用纱布把腋下的汗液擦一下。"

病人："为什么要擦腋窝的汗呢？"（病人疑惑）

护士（微笑回答）："因为天气热，腋窝有汗会导致测量结果不准确。"

病人："噢，我明白了！"

护士："请您把手臂放在胸前将体温计夹紧，10分钟后就可看到结果了。"

病人："原来测体温还这么讲究。哎呀，我没戴手表怎么办，没法看时间？"

护士："我已看表计时了，您放心，这是我的职责。""请您不要动，我来给您数脉搏、测呼吸。"……"您的脉搏、呼吸都正常，脉搏每分钟82次，呼吸每分钟20次。"

病人："我没看您测呼吸呀？"

护士："我已测过了，在给您数脉搏之后，紧接着就测了，我没告诉您，这样您的呼吸会自然些，计数会更准确。现在给您测血压，请您把这侧袖子脱下，并保持安静。"

病人："听说测血压得先休息下会儿，是吧？"

护士："是的，您的血压正常，高压是110 mmHg，低压是80 mmHg，时间到了，请您把体温表拿出来给我。"

病人："好，给您，我发烧吗？"

护士："您的体温有点高，是38.5 ℃。"

3. 操作后嘱咐

护士："别着急，您先休息一下，我把这结果给医生，等会儿还要做其他检查，争取把发热的原因查清楚。"

病人："谢谢，通过测量，我还真学了不少知识。"

护士："不客气，这是我应该做的，我还要谢谢您的配合呢！"

（二）口腔护理

【病例】病人吴某，男，60 岁，退休干部，因上消化道出血昨晚急诊入院，目前禁食，生活不能自理，每日口腔护理两次。

1. 操作前解释

护士："吴爷爷，您昨晚住院的，是吗？晚上睡得好吗？还感到头晕吗？"

病人："昨晚休息得不太好，换一个新地方不习惯，夜里睡不沉，头有点儿晕。"

护士："听说您今天清晨有一次大便还发黑，是吗？您身体较虚弱，起床刷牙不方便，现在我来帮您漱漱口，洗洗牙好吗？这样可清除您口腔中的病菌和气味，预防口腔炎，使您感到清洁、舒适。"

病人："是不是很麻烦，怎样做？"

护士："就像您平时刷牙一样，只不过不是用牙刷，是用血管钳夹盐水棉球擦拭，我尽量擦得轻些，不让您劳累，请您放心。"

2. 操作中指导

护士："爷爷，您躺好，头向我这边侧一点，给您垫上治疗巾保护您的衣领和被头不要被弄湿了。""请您张开嘴，我检查一下好吗？现在请您吸点水漱漱口，漱口水请吐在弯盘内。"……"请您再张嘴，我给您擦牙齿了……您配合得很好，感觉累吗？如果不舒服就告诉我，马上就要好了。"（护士边操作边指导病人配合，并鼓励病人，观察病人反应）

3. 操作后嘱咐

护士："您感觉怎样？合作得很好，非常感谢！下午我再为您做一次，好不好？"

病人："好的，姑娘，你真好，谢谢你啦！"

护士："别客气，这都是我应该做的，您满意就是我最大的心愿。有事请您按呼叫器，我也会经常来看您的，您安心休息！"

（三）静脉输液法

【病例】病人张某，女，42 岁，小学教师，支气管感染，进行输液治疗。

1. 操作前解释

护士："张老师，您好！今天感觉怎么样，咳嗽好些了没有？今天还要继续输液，您要不要先方便一下？"

2. 操作中指导

护士："请您把手伸出来，（铺治疗巾，扎止血带，选择血管）看您手背上的血管很好，我会为您一针扎上的，不用担心。"

病人："没事的，我不害怕，请放心好了。"

护士："请您握紧拳头……好啦，疼吗？"

病人："只是进针时有一点疼，您技术真好！"

3. 操作后嘱咐

护士："好啦，谢谢您的配合。我现在用胶布给您固定好，因输液时间较长，您活动时要小心，否则针穿破血管还得重新扎，增加您的痛苦。”

“液体点滴速度我已调节好了，每分钟 60 滴，请您不要自己随意调节！”

病人：“为啥要调节每分钟 60 滴呢，输液速度还有讲究吗？”

护士：“是的，输液滴速是根据病人的心脏功能、年龄大小和药物性质的不同来调节的，一般情况下，成年人每分钟 40 滴到 60 滴，输得太快，会加重心脏负担，尤其有心脏病的人，这样很危险；如输得太慢，又占用时间太长影响病人休息。您年轻，心脏功能又好，所以给您调节每分钟 60 滴，很合适。”

病人：“哦，我明白了，这护理也是有大学问的，怪不得人讲‘三分治疗，七分护理’呢！”

护士：“谢谢您这样看待护理工作！输液中如果觉得哪儿不舒服或有事请按这里的呼叫器，我也会经常来看您的，并及时为您更换液体的，您安心休息吧！”

（四）氧气吸入疗法

【病例】病人赵某，男，72 岁，干部，慢性阻塞性肺病，心衰，因呼吸困难而给予氧气吸入治疗。

1. 操作前解释

护士：“赵大爷，您现在喘得厉害，心里弊得难受吧！我帮您吸点氧气，吸氧后您就会感觉舒服一些。您不用担心，现在用的是鼻塞法吸氧，就是用这鼻塞塞住鼻孔，后边有个固定带，套在头上就行了，很方便的，不会给您带来不适的。”

2. 操作中指导

护士：“您躺好，我用这湿棉签给您清洁一下鼻腔，以便氧气进入顺畅……氧气流量调节好了，来，我帮您塞进去，头稍抬一下，套上固定带。固定带松紧合适吗？”“我再为您调节一下，现在可以吗？（病人点头）赵大爷，谢谢您的配合！”

3. 操作后嘱咐

护士：“您现在感觉怎样，好些了吗？”

病人：“吸上氧气感到不闷得那么难受了，但就是感到鼻孔里有东西刺激，不舒服。”

护士：“是的，那是氧气气流的刺激，刚开始不适应，过一会儿就好了，等您感觉气喘好些，我把氧气流量再调小一点，就会舒服些。”

“现在氧气给您吸上了，为了您的安全，请家属们自觉遵守医院的规定，不要在这儿吸烟，更不能使用电炉、酒精炉烧饭；这氧气筒及氧气表上的开关也请您不要扭动，我会经常来看您的，安心休息吧！”

（五）术前皮肤准备

【病例】病人李某，男，40 岁，自由职业，慢性胆囊炎、胆石症，手术前一日进行手术区的皮肤准备。

1. 操作前解释

护士：“李先生，明天您就要做手术了，请您随我到处置室来，为您做手术区的皮肤准备。”

病人（满脸疑惑）：“手术还要做皮肤准备？”

护士:“是啊,皮肤准备就是要把您手术部位的皮肤给清洁一下,祛除皮肤上的毛发、污物及其微生物等,减少术后感染的机会,有利于伤口的愈合。您不用紧张,操作很简单,没有痛苦。”

2. 操作中指导

护士:“李先生,请您躺在这床上,我要在皮肤上涂抹肥皂水,您不要动,现在把皮肤上的毛发剃去……再用热水把毛发、肥皂、污物洗干净。皮肤准备就这么简单。”

护士:“李先生,您手术要取腹部正中切口,所以要对肚脐内的污垢再处理一下。”(边解释边帮病人擦拭)

3. 操作后嘱咐

“李先生,皮肤准备好啦,您可以起来了。请您回病房再洗个澡,换上干净衣服,修剪一下指甲,注意不要受凉,防止感冒,洗澡时不要用力搓洗皮肤,以免损伤皮肤影响手术。好了,您可以回病房了,谢谢您的合作!”

(六) 女病人留置导尿术

【病例】病人马某,女,33 岁,某商店营业员,子宫肌瘤,手术前留置导尿管。

1. 操作前解释

护士:“马女士,早上好! 今天上午 10 点就要给您做手术了,手术前需要留置导尿管,主要是为了排空膀胱便于手术操作,请您配合。”

病人:“那插导尿管疼不疼?”

护士:“不疼,就是在插管时有一点胀的感觉,只要配合得好,就可减轻这种不适感,请您不要紧张,我保证动作很轻稳,不会让您痛苦的。”

2. 操作中指导

护士:“请您先清洗一下外阴,以减少会阴部的分泌物和细菌,防止感染的发生。”

护士:“请您平躺着,把左侧裤腿脱掉,两腿分开,对,就是这样,很好,您放松,不要用力,来做一下排尿动作,好一些吗? 您配合得很好,管子已经插好了,尿袋也已经接好了,您可以把两腿放平啦,我帮您把被子盖好。谢谢您的合作!”

3. 操作后嘱咐

护士:“马女士,请您记住不要自己牵拉尿管,您翻身时也要注意导尿管,不要压住或拽出。手术室护士一会儿就来接您去手术室。”

病人:“我还是很担心,不知手术会怎样?”

护士:“您放心,昨天我已给您讲了,这只是一个普通手术,很快就会恢复的,手术室的小张您也见过了,手术时她会一直守在您身边。手术后 24 小时导尿管就可以拔掉,您就可以下床解小便了。祝您手术顺利!”

(七) 胸腔穿刺术操作术

【病例】病人赵某,男,60 岁,因胸腔积液需行胸腔穿刺术。

1. 操作前解释

护士:“赵大叔,您气喘得厉害,感到闷得透不过气来,是吗? 您这气喘是因为胸腔积水压迫肺脏、心脏造成的,医生马上要给您抽胸水,抽过以后您就会舒服一些。请您不要担心，穿刺之前都会给您打麻药，不会使您很痛的。”

护士：“穿刺时，需要您面向椅背倒坐在椅子上，两只胳臂放在椅背上，在穿刺和抽水的时候，您不要动，也不能大口喘气和咳嗽，您老听明白了吗？请您配合。”

病人：“哦，记住了，我会好好配合的。”

2. 操作中指导

护士：“大叔，来，您反坐在这椅子上，双手平放在椅背上缘（边指导边示范），对，就是这样，您不要动，医生给您消毒、打麻药……好，穿刺成功了，现在开始给您抽水，大叔，现在感觉怎样？（护士边观察边询问病人）有没有哪儿不舒服？”

病人：“还好，没有哪儿不舒服，就是刚才打麻药时有点疼。”

3. 操作后嘱咐

护士：“大叔，胸水已抽好了，一次不能抽得太多，不然会不舒服的。来，我扶您上床休息吧，谢谢大叔的合作！如您还有哪儿不舒服，请按呼叫器，我也会经常来看您的，您就放心休息吧！”

实践指导——护士日常工作礼仪训练

训练目的

1. 熟悉接诊礼仪。
2. 掌握新入院病人的接诊礼仪。

训练准备

1. 用物准备　治疗盘、血压计、体温计、听诊器、记录本、笔、秒表、弯盘、纱布、消毒液、小手巾、入院介绍卡、作息时间表、一次性茶杯。

2. 环境准备　模拟医院病区环境，室内清洁、安静、明亮、宽敞。

3. 学生准备

(1) 学生应衣帽整齐，着装整洁，符合护士行为规范要求。

(2) 角色扮演：课前分组准备，根据案例情境编排角色和内容。

4. 案例分析　张某，女，26岁，因患急性胃肠炎而入院。

情境设定：王护士（学生扮演）正在护士站整理病历资料，电话铃响，接到住院处电话通知，有一位患急性胃肠炎的女性病人需住院治疗，请做好接诊准备。随后办公室门口来了两个年轻女性，其中一人左手挽着另一人的右臂，右手持住院证，被扶着的人面色苍白，口唇干燥，精神欠佳，来者正要开口询问，护士……

训练方法

1. 教师讲解　教师安排分组练习进行讲解，提出要求，巡回指导。

2. 分组训练　以小组为单位，采用组长负责制，以角色扮演的方式，引导学生，组织情境对话和练习。

3. 情境练习

(1) 护士接听电话礼仪、接待病人的问候语和让座等礼仪。

(2) 护士向病人自我介绍、介绍主治医生、新老病人之间相互介绍。

(3) 护士引导病人进入病房的形式及礼仪要求。

(4) 护士对病区环境、病室设施的介绍礼仪。

(5) 护士向病人介绍医院规章制度和作息时间表的方式及礼仪。

(6) 护士为病人作健康评估的礼仪，如测量体温、脉搏、呼吸、血压操作前的询问解释，操作中的指导，操作后对病人的嘱咐及致谢。

(7) 护士回办公室前向病人的告别礼仪。

4. 评价　分组练习结束后，任选两组进行演示，集体评价效果，纠正存在问题。

评价要点

1. 技能发展评价　情境演示中学生是否仪表端庄、举止大方，接待病人是否主动热情、周到、态度和蔼；介绍时语言是否规范，通俗易懂；引导方式是否规范；在模拟操作中完成操作前的解释、操作中的指导和操作后的嘱咐。

2. 团队精神评价　练习中是否体现相互间的主动配合、协作。

3. 创新精神评价　情境的编排和演示是否有新意。

4. 职业情感评价　是否体现对病人的尊重、关心、体贴；是否注意保护病人的隐私；是否及时满足病人的需要。

实践指导——护士综合礼仪素质训练

训练目的

1. 掌握护士仪表、言谈、举止和交往礼仪知识。

2. 学会将礼仪知识正确地运用于护理工作实际中。

训练准备

1. 用物准备　治疗车、注射盘。

2. 环境准备　在模拟病房进行，室内有病床、床头桌、椅子。

3. 学生准备

(1) 学生衣帽整齐、着装整洁，符合护士行为规范的要求。

(2) 复习注射试验的有关资料。

(3) 角色扮演：课前分组，根据案例情境编排角色和内容，一学生扮演张护士，一学生扮演病人。

4. 案例分析　病人刘某，男，34 岁，某公司职员，患急性阑尾炎。

情境设定：某医院外科病室，病人刘某患急性阑尾炎急诊入院，被安置在 22 床。医生检查后开出医嘱，护士遵医嘱推治疗车到病人床旁，做青霉素过敏试验。

训练方法

1. 教师讲解　演示过敏试验的操作步骤及有关护理礼仪内容，讲解练习的要点和要求。

2. 分组训练　以小组为单位，采用角色扮演法进行训练，老师巡回指导。

3. 技能实训

(1) 护士仪表礼仪，推治疗车、端治疗盘的行为礼仪。

(2) 护士与病人交往礼仪，体现在语言交流和微笑服务中。

(3) 护士操作礼仪体现在操作前进行必要的操作解释；操作中能与病人及时沟通、指导得当、关心病人；操作后给予及时的嘱咐和安慰。

(4) 护士离开病人的告别礼仪。

评价要点

1. 技能发展评价　是否衣帽整齐、举止端庄、语言文明、规范、称谓恰当；操作解释合理、指导得当、各项嘱咐交代清楚。

2. 团队协作评价　是否相互配合默契、练习过程有序。

3. 职业情感评价　对病人的态度是否温和、亲切、面带微笑；尊重病人的隐私权；关心病人，及时满足病人的需要。

（罗桂霞）

第八章 其他礼仪

第一节 涉外礼仪

随着改革开放的不断深入，我国与世界各国在政治、经济、文化、科技等方面的交往越来越多。医院的对外交往日益频繁，护理工作与国际的交流也不断增多，在对外交往过程中，护理工作者如何维护自身的形象，恰当地与交往对象沟通与交流显得越来越重要。因此，护理工作者应掌握对外交往活动中礼仪规范，了解基本的涉外礼仪知识，适应涉外护理事业的发展和需要。

一、涉外礼仪的概念

涉外礼仪是涉外交际礼仪的简称，是指人们在涉外交往中，用以维护自身形象，向交往对象表示尊敬与友好的约定俗成的习惯做法，其基本内容往往是国际交往惯例。

二、涉外礼仪的基本原则

涉外工作关系到整个国家的利益、形象、荣誉，其政治性很强，任何单位和个人的涉外活动，都要遵循一定的涉外礼仪原则，更好地维护国家尊严，促进中外双方关系的正常发展。

（一）维护形象

在国际交往中，人们十分重视个人的形象，因为，个人的言行、举止、表情不仅真实地体现个人修养，还代表着地区、民族、国家的形象。

（二）不卑不亢

参与国际交往时，要时刻牢记国家、民族的利益高于一切，坚决维护国家的主权和民族的尊严，言谈举止从容得体、堂堂正正、豁达开朗，对任何交往对象一视同仁、不卑不亢。

（三）信守约定

在人际交往中，应遵守“信守时间”的原则。这一点在国际交往中尤其重要。在跨国家、跨地区的人际交往中，取信于人，是奠定交往对象彼此之间良好关系的基石。信守时间，遵守约会，是取信于人的一项基本要求。

（四）不妨碍他人

在涉外交往活动中，应遵守不妨碍他人原则。要求人们在公共活动时，讲究公德，善解人意，好自为之，切勿因为自己的言行举止不够检点，而影响或妨碍了当时在场的其他人士，或是使在场的人士感到别扭、不安或不快。

（五）不得纠正

在对外交往中，遵守不得纠正原则，是对对方尊重的一个重要体现。只要对方的行为不危及生命安全、不有违伦理道德、不触犯法律、不损害我方的国格人格，原则上可以悉听尊便，不必干涉和纠正。

（六）女士优先

在涉外社交活动中，应遵守女士优先原则。要求每一位成年男子，在社交场合，要尽自己的一切可能来尊重妇女、体谅妇女、帮助妇女、照顾妇女、保护妇女，还要想方设法地替妇女排忧解难。

（七）尊重隐私

在言谈话语中，应遵守“维护个人隐私”的原则。个人隐私，泛指个人不想告诉他人或不愿对外公开的个人情况。在许多国家里，它受到法律的保护。因此在与国际友人交往时，应有意回避关于个人隐私的问题，如收入支出、年龄大小、恋爱婚姻等。

（八）以右为尊

所谓以右为尊，即在涉外交往中，一旦涉及位置排列，原则上讲究右尊左低。也就是说，右侧的位置在礼仪上总要比左侧的位置尊贵。但在佩戴勋章时例外，勋章通常佩戴于左侧的衣襟上。

（九）保护环境

在国外，一个人对待环境的态度与文明程度是一致的，人们在日常生活和工作中，应对人类生存的环境加强保护，养成良好的卫生习惯。

第二节　护士的求职礼仪

随着我国社会主义市场经济的迅速发展，人才的流动已越来越频繁，自主择业，双向选择，已成为更多毕业生的选择。在求职者具有良好的专业素质的前提下，掌握必要的求职上岗礼仪规范也是不容忽视的，它对求职是否成功起到举足轻重的作用。

一、求职礼仪

求职礼仪是公共礼仪的一种，是发生在求职过程中的一种社交礼仪，即求职者在求职过程中与招聘单位接待者接触时，表现出来的礼貌行为和仪表形态规范，具体表现在求职者的仪表、仪态、言谈、举止以及应聘者的书面资料等方面，良好的求职礼仪能展示出求职者的整体素质。

求职礼仪贯穿于求职全过程中，求职者首先要有一种“求”的心态，心理学家奥里·欧文斯说：“大多数人录用的是他们喜欢的人，而不是最能干的人。”当然，“求”，但并不意味着人格的低下，要不卑不亢，礼貌地提出自己的正当利益和要求，维护自己的尊严；招聘方与求职者，都应在公正、平等的位置上互相审视，双向选择。

（一）求职准备礼仪

随着社会主义市场经济体制的逐步完善和教育体制改革的不断深化，我国的就业政策也发生了根本性的转变。以往计划招生、计划分配、一包到底的就业制度，已经被人才、劳务市场化、就业自主化、双向选择所取代，就业不再由政府、学校主宰，而是由就业者本人与用人单位之间互相协商决定，就业者与用人单位之间形成一种在法律保障体制下的劳动合同关系。毕业生的就业去向发生了很大的变化，提供就业的主体已逐渐由国有经济部门向非国有经济部门转变。因此，毕业生要在日趋激烈的求职竞争中立于不败之地，除了必须具备良好的自身素质和专业技能外，还必须掌握一定的求职礼仪和求职技巧。

1. *了解职场信息*　俗话说，“知己知彼，才能百战百胜”，在求职之前，首先要设法了解你希望就职单位的有关信息。具体有：有关用人单位的信息，如单位的性质、规模、效益、发展前景、招聘岗位、招聘人数等；有关用人条件的信息，如所要招聘人员的性别、年龄、学历、阅历、专业、技能等方面的具体要求和限制；有关待遇的信息，如工资报酬、福利待遇（奖金、补贴、假期、医疗、保险）等。

其次，要尽可能地全面评价自己。面试之前，对自己要有客观、全面的认识，进行自我定位，选择最适合于自己的单位和职位。同时，求职者还可根据了解到的信息对招聘方可能提出的问题事先做好准备，以便招聘时胸有成竹、从容应对。

2. *求职资料充分*　求职应聘，让用人单位更详细、全面地了解自己，求职资料必须充分翔实。它包括：个人简历、各种证书、毕业生推荐表等。

(1) 个人简历：个人简历是一种书面的自我介绍，应尽量提供自己最优秀的一面，但不能夸大吹嘘，必须实事求是。同时书写时要内容简洁、用词得当、书写规范、重点突出、篇幅一般两页至三页，不能出现文字或语法错误。个人简历中要将自己的情况，如学历、经历等如实列出，包括担任过哪些职务，参加过哪些社会活动，取得过哪些成绩，获得过什么荣誉，均要一一写明，尤其是工作经验与取得的成绩，获得的奖励等更需注明。最后附上简短的小结，写上自己最突出的优点，最好与应聘职位相称。资料一定要个性突出，要有自己的风格和特色，既要引人注目，又不令人反感。

(2) 各种证书:最直接反映能力和成绩的文字资料是你以往获得的各类能力资格证书、专业成绩等级证书及发表过的文章等,面试前要细心准备好。因为这些证书属于个人重要的业务档案资料,所以可按目录清单提供复印件,并整理有序、认真装订,必要时提供原件,防止遗失。这样,既可使招聘单位对你自信有序的工作作风留下深刻印象,又可保证随时能迅速取出所需资料。

(3) 毕业生推荐表:学生毕业求职,学校一般提供毕业生推荐表。填写毕业生推荐表必须根据表中所列项目认真细致、真实准确地填写,包括所在系及所属学校的意见,这些对用人单位录用与否都非常重要。

3. 求职形象得体　有人说,求职能否成功,关键就在面试的头 5 分钟,甚至是头 60 秒钟的表现。由此可见,塑造良好的求职形象对求职者来说十分重要。

求职应聘时,求职者应做到仪表修饰淡雅、自然,切忌浓妆艳抹或另类前卫;举止文明、优雅,切忌轻佻、粗俗;着装端庄、大方,切忌奇装异服。

(二) 求职面试礼仪

1. 面对招聘者礼仪

(1) 遵时守信:守时是一种美德,亦是一个人良好素质和修养的表现。所以,准时到场面试是应聘者最基本的礼仪,迟到或违约是严重失礼行为。如果求职者确有客观原因无法按时到场,应事先及早打电话通知对方并表示歉意。万一迟到,主动说明原因,诚恳致歉。为防止迟到,求职者最好提前 10～20 分钟到达面试地点,一方面可以先熟悉一下面试环境,二来稍作休息,稳定一下情绪。

(2) 以礼相待:求职面试时,一定要给所有人都留下好印象。求职者等候面试时,不要旁若无人、随心所欲、对接待员熟视无睹,这样会给人留下不好的印象。所以,对接待员应礼貌有加,注意细节、恰当表达。面试时,应将手机自觉关闭。

(3) 放松心情:心情紧张是面试时常见的一种情况,适度紧张可以帮助集中注意力,但如果过分紧张、慌乱,不但会给招聘方留下不好印象,还会无法集中注意力,平静应答招聘者的问题。因此,面试时,应调整好心态,尽量做到心境平和,轻松应对。

(4) 入面试室敲门:无论面试室的门是关闭的,还是虚掩的,都应先敲门,千万不要贸然推门而入,给人鲁莽、无礼的印象。要注意敲门声音的大小和敲门的速率。正确的方法是:用右手的指关节轻叩门三下,问一声"可以进来吗?"待听到"请进!"后,再轻轻推门进入。进入面试室,转身轻轻地把关好。

(5) 主动问好:进门后,求职者应主动向面试者微笑并点头致意,礼貌问候,如"您好"、"见到您很高兴"之类的话题,对于求职者而言,不主动向面试官打招呼或对对方的问候不予回答都是失礼的行为。

(6) 必要时握手:握手是一种常见的社交礼仪。求职者进入面试室,行握手礼,应是主考官先伸手,然后你右手相迎,热情相握。若非主考官先伸手,求职者切勿贸然主动伸手求握。

(7) "请"才入座:求职者进入面试室,不要自己主动坐下,要等主考官请你入座时再入座,并表示感谢,然后坐在指定的座位上。要注意坐姿的规范。

(8) 适时告辞:有些招聘者以起身表示面谈结束,也有一些人则用"同你谈话感到很愉快"或"感谢你前来面谈"等这样的语气来结束面试,对此,求职者应十分机敏,及时起身告辞。面试结束，无论有无录用希望，告辞时都应向对方真诚道谢。

2. 面试者应答礼仪

（1）自谦有礼：求职者面试时，不论是自我介绍，还是答复询问，均应使用谦语、敬语，谈话过程中要语气平和，语调适中，语言要文明，必要时可以适当使用专业术语，让对方感觉到求职者具有良好的专业素质和个人修养。回答考官提问时，应称其职务或以“您”和其他尊称。做到应答自然、称呼得体。

（2）言辞标准：求职者在回答招聘者的提问以及进行自我介绍时，都要求语言标准，回答问题要完整正确，讲普通话，绝对不允许答非所问、张冠李戴。

（3）语气连贯：在面试时，求职者语气连贯与否至关重要。一要求前后连贯，即面试时的谈吐应与求职者向用人单位提供的书面材料完全相符；二要求谈吐要一气呵成，不要吞吞吐吐。

（4）善于思考：在回答面试者的问题之前，求职者要在自己的脑海里将思路梳理一遍，对自己所讲的内容思考后再回答，要表现得从容镇定、温文尔雅、谦虚诚恳。

（5）内容简洁：在回答面试者问题时要简洁明了、条理清晰、针对性强。对面试者感兴趣的话题可以多讲，不感兴趣的地方少讲或不讲；简单的问题立即回答，复杂的问题边思考边回答，给面试者反应灵敏的感觉。

（三）面试后续礼仪

1. 礼貌致谢　求职者为了加深主考官对自己的印象，增加求职成功的可能性，应在面试后的两天内，最好给主考官打个电话表示谢意，或者写一封简短的感谢信。这既是礼貌之举，也会使招聘方在做出决定时有所考虑。

2. 适时打听结果　一般情况下，招聘组面试结束后，都要进行讨论投票，最后确定录用人选，可能要等3～5天或更长时间。求职者在这段时间内一定要耐心等候消息，切不可到处打听面试结果，急于求成可能会适得其反。

3. 保持联络　面试后的一段时间里最好不要外出旅游或到外地办事，必须外出时，要向招聘单位说明并提供联络方式，以免通知你面试结果时找不到你，另一方面也表达了你的诚意。

4. 查询结果　如果求职者在主考官许诺的通知时间到了后或在面试两周内，还没有收到对方的答复时，就应写信或打电话给招聘单位或主考官，询问对方是否已经做出决定。

二、上岗礼仪

如果说应聘者是推销自我的话，那么上岗就是展示自我能力的开始。俗话说“好的开始是成功的一半”，因此，求职者在走上新的工作岗位时，应遵守以下礼仪规范要求。

（一）按时报到、签订合同

求职者在接到招聘单位的录取通知后，应按照通知的要求，携带相关资料，按时到用人单位报到。按时报到既是表明自己到新单位工作的诚意和热情，也会给用人单位一个良好的"第一印象"，这对上岗者来说非常重要。到就业单位报到后，应及时与就业单位签订就业合同。就业合同涉及单位和你个人的相关权利和义务，一定要认真阅读相关条款，明确个人应享受的权利和应尽的义务。同意后，方可签字，一般就业合同一式两份，由就业合同签订双方各保存一份。

（二）虚心请教、勤奋工作

上岗后，应尽快熟悉工作环境，熟知岗位职责，了解单位的各项规章制度，处理好与同事之间的关系，以便于尽早地进入工作状态，尽快地胜任本职工作。对待同事，要尊重为先、态度谦和、以礼相待。当遇到困难时要虚心向有经验的同事请教。上岗后的新人要用心学习，一步一个脚印地工作，切忌三心二意，好高骛远，不求实效。只有务实、勤奋工作的人，才可能让别人放心，愿意将更多的责任赋予你，让你得到最好的磨炼，积累更多的经验，有一个更光明的前途和未来。

第三节　公务礼仪

一、办公礼仪

办公礼仪，是工作人员在办公室内，执行公务和处理公事活动时，应遵循的礼仪规范。主要涉及政务处理、人际关系和个人形象三个方面。

（一）政务处理

办公室里的政务工作虽然是大量的、复杂琐碎的，但却是非常重要的。因为它代表国家或集体的利益，是实现国家或单位的各种目标的基地。工作人员应努力遵照以下礼仪要求。

1. 勤于政务　热爱本职工作，尽职尽责、勤勤恳恳，一心一意地处理政务事情。

2. 认真学习　学习基本的办公规则和方法，抓好重点、难易结合、工作有序、处变不惊、分门别类，避免重复。

3. 强化纪律　严格遵守规定的作息时间，每天准时上班、按时下班，不迟到不早退，不擅自离岗；即使无人考勤、无人监督，也应做到严格自律。

4. 兢兢业业　上班时间内，不做一切与政务工作无关的事情。如吃东西、玩电脑游戏、听音乐、看电视或聚众聊天、扯闲话、玩扑克、打麻将、打瞌睡等，也不要乱串办公室，妨碍对方工作。

5. 公私分明　不利用办公室设备处理个人事情。如打长途电话、复印私人用材料、上网下载软件或洗澡、洗熨衣服等；或利用机会干私活，如约会朋友、写家信、推销物品等，这些不仅与办公礼仪不符合，也是损公肥私的不道德行为。

（二）人际关系

在工作岗位上，人们之间存在各种各样的人际关系。能否处理好人际关系，直接影响到日常工作的正常进行，因此每一位工作人员都应遵守有关人际关系方面的礼仪规范，营造一种融洽、和谐的工作氛围。

1. 同事相处

(1) 密切合作、以诚相待：各行各业的人员想要在事业上取得成功，首先就要有一种荣辱与共的团队精神，在工作中，同事之间要彼此关心、相互支持、真诚帮助、相互合作，共同出色地完成任务。不应该相互嫉妒、处处提防、斤斤计较，在工作上互相拆台或冷眼旁观、争名夺利等。

(2) 相互尊重、团结友爱：同事之间要尊重为先，相互学习、取长补短、共同进步，而不要在对方面前骄傲自满、盛气凌人、指手画脚。工作中同事之间难免出现意见分歧，这时，要以工作为重，心胸开阔、平等待人，不要支持一些人、孤立一些人，相互勾心斗角、闹不团结。

(3) 异性相处、把握分寸：男女同事，应该保持工作关系和一般朋友的交往，要把握好交往尺度，避免过于亲密，做出越轨的事情，更不应该将私人感情带到工作中，影响个人形象和工作效率。

2. 对待上级

(1) 尊重上级、以礼相敬：对待上级要尊重、热情、礼貌。进入上级办公室时，一定要先敲门，得到准许再入内；与上级交谈时，应使用“您”、“请”、“谢谢”等礼貌性用语；路遇上级时应主动问候或点头示意。工作中不可直呼其名或绰号，更不要当面跟上级乱开玩笑。

(2) 服从领导、听从指挥：对上级决定和布置的工作任务，一定要尊重服从，领会意图，认真完成。对于工作中的不同意见，允许以适当的方式向上级反映或加以保留，但不能以任何借口拒绝执行。

(3) 主动配合、维护形象：身为下属应主动支持、配合上级的工作。同时，必须明确自己的职责范围，不要擅自越位，自作主张，假传“圣旨”。工作中要积极响应上级的号召，急领导之所急，自觉维护上级的威信，不要背后议论或指责上级。

3. 对待下级

(1) 以身作则、注意形象：作为上级，必须严格要求自己，处处以身作则，全面提高个人的素质修养，塑造良好的领导者形象。只有恪尽职守、廉洁奉公、身先士卒、言出必行、言行一致的领导，才能在下属面前受到拥戴，才会拥有真正的权威。切忌对人严、对己宽，信口许诺，言而无信，不注意自己的言谈举止以及整体形象。

(2) 坚持原则、公平公正：对待下级，要坚持原则、严格要求、不徇私情，不搞权钱交易，做到公平、公正；不能以我画线，亲疏有别。

(3) 尊重下级、谦恭待人：作为上级，要尊重下级的人格，谦恭地对待下级。如下达任务，布置工作时，态度要和蔼，交代要清楚，对下级工作的优点和取得的成绩要及时地给予鼓励、表扬或嘉奖；对待下级工作中出现的问题和失误，要认真调查研究，找出原因，选择合适的时机和场合，使下级心服口服地接受批评。

(4) 关心爱护、体谅照顾：只有关心下级，体谅下级，多了解下级的困难、委屈和苦衷，并积极帮助解决，才能真正调动他们的工作积极性。同时要多与下级进行交流和沟通，使他们能够说实话、做实事、出主意、想办法，集思广益，共同促进事业发展。

（三）个人形象

办公室工作人员的形象代表单位的整体形象，要求工作人员在修饰、设计自我形象时，必须遵循礼仪规范，给人一种整洁大方、举止文雅、精力充沛的印象。

1. 规范着装　办公服装的穿着，要求是整洁、合体、庄重、大方。不惹人注目，也不要太休闲，如单位发放统一的工作服，最好穿着统一工作服上班。办公室人员一定要避免衣服肮脏、异味难闻、皱皱巴巴，或穿着过于单薄透明，短小、紧身或暴露身体过多的衣服，以免给人造成一种工作作风不严谨、可信度较差的印象。

2. 修饰得当　无论男士或女士，在妆饰方面都要适当注意。男士每日应净面剃须，梳理头发；女士更要注意仪容的整洁，淡妆上岗。办公期间，原则上不佩戴饰物，如若佩戴，以少为佳。在办公室男士戴大项链，女士戴大耳环，不仅与环境不协调，而且还会显得过于招摇、非常俗气。

二、会议礼仪

在行政工作中，会议是一项非常重要的公务活动。人们工作中的一些主要内容，如交流信息、总结经验、专题研究、做出决策等，都是通过会议完成的。所以，会议礼仪是为了达到预期目的和取得良好效果，人们在准备和参加会议的过程中应该遵循的以下礼仪规范。

（一）会议组织者

会议能否圆满成功，很大程度上取决于会议的组织准备工作。因此，要求会议组织者按照礼仪规范，认真准备，周密安排。

1. 拟定计划　召开任何一种会议，都必须事先拟定好会议计划，包括会议主体、内容、议程、时间、地点、参会人员等。力求计划目的明确、内容充实、切实可行。

2. 发出通知　会议主办单位应该提前发出会议通知，以便参加者提前做好赴会准备。通知上应写明开会时间、地点、主题、内容及参会人员，甚至某些注意事项。有些重要会议，需要邀请领导或嘉宾的，还应该提前发正式请柬以及起草会议文件等。

3. 做好准备　会议组织者应委派专人负责会务工作，根据会议性质安排好会场，如会场的大小选择、环境布置、座次安排、音响电教设备等。对某些大型会议，最好设立会务组，并对会务人员进行礼仪培训，同时要求会务人员分工明确、各司其职、彼此支持、相互配合。

4. 热情迎送　对参会人员一定要热情接待、礼貌迎送。对于老、弱、残者应安排专人给予特殊照顾，如引导座次、准备茶水、安排返程交通工具等。

5. 当好主持　会议主持者要把握住会议主题，其言谈应与会议内容、气氛相吻合，同时要掌握好时间，准时开会、按时散会。在某些座谈会或讨论会上，除限时发言外，要尊重别人，不用任何动作打断参会者的发言或提问。

6. 保证顺利进行　对某些大型会议，应该安排专人负责会场监督与服务，以便做到及时发现问题、及时解决，保证会议的顺利进行和圆满完成。

（二）会议参加者

会议的成功与否，同样离不开参会者的重视与配合。因此，参会者要严格遵守有关的会议礼仪。

1. 准时到会　出席会议时，遵守时间是基本的会议礼节之一。只要承诺出席会议，就要准时到会，如遇特殊情况不能参加，应事先向会议组织者说明缘由或请有关合适人员代替参加，特别是重要会议更不能无故迟到或缺席。

2. 注意形象　参加会议时，应注意个人形象。根据会议性质，选择合适的服装、发型和妆容，应简洁、大方、素雅。特别是参加某些大型的正式会议，或者作为报告人、主席台就座者，更应该注意自己的形象。

3. 遵守纪律　进入会场，应服从会议工作人员的引导，准确就座，不可来回走动，找熟人聊天。会议进行中，不准吸烟、听随身听，手机应自觉关闭或调为振动。如需短时离开会场，应该轻轻行走；如确实有事需要提前退场，应向会议组织者说明原因，并表示歉意。

4. 认真听讲　参会者应认真、专注地聆听会议主持、报告人或发言人的讲话，并对主要内容作现场记录，便于汇报与交流，切忌出现台下读书看报、交头接耳、听录音、打游戏机等不礼貌行为。

5. 举止文明　参加座谈会、讨论会、交流会等，应按主持人的要求，围绕会议主题积极、主动地发表自己的看法，使会场气氛活跃起来，切忌“冷场”。但是也不能“独占话筒”，没完没了，不给别人发言机会，或借题发挥，与人争吵不休。参会者应该在合适的时机，给予鼓掌，但切忌“鼓倒掌”或大声喝彩、起哄。

第四节　社交礼仪

一、宴会礼仪

宴会，指请人赴宴的聚会，是人们联络感情、交流信息、增进友谊、发展自身的一种重要的礼仪活动，是国内外人们社会交往中常见的一种礼仪活动。因此，宴会的主宾双方都应该遵守宴会的礼仪规范。如果在宴会中礼仪失当，不仅会贻笑大方，损害个人形象，还会影响正常的社会交往和友好合作。

（一）宴会主人的礼仪

1. 认真筹备

（1）根据宴请的目的，确定宴请的名义、范围和形式。

(2) 选择合适的时间、地点并发出邀请。时间应考虑主宾双方都合适，避开重大节日或忌日，地点多由主方确定，各种正式宴请应提前发出请柬，以便客人及早安排日程。这既是礼貌，又是对客人的提醒备忘。

(3) 根据客人的爱好与禁忌预订菜单。选菜单时，应主要考虑客人的习俗与爱好，菜肴道数和分量要适宜。

(4) 做好席位安排。事先安排好座次席位，尤其是大型宴会应安排专人引导，以免宴会秩序混乱。宴会餐厅最好选择在环境幽雅、清静安逸的饭店或酒楼。

2. 热情接待

(1) 主人仪表：宴会主人应仪表整洁、大方。男士应剃须修面，穿着西服套装；女士应化淡妆，穿着礼服或突出个性的时装。

(2) 热情迎接：宴会主人一定要提前到达宴会地点，并根据需要亲自或派人在门口迎接客人，对常来常往的客人，一旦得知对方到达，应立即起身，相迎于门外。与客人相见，均应热情地同客人握手、问候并表示欢迎。

3. 宴会礼节

(1) 待宾客都坐好后，主人拿起餐巾，即表示宴会开始，并与每个人碰杯，即兴说上几句祝酒词，全体人员站起碰杯。

(2) 作为主人，应照顾好客人就餐，如主动介绍地方特色菜肴及吃法，适当地交谈。

(3) 宴会结束前，主人应再祝酒，对所有来宾的光临表示感谢，随后将餐巾从腿上拿起来，稍加折叠，放在餐桌上，表示宴会已结束，其他人也应放好餐巾，准备离开。

4. 礼貌送客

(1) 宴会结束时，当客人提出告辞时，主人应真诚挽留，如客人执意要走，主人应尊重客人意见。不要在客人未起身前，主人先起身相送，也不要主动先伸手与客人握手告别，让人感觉有厌客之嫌。

(2) 送客人，要送到室外或电梯门口；重要的客人要送到大门口、楼下或其乘车驶离之处；对远方的客人，还要送到其住宿的宾馆或机场、车站，等客人乘坐的交通工具启动再离去。同客人告别时，要与之握手，表示感谢并道声“再见”，客人离去时，要挥手致意，目送客人远去。

（二）宴会客人的礼仪

1. 回复邀请　客人接到请柬后，不管是否能够参加，均需要给主人答复，并表示谢意。如果已经答应赴宴，临时有要事不能前往，则应该立即通知主人，说明原因，并表示歉意。

2. 仪表整洁　参加宴会，应衣着得体、仪容整洁。男士应梳理头发，剃须洁面，换上合适的服装；女士应适当化妆，穿着赴宴的衣裙。赴宴时，进行适当的修饰，既是对宴请活动的重视，也是对主人的尊重。

3. 守时践约　参加宴会，一定要准时到场。客人抵达过早或过晚都是失礼的表现。如果过早到达，会让主人感到措手不及，过晚又会让主人着急。

4. 各就各位　客人要按照主人安排好的桌次、位次就座，不必推来让去，更不可随心所欲地乱坐，以免打乱主人的计划。

5. 就餐礼仪

(1) 坐姿端正:用餐时双手可放于桌边,上身不可趴在桌面上。

(2) 注意吃相:进餐时切忌出现摇头晃脑、宽衣解带、满脸油迹、吃声大响、汁汤横流等失态的行为。

(3) 进餐时:不乱布菜(即擅自做主,为他人夹菜、添汤等)、不乱挑菜、不乱评菜、不玩餐具,不清嗓、不吐痰、不擤鼻涕、不吸烟等。

(4) 用餐后:不要当着众人的面剔牙,更不要用舌头在嘴里来回搅动。如果确实需要清理牙缝,最好去洗手间处理,或者用左手持餐巾遮挡嘴部,右手拿牙签轻轻剔除。

6. 致谢告别　宴会结束,待主人站起后,方可离开餐桌,向主人表示谢意,并向其他人员一一告别,让年长者、体弱者、女士先走。

二、舞会礼仪

舞会是一种深受人们欢迎的大众化的社交活动。人们在高雅的背景、优美的乐曲中翩翩起舞,既可以传递信息、交流情感,还可以陶冶情操、扩大交际;既可以自娱,也可以娱人,是一种颇具吸引力的活动。因此,要求参加舞会者应遵守舞会礼仪规范,以体现自己良好的修养与风度。

(一) 仪容整洁、服饰得体

无论是男士还是女士,参加舞会时,都应注重仪容的修饰。头发梳理整齐,男士修面剃须,女士化妆打扮,使自己容光焕发。参加舞会的服饰要同环境、气氛相协调,男士宜穿西服套装或长袖衬衫配长裤,女士参加舞会以裙装为宜。在舞会上,不要穿过紧、过透、过短的衣服,不能穿短裤、拖鞋,参加舞会前,不要喝酒吸烟,不要吃葱、蒜等气味强烈的食品,以免身体产生异味,影响舞伴的情绪。

(二) 礼貌邀舞、文明拒邀

舞会音乐响起,一般由男士主动邀请女士跳舞。邀请时,男士可行至准备邀舞的女士面前,向女士点一下头或行半鞠躬礼,轻声邀请"可以请您跳舞吗?"女士若同意,应立即起身,点头示意,与男士一起步入舞池。舞会上,女士一般不应该拒绝男士的邀请,如果真的不愿意,也应婉言谢绝,如可以说"对不起,我想休息一下"或"对不起,这支舞曲我不太会跳"等等。被拒绝后,男士不要再强求,更不可表示不满。

(三) 舞姿优美、表情大方

男女双方共舞时,应相互关照、相互配合。双方都应讲究舞姿的端庄、优美。跳舞时舞姿要标准,动作要协调,身体要保持适当的距离,既不要太近,也不要过分疏远。女士的左手轻轻地搭在男士的右肩上,右臂弯曲举起,手指并拢,掌心向下,轻放在男士的左手弓;男士握手不要太紧,右手轻放于女士的腰部正中,不宜将女士搂得太紧,除示意的动作外,不能有其他轻浮、鲁莽的行为。跳舞时,万一不慎碰撞或踩踏了对方,应自觉地向对方道歉。跳舞时,神态、表情应自然大方,既不要过于严肃,表情凝重、呆板,也不要目不转睛地盯视对方,以免引起误会和反感。即使是夫妻或热恋中的情侣,在舞会上也不应过分亲昵，在社交场合，有失风度和礼貌。一曲完毕，男士应将女士送回原位，并向女士表示谢意。

（四）舞场禁忌

舞场是一个文明的社交场所，舞者必须注意约定俗成的舞场禁忌。如身体不适不应进入舞场；不在舞场学舞步；不争抢舞伴，也不可死盯着一个舞伴不舍；同性之间不应相邀共舞；舞会音乐未停止时，不可中途随意停舞；舞会音乐停止后，如要退场，也不可随便横穿舞池退场；不可在舞场高谈阔论；不在舞场乱扔果皮、杂物等。

（罗桂霞）

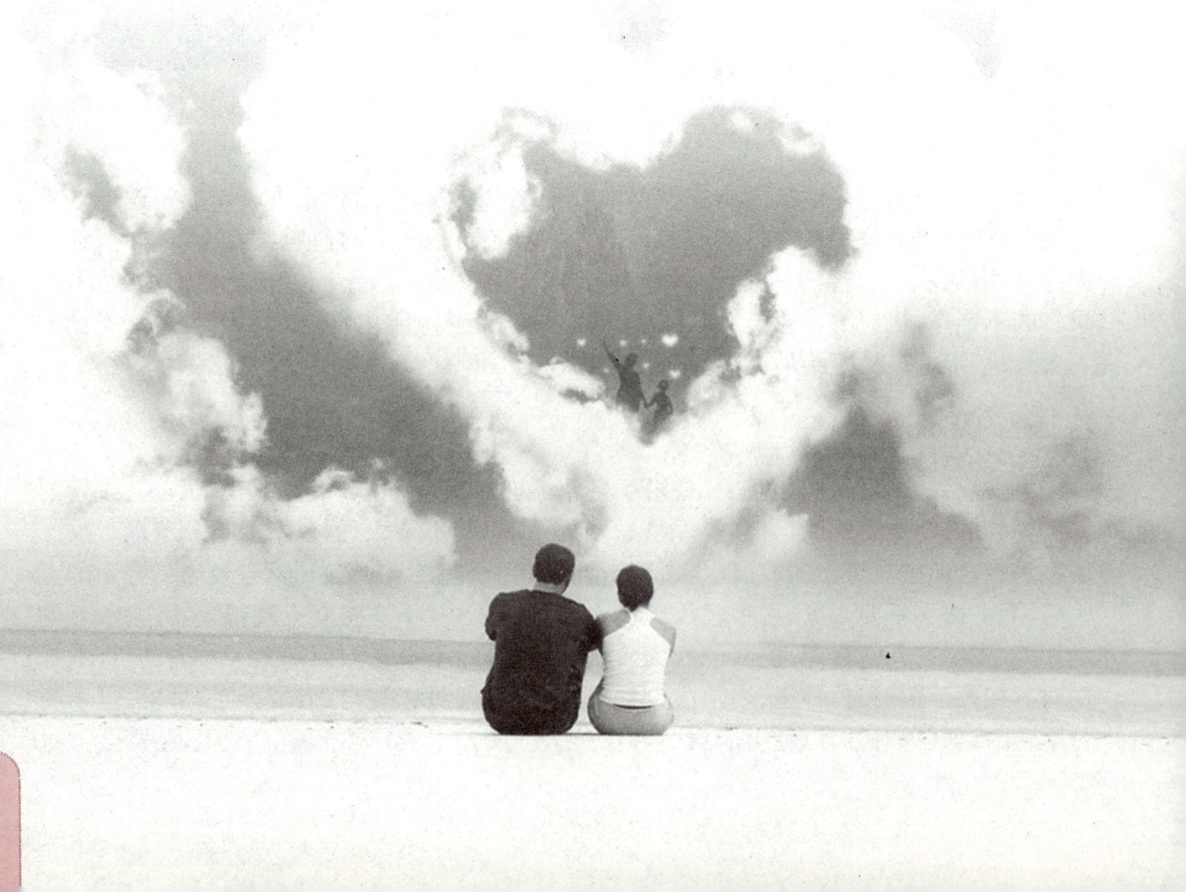

第九章　人际沟通的相关理论

在人才竞争日益激烈的知识经济时代，具备良好的人际关系及沟通能力是优秀护理人才立于不败之地的关键。在提倡整体护理的今天，要求护理专业人员不仅要有扎实的医学护理知识和熟练的专业技能，更要有较高的人文素养和人际交往能力。了解人类社会实践中的人际关系和人际交往规律，熟悉人与人相处的原则和方法，对提高护士人际交往和沟通能力、增强护士的专业素质具有十分重要的意义。

第一节　沟通交流概述

沟通是个人、组织、社会之间的信息传递、接收、分享和双向交流的过程。在信息社会，人们每天都在进行信息沟通，也都在接受沟通信息。沟通已经成为人们社会生活中一个重要的组成部分。沟通有助于增进人们相互之间的理解与融合，交流有利于拉近彼此间的距离，交际能力是当今社会人们具备的最基本、最重要的素质。

一、沟通的概念与构成要素

（一）沟通的概念

沟通是将一系列信息从一个人传递到另一个人的双向互动过程，是人与人之间交换意见、观点、情况或感情的过程。具体地讲是信息发送者遵循一系列共同规则通过一定的渠道，将信息发送给信息接收者，并寻求反馈以达到相互理解的过程。沟通的结果不但可使双方互相影响，而且可使双方建立起一定的关系。

沟通的渠道较为广泛，它可以是人与人之间的信息交流，如讨论、交谈等；也可以是人与机器之间的信息交流，如利用电脑浏览网页；还可以是通讯工具之间的信息交流，如打电话、发电报等。

（二）沟通的基本要素

一个完整的沟通过程一般包括六个基本要素：沟通的情境、信息发出者、信息、信息接收者、途径、反馈。

1. 沟通的情境　是指沟通发生的场所或环境，是沟通过程中的重要因素。包括：物理的场所、环境，如社区服务站、病房、会议室、教室等。还有沟通的时间和参与者的个人特征，如情绪、工作经历、知识水平、文化背景等。

2. 信息发出者　是指发出信息的人，也称作信息的来源。信息发出者通过语言、文字、图像、声音、表情、动作等形式将自己的想法表达出来。

3. 信息　是指信息发出者希望传达的思想、感情、意见和观点等。信息包括语言和非语言的行为所传达的全部内容。如谈话内容、面部表情、手势、眼神等，都是发出信息的组成部分。

4. 信息接收者　是指信息传递的对象，即接收信息的人。在沟通过程中，有时接收者同时也是信息发出者。

5. 途径　是指信息由一个人传递到另一个人所通过的渠道，是信息传递的手段或工具，又称媒介、通道、传播途径。如视觉、听觉和触觉等。语言信息是通过听觉途径传递的；面部表情是通过视觉途径传递的；护士在与病人交流时，把手放在病人肩上、背上或手上是通过触觉途径把安慰、理解传递给病人的。这些途径可单独使用，亦可同时使用，但同时使用效果好些。如一部录音机与幼儿园老师集动作、声音、表情、手势一起配合使用相比，显然后者效果比前者好。

6. 反馈　是指信息由接收者返回到信息发出者的过程，即信息接收者对信息发出者的反应。反馈是确定沟通是否有效的主要环节，有效、及时的反馈是非常重要的。如两个人在一起聊天，一个滔滔不绝，另一个一点反应也没有，交谈就会中断，沟通就会失败。医护人员和病人交流时，应把病人的病情反馈加以归纳、整理，及时调整护理方案，再及时反馈回去，才能收到良好的效果。

二、沟通的类型

沟通类型的划分标准很多，根据不同形式可分为各种不同的类型。下面简要介绍几种常见的沟通类型。

（一）语言沟通与非语言沟通

根据信息载体的不同，可分为语言沟通与非语言沟通。

1. 语言沟通　语言沟通建立在语言文字基础上，以语言文字和言语声音为交流媒介，又可分为口头语言沟通和书面语言沟通两种形式。

(1) 口头语言沟通：是人们最常用的交流方式，采用口头语言的形式如演说、倾听、交谈、讨论、征询、访谈、闲聊、传闻等。口头语言沟通的优点是具有亲切感，比较生动，可以用表情、语调等非语言沟通增强沟通的效果，可以马上获得对方的反应，具有双向沟通的好处，比较灵活，可随机应变。

(2) 书面语言沟通：利用书面文字的形式进行沟通。书面语言沟通包括正式文件、备忘录、信件、公告、留言便条、内部期刊、规章制度、护理文书等多种具体形式。书面语言沟通一般比较正式、准确、具有权威性。

2. 非语言沟通　非语言沟通是指通过某些非语言媒介而不是通过讲话或文字来传递信息的方式。非语言沟通形式主要包括身体语言沟通形式、副语言沟通形式和物体操纵(道具沟通)形式三种。身体语言沟通形式是指通过动态的目光、表情、手势、姿势、衣着打扮等形式来传递信息的沟通形式。副语言沟通是指通过非词语的声音,如重音、声调、哭、笑、停顿、语速等,来传递信息的沟通形式。物体操纵即道具沟通,是指人们通过运用物体、环境布置等方式来传递信息的沟通形式。

据有关资料表明:在面对面的交流过程中,具有社交意义的信息只有35%来自语言文字,而65%的信息是以非语言方式传达的。

(二) 有意沟通与无意沟通

根据沟通的意识性是否明确,分为有意沟通和无意沟通。

1. 有意沟通　是指沟通具有一定的目的性,每一个沟通者,对自己沟通的目的都会有所意识。如谈话、讲课、打电话、写信甚至闲聊都是有意沟通。表面上看闲聊好像没有目的,实际上闲聊可以排解孤独,消磨时光,因此闲聊本身就是目的。有意沟通一般容易理解。

2. 无意沟通　是指在与别人进行信息交流时,并没有意识到沟通的发生、信息的交流,实际上出现在我们感觉范围中的每一个人,都会与我们有某种信息的交流,无意沟通是广泛存在的。无意沟通不易被人们所认识,如护士巡视病房时,发现病人睡了,护士会不自觉地放轻脚步,压低说话的声音。

(三) 正式沟通与非正式沟通

根据沟通渠道有无组织系统,分为正式沟通和非正式沟通。

1. 正式沟通　正式沟通是指在组织系统内,按照一定的组织原则所进行的信息传递与交流过程。例如组织与组织之间的公函来往,组织内部的文件传达、召开会议,下级向上级的工作汇报等。正式沟通的优点是,效果好、比较严肃、约束力强、易于保密,可以使信息沟通具有权威性。重要的信息和文件的传达、组织的决策等,一般都采取这种方式。缺点是由于依靠组织系统层层的传递,所以较刻板,沟通速度慢。在正式沟通中,常常存在典型的“面具”效应,沟通双方对于语言性的和非语言性的信息都会高度注意,行为举止会变得更符合社会规范。

2. 非正式沟通　非正式沟通指的是正式沟通渠道以外的信息交流和传递,它不受组织监督,自由选择沟通渠道。例如团体成员私下交换看法,朋友聚会,传播谣言和小道消息等都属于非正式沟通。非正式沟通是正式沟通的有机补充。同正式沟通相比,它能更灵活迅速地适应事态的变化,省略许多繁琐的程序,并且常常能提供大量的通过正式沟通渠道难以获得的信息,真实地反映人们的思想、态度和动机。非正式沟通的优点是沟通形式不拘,直接明了,速度很快。其缺点是非正式沟通难以控制,传递的信息不确切,易于失真、曲解,而且它可能导致小集团、小圈子,影响人心稳定和团体的凝聚力。

三、人际沟通的特征

（一）人际沟通随时随地发生

沟通随时随地都会发生，这是不以人的意志为转移的，无论你是否愿意，自觉或不自觉。即使你不说话，你的表情、眼神、动作也在向他人传递着信息。实际上在感觉可及的范围内人与人之间会自然发生沟通，这种沟通是任何人都无法阻止的。

（二）人际沟通是双向互动的反馈

人际沟通是将信息从一个人传递到另一个人的双向互动过程，是人与人之间交换意见、观点、情况或感情的过程。沟通就像跳交谊舞，双方随着音乐默契配合，才能达到舞姿的优美与和谐。只有双方相互理解，才能达到良好沟通的目的。

（三）人际沟通未必需要面对面

面对面进行沟通是沟通最常用的方式，但非面对面也是可以沟通的，如网上聊天、电话交谈、书信交流等。尽管人际沟通未必是面对面的，但是这并不意味着这种沟通就是理想的沟通。非面对面的沟通，难以捕捉对方的非语言信息，因而获得的信息不够完整和全面。只有在必要的情况下，我们才使用非面对面的沟通。

（四）人际沟通并不都用言语

两个关系很近的人，经常可以用一些手势和暗示相互沟通交流，达到“此时无声胜有声”的效果。眼神的传递可以表示特定的意义，两只手的接触可能表示更丰富的含义。

（五）人际沟通受情境的制约

沟通总是在一定的情境中进行的，现实中有许多因素影响着我们日常的沟通行为。例如沟通双方的生理因素、心理因素、社会因素（文化程度、身份地位、宗教信仰、性格等）和时间、空间等。如护士和病人谈话时的心境，与她和医院领导谈话时的心境是不同的。

四、人际沟通的影响因素

（一）个人因素

1. 身体因素　健康的身体有利于双方的表达和交流。如果一方疲倦、疼痛、言语障碍、身体不适等，都将影响信息的传递和接收。

2. 情绪因素　良好、稳定的情绪会使交流进行得很愉快、顺利。否则，如果双方或者其中一方带有不良情绪，如生气、焦虑、紧张、敌对或悲伤，那么，沟通可能达不到预期的目的。

3. 认知因素　认知是一个人对待外界事物的观点、态度。双方认知不同，看待事物持不同的观点，信息的交流则不易达到统一。

4. 价值观与文化背景　价值观决定着对事物的态度和处事的方式方法。不同的社会阶层，不同的价值观、不同的文化水平也会给双方的沟通带来影响。

5. 表达与理解能力　如智力低下者、神志不清者、生理缺陷者(唇裂、口吃等)等其语言表达能力或理解能力受到了影响，从而影响了信息的表达和理解，影响了沟通和交流效果。

6. 个性心理特征　性格开朗、热情、直爽、大方、健谈、善解人意的人易于与他人沟通，而性格内向、孤僻、固执、冷漠、狭隘的人很难与人沟通。沟通双方性格都很独立、要强的，往往很难建立良好的沟通关系，甚至还会出现矛盾冲突，而性格互补的，如支配型和服从型的人，往往能建立良好的沟通关系。

7. 角色与关系　通俗地讲，同学之间说话很随便，互相打闹、嬉戏毫无顾忌，但学生在老师面前，却表现得恭恭敬敬。同样，上、下级之间的交流和同事之间的交流也是不一样的。

8. 其他因素　沟通方式、语言技巧、性别、年龄等都是可以影响沟通效果的。

个人方面的因素可能会限制一个人在沟通中的感受，从而使信息在交流过程中有可能被扭曲或改变，妨碍信息传递的清晰度和正确性。

（二）环境因素

1. 噪声　嘈杂的环境可影响沟通的有效进行，而安静的环境会使沟通更有效，所以，护士在与病人进行交流前要尽量排除噪声源，如关上广播、电视，安排好交谈环境，避免分散注意力，为护患双方创造一个安静的环境，使沟通顺利进行。

2. 隐秘性　在护患沟通中，有时可能会涉及病人的一些隐私，病人讲述时，不希望被其他无关人员听到，如同室病友、同事等，护士应考虑到环境的隐秘性是否良好。条件允许时，可选择无人打搅的房间，或请其他人暂时离开；或把说话的声音压低，双方听得见，别人无法听清楚，以解除病人的顾虑。

3. 距离　在社会交往中，人们会有意识或无意识地保持一定的距离，当个人的空间与领地受到限制和威胁时，人们会产生防御性反应，从而减低交流的有效性。护士在和病人沟通时，应注意和病人保持适当的距离，既让病人感到亲近，又不对其造成心理压力。

4. 环境设计　舒适的环境有助于沟通的顺利进行。目前，医院里的护士站都是开放的，有些新建医院，病房环绕护士站呈放射状分布；有些医院儿科病房选用暖色调，增加温馨感，这些设计更有利于护患之间的沟通交流。

5. 场景　场景对沟通交流的影响也是不可忽视的。

(1) 不期望其他人的存在：涉及病人或家庭隐私时，其他人在场会影响病人的自我暴露。

(2) 期望其他人的存在：如未成年的儿童，特别是胆小、性格内向的孩子，和人交谈时，希望自己的父母在场陪伴，以减轻胆怯心理。

另外，若沟通技巧使用不当，则很难达到预期的目的，如突然改变话题；急于陈述自己的观点；虚假的或不适当的保证；迅速提出结论或解答以及不适当地引用一些事实等行为，可导致沟通失败。总之，要了解人的心理，满足人的愿望，才会使沟通顺利地进行。

实践活动　拓展阅读——秀才买柴

有一个秀才去买柴，他对卖柴的人说："荷薪者过来！"卖柴的人听不懂"荷薪者"（担柴的人）三个字，但是听得懂"过来"两个字，于是把柴担到秀才前面。

秀才问他："其价如何？"卖柴的人听不太懂这句话，但是听得懂"价"这个字，于是就告诉秀才价钱。秀才接着说："外实而内虚，烟多而焰少，请损之。（你的木材外表是干的，里头却是湿的，燃烧起来，会浓烟多而火焰小，请减些价钱吧。）"卖柴的人因为听不懂秀才的话，于是担着柴就走了。

【评析】沟通时最好用简单的语言、易懂的言词来传达信息，而且对于说话的对象、时机要有所掌握，有时过分的修饰达不到理想的效果。

第二节　沟通交流技巧

沟通是一门艺术，作为护士，学习沟通交流技巧，将有利于护患关系的和谐发展。

一、沟通交流的含义

概括起来讲沟通交流是人与人之间交换意见、观点、情况或情感的过程，这一过程是通过语言和非语言行为来完成的，是一切人际关系实现的前提，也是人际关系形成和发展的充分而必要的条件，是建立人际关系的手段和途径。

二、沟通交流的模式

沟通是人与人之间的信息交流，包括信息传递、接收、分享和双向交流的过程。美国专家黑贝尔斯·威沃尔提出人际沟通循环模式图，他认为人际沟通的模式是一个相互循环的过程。

此外，人际沟通的模式有：美国政治学家拉斯韦尔提出的线性沟通模式，就发出者、内容、渠道、接收者、效果构成沟通的各个要素进行问题讨论；美国心理学家奥斯古德和传播学家施拉姆提出的循环型模式，其主要贡献是变单向直线型沟通为双向循环型沟通；美国数学家申农及其同事韦弗提出的"数学传播理论"模式，其主要贡献是发现了噪声对信息的干扰。

三、沟通交流的层次

沟通分为五个层次：一般性交谈、陈述事实、交换意见、分享感觉和沟通高峰。这五种沟通层次的主要差别在于一个人希望把他真正的感觉与别人分享的程度，而与别人分享感觉的程度又直接与彼此的信任度有关，信任度越高，彼此分享感觉的程度就越高，信息量越大，反之，信任度越低，彼此分享感觉的程度就越低，信息量越小。

（一）一般性交谈

这是一种表面的、肤浅的、社会应酬性的话题。如“您好！”“今天的天气真不错！”等。没有牵扯到感情的投入，这种沟通使对方沟通起来觉得比较“安全”，因为不需要思考和事先准备，精神压力小。一般多用于护士与病人第一次见面时的寒暄话，开始时使用有助于打开局面和建立信任关系，但护患双方不能长时间停留在这个层次，否则影响病人资料的收集和护理计划的实施。

（二）陈述事实

这是一种只罗列客观事实的说话方式，不加入个人意见或牵扯人与人之间的关系，是护士与病人在工作关系时常用的沟通方式。在这一层次交流，护士主要是鼓励病人叙述，尽量不要用语言或非语言行为影响病人。

（三）交换意见

使用这种层次的沟通方式时，说明双方已经建立了信任。因为这种沟通交流方式必须将自己的一些想法和判断说出来，并希望与对方分享。护士在病人发表意见时，不能流露否定或嘲笑的意思，以免影响病人的信任，使他不再继续提出自己的意见和看法。

（四）分享感觉

这种沟通方式较难实现，只有建立在相互信任的基础上，有了安全感的时候才能做到，才会愿意告诉对方他的信念以及对过去或现在一些事件的反应，他们将彼此分享感觉，这样的分享是有建设性的，是健康的。所以，护士应以真诚的态度和正确的移情来帮助病人建立信任感和安全感。

（五）沟通高峰

指沟通双方达到了一种短暂的“完全一致性”的感觉，或者不用对方说话就知道他的体验和感受。这是护患双方沟通交流所达到的理想境界，这种沟通高峰在短暂的时间内即可完成，也可伴随着分享感觉的沟通时就自然而然地产生了。

以上五种沟通交流方式都有可能发生在护患关系的治疗性关系中，在沟通过程中要顺其自然地使用沟通交流的方式，不要生搬硬套地按五种层次顺序进行。也不要强迫非拘泥于某种方式，更不要强求进入较高层次，要自然、诚恳、坦然。护士应经常评估自己的沟通方式，避免因自身行为的不当而造成护患双方沟通不良，争取很快地取得病人的信任，达到高层次的沟通。

四、沟通交流的技巧

沟通交流的技巧是指一些能促进沟通顺利进行以及增加互相了解的沟通技巧。沟通交流过程是双向的沟通(图 9-1)。

(一)有效发送信息的技巧

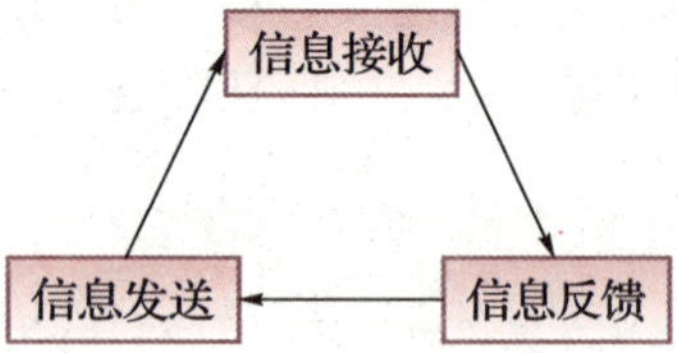

图 9-1　沟通交流的过程

发送者在进行信息发送时，要意识到在沟通中发送的不仅是信息，还有思想和情感。因此，在发送信息时，需注意考虑以下问题：

1. 信息发送方式　发送信息，首先应考虑选用什么样的发送方式。发送方式很多，有面对面、电话、传真、E-mail 等，应根据实际情况选择有效的信息发送方式。

2. 信息发送时间　发送信息要适时，什么时候发送什么信息，什么时候交流思想和感情。与人交流应注意时间的选择(包括时间的长短)，而且要考虑对方的情绪。

3. 信息内容　发送信息时应考虑充分利用语言和非语言信息，明确信息的内容。在沟通中要确定说什么，用什么语气，用什么动作等，这些在沟通中很重要。

4. 信息接收者　沟通时要考虑信息的接收者是谁，充分考虑接收者的情况。

5. 信息背景　发送信息时，要考虑什么环境、场合是否合适？不同的场合下信息发送的效果是不同的。

下面是有效发送信息的自我检查(表 9-1)。

表 9-1　有效发送信息的自我检查

需要注意的问题	要点	情况确认
How? 选用怎样的发送方式	面谈、电话、信函、会议、传真等	
When? 什么时间发送	时间是否恰当 情绪是否稳定	
What? 信息内容	语言(简洁、强调重点) 非语言	
Who? 信息接收者	信息接收者是谁 接收者的观念、需要	
Where? 信息沟通的场合	场合是否合适 环境是否受干扰	

(二)倾听的技巧

倾听并不是只听对方所说的词句，还应注意其说话的音调、流畅程度、选择用词、面部表情、身体姿势和动作等各种非语言性行为。倾听包括注意整体性和全面地理解对方所表达的全部信息，否则会引起曲解。倾听是不容易做到的，据估计只有 10%的人能在沟通过程中好好倾听。做一个良好的倾听者，应做到以下几点：

1. 适应讲话人的风格　每个人发送信息时，音量和语速是不一样的，要尽可能适应他的风格，以获得更全面、更准确的信息。

2. 眼耳并用　倾听不仅要耳朵听，还要眼睛看，倾听是耳朵和眼睛共同的工作。这样不仅能获得信息的内容，还能获得对方传递的思想和感情。

3. *理解对方* 倾听时应站在对方的立场上去考虑问题，而不是去评价对方。有些人喜欢没听完对方的话就根据自己的理解打断对方，这不仅不礼貌，而且会引起反感，甚至造成矛盾。

4. *鼓励对方* 倾听时，看着对方，保持目光交流，并适时点头示意，表示鼓励和认同，同时显示出倾听的兴趣。

可以通过表 9-2 来检查自己的倾听能力。

表 9-2 倾听自检表

问 题	得 分
我在听别人讲话时保持不动，不晃动身体、不摆弄手指、不表现出不安定	
我与讲话者保持目光交流，对目光交流感到很舒服	
我关注的是讲话者所讲内容，而不是担心我怎样看或自己的感受	
欣赏或赞同时我会面带微笑并显示出活泼的表情	
当我倾听时，我能很好地控制自己	
我会用点头或以支持、友好的方式来鼓励讲话者	

得分标准：从不（1 分）、有时（2 分）、通常这样（3 分）、总是这样（4 分）

自检说明：得分大于 15，则倾听技巧非常好；得分在 10～13 之间，则应该注意改进；得分低于 10，则需认真学习倾听技巧。

（三）有效反馈的技巧

反馈是沟通双方期望得到信息的回流。反馈有正面的反馈、负面的反馈及建设性的反馈。正面的反馈是对对方做得好的予以表彰，希望好行为的再次出现。负面的反馈即负面的批评，通常令对方不愉快而带来负面的影响。建设性的反馈是一种建议，在对方不足的地方，提出改进建议（表 9-3）。

知识链接

伏尔泰："耳朵是通向心灵的道路。"耐心倾听获得的不仅是信息，还有对对方的尊重和鼓励，放空自己，换位思考，才能做一个好的倾听者。

永远不要使用负面认知！
负面认知比无认知更糟糕！

表 9-3 信息反馈检查表

检查要点	结果	改进计划
反馈是否明确、具体		
反馈是否平衡、积极、正面或建设性		
反馈时间是否正确		
反馈是否集中于可改变的行为		
反馈是否有判断性		

实践活动——撕纸

训练目的

为了说明倾听的重要性以及在沟通过程中,使用单向的沟通方式,结果听者总是见仁见智,个人按照自己的理解来执行,通常都会出现很大的认知差异。但使用了双向沟通之后,虽然有改善,差异依然存在。

训练时间

15 分钟

训练材料

准备总人数两倍的 A4 纸(废纸亦可)

训练步骤

1. 给每人发一张纸。
2. 依照指导老师发出的指令进行操作:
——大家闭上眼睛
——全过程不许问问题
——把纸对折
——再对折
——再对折
——把左上角撕下来
——转 180°,在左上角再撕下来一个边长 2 厘米的正方形
——睁开眼睛,把纸打开
同学们会惊奇地发现各种答案。
3. 这时指导老师可以重复上述的指令,唯一不同的是这次同学们可以问问题。

评价讨论

1. 完成第一次之后可以问大家,为什么会有这么多不同的结果(也许大家的反应是单向沟通,不许问问题,所以才会有误差)。

2. 完成第二次之后又问大家,为什么还会有不同(希望说明的是,任何沟通的形式及方法都不是绝对的,它依赖于沟通者双方彼此的了解、沟通环境的限制等,沟通是意义转换的过程,让大家感受到他人和自我之间认知的差异)。

拓展阅读——请你把话听完

美国知名主持人林克莱特一天访问一名小朋友,问他说:"你长大后想要当什么呀?"

小朋友天真地回答："嗯……我要当飞机的驾驶员！"林克莱特接着问："如果有一天，你的飞机飞到太平洋上空所有引擎都熄火了，你会怎么办？"小朋友想了想："我会先告诉坐在飞机上的人绑好安全带，然后我挂上我的降落伞跳出去。"当在现场的观众笑得东倒西歪时，林克莱特继续注视着这孩子，想看他是不是自作聪明的家伙。没想到，接着孩子的两行热泪夺眶而出，这才使得林克莱特发觉这孩子的悲悯之情远非笔墨所能形容。于是林克莱特问他说："为什么要这么做？"小孩的答案透露出一个孩子真挚的想法："我要去拿燃料，我还要回来！！"

【评析】你听到别人说话时……你真的听懂他说的意思吗？你懂吗？如果不懂，就请听别人说完吧，这就是"听的艺术"：①听话不要听一半；②不要把自己的意思，投射到别人所说的话上面。

复习思考题

1. 解释人际沟通的含义，举例说出沟通的要素。
2. 模拟情境，以角色扮演的形式，说明影响人际沟通的个人因素。
3. 简述沟通交流的层次。
4. 简述倾听的技巧。

（李大纯）

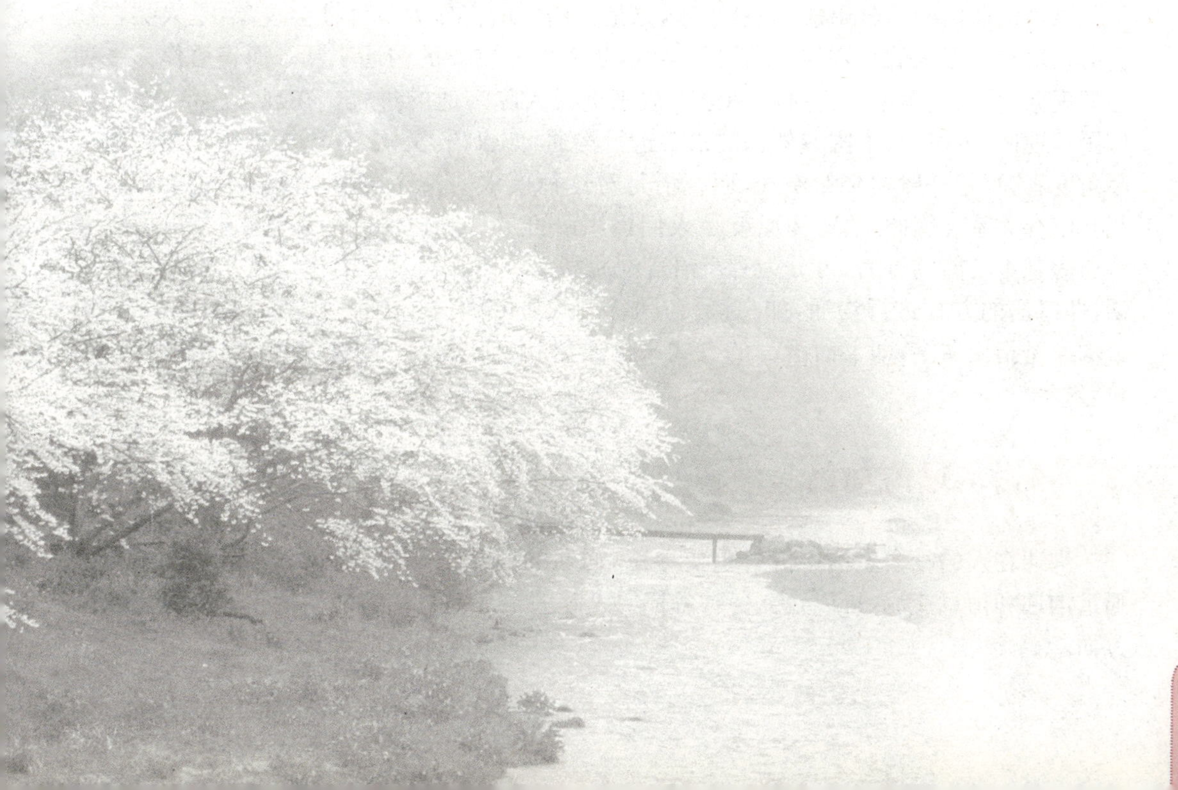

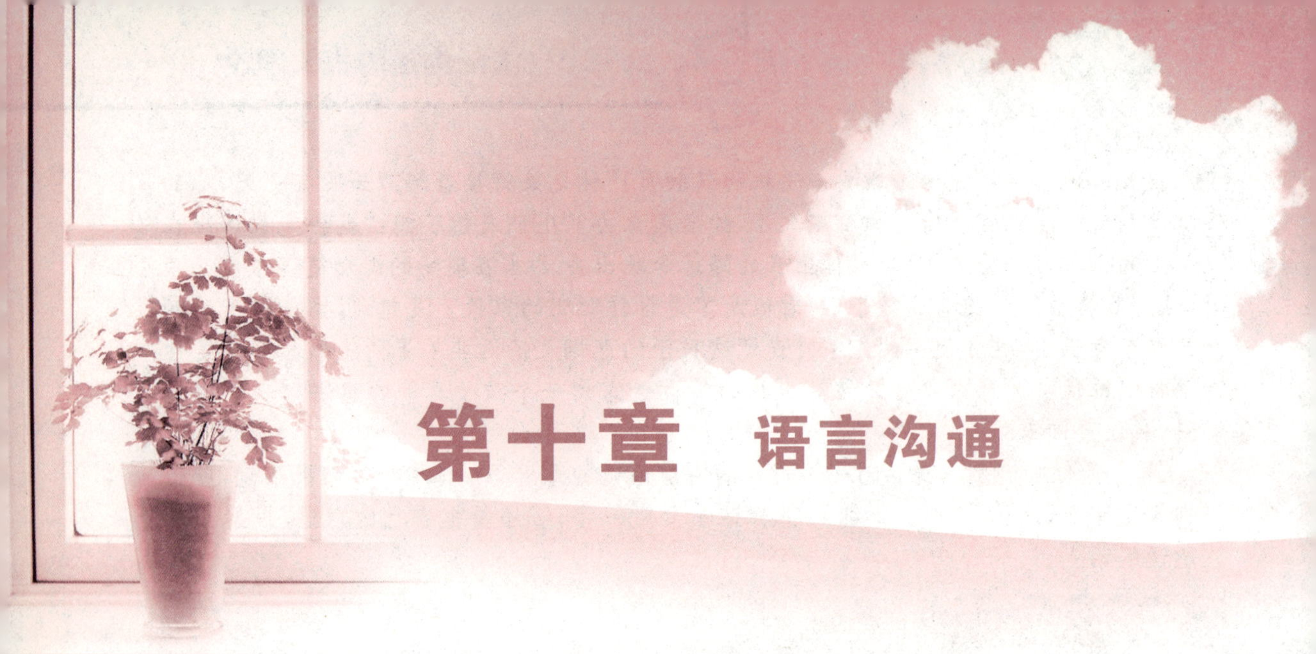

第十章 语言沟通

第一节 语言沟通概述

语言是人类交流思想和表达情感的心理过程，是维系人类关系的纽带，是人际沟通和交往的基本工具。俗话说“话如其人”，指的是一个人的语言能直接或间接表现其人品和修养。西方医学之父希波克拉底认为：“医学有两件东西可以治病，一是语言，一是药物。”可见，护士与其服务对象的语言沟通在疾病治疗、康复与健康维护过程中起到重要的作用。

一、语言沟通的性质

语言沟通由两部分组成，一是语言，二是言语。语言作为一种社会现象，是人类在社会活动过程中形成的约定俗成的符号系统，是人类最重要的沟通工具。而言语作为一种心理现象，是人们运用语言材料和语言规则进行人际沟通的过程。在现实生活中，人们使用本地区、本民族、本国或外国的语言进行沟通，如汉语、英语、日语等进行读写。从交际角度看，只是一般的交际模式，而言语是对这种模式的具体运用。语言和言语存在着相互依存关系。因此，语言沟通就是人们运用语言进行表达情意的活动，它是以思维和沟通为基本功能的行为，可分为有声语言沟通和无声语言沟通。有声语言沟通是指用讲话，即口语的方式进行沟通，如交谈、访问、讲课、演讲、电视、电话、报告、会议等；无声语言沟通是指用文字，即书面语言的方式来沟通，如书信、记录、通知、报纸、电报、网络、书籍等。

二、语言沟通的功能

沟通在人的社会生活中占有重要地位，沟通的质量也是现代生活的标志之一，人们通过沟通和信息交流，可以建立各种各样的人际关系。语言沟通的功能主要有以下几个方面。

（一）获取信息

通过语言沟通，可以收集、储存必要的新闻、数据、图片、事实、评论，以便了解信息，并作出反应和决定。

（二）进行决策

生活中的人们每时每刻都在进行各种决策。语言沟通以辩论和讨论的方式满足了决策过程的两个方面：促进信息交换和影响他人，有利于统一观点和认识，达成一致意见。

（三）和谐人际关系

语言沟通是人际沟通的主要形式，良好的语言沟通，能有效调节人与人之间的关系，增进人与人之间的感情，有助于建立和谐的人际关系。

（四）参与社会活动

语言沟通能提供有关知识，帮助人们从事社会活动，加强社会联系和强化社会意识。

（五）提高职业素质

从整体护理的实践来看，护士与人沟通的实践约占其工作时间的70%，用于分析、处理问题的时间仅占30%。显而易见，护士不但需要专业知识和技能，而且需要与他人沟通的基本知识、能力和技巧。

（六）促进人的发展

语言沟通能促进人的智力发展，培养人的思想品德，提高人在生命各个阶段的基本素质和能力。

三、护理语言沟通的基本原则

护士在护理工作中，经常需要通过语言沟通采集病史、收集资料、核对信息，开展心理护理、健康教育等。护士运用良好的语言沟通能力与服务对象沟通有利于双方的情感交流，有利于护理目标的实现。因此，护士在人际沟通过程中，应遵循以下基本原则。

（一）道德性原则

护理人员的语言沟通首先应该遵循医务工作总的道德要求。如在治疗和护理过程中应注意做到保护服务对象的隐私、保守医疗秘密、保护医护人员的隐私等。

（二）科学性原则

护理人员在语言沟通中引用的例证或资料都应有可靠的科学依据。不要把效果不确定的内容或民间传闻纳入健康指导，不要歪曲事实。另外，要注意表意准确、不含糊，不要把治疗效果扩大化，也不要为了引起患者的高度重视而危言耸听。

（三）目的性原则

人与人之间是依据一定的目的进行语言沟通的。护士无论是向服务对象及其家属询问一件事情，说明一个事实，提出一个要求等，一般都是达到一定的沟通目的。因此护士在语言沟通过程中要做到有的放矢、目标准确，才能有效地达到沟通的目的。

（四）情感性原则

“感人心者，莫先乎情”，语言始终伴随着情感。护士在沟通过程中，要从爱心出发，坚持真心诚意的态度和“与人为善”的原则，要视病人如亲人，急病人之所急，想病人之所想，加强与病人的情感交流。护士在工作中还应注意：言语文雅、态度谦和、讲话亲切、不矫揉造作；语言表达与表情举止应保持一致；真实地表达自己的情感和想法。

（五）通俗性原则

护士在语言沟通中应坚持通俗性原则，即根据对方的认知水平和接受能力，用形象生动的语言，浅显贴切的比喻，循序渐进地向对方讲授健康知识。要尽量使用口语化的语言，忌用医学专业术语或医院内常用的省略语。同时要熟悉一些方言以利于信息和情感的交流。另外要注意发音纯正，吐字清楚，用词朴实准确，语法规范精练，要有系统性和逻辑性。

（六）尊重性原则

尊重沟通对象是人际交往的重要原则，要将对沟通对象的尊重、恭敬、友好放在第一位，平等待人，尊重病人，在沟通过程中切不可伤害他人的尊严，更不能侮辱他们的人格，如称呼病人要用尊称，如“张大爷”、“李老师”等，不要用“3 号”、“5 号”等冰冷的数字来称呼病人。

（七）艺术性原则

在沟通过程中，灵活运用艺术性的语言可以体现语言的魅力，达到沟通的最佳效果。如时而委婉，时而严肃，时而幽默，根据不同的沟通对象的思想境界、性格特点有针对性地选择表达的内容与形式。艺术性的语言沟通能使病人感到亲切、自然、易于接受，有助于减少医患矛盾，改善医患关系。

第二节　交　谈

交谈是护理工作中最重要的语言沟通方式，是以口头语言为载体进行的信息交流。交谈可以通过面对面的形式，也可以通过电话交谈、网络聊天等形式进行。护士在护理服务对象的过程中，如采集病史、收集资料、核对信息、护理评估、护理诊断、制订护理计划、实施护理措施、心理护理、健康教育、征求意见等都需要与服务对象进行交谈。可以说，交谈贯穿于护理工作的始终。通过交谈，护士可以完成护理任务，达到护理目标，还可以丰富日常生活，获得与他人的友谊，改善人与人之间的关系。

一、交谈的特点

（一）广泛性

以口头语言为载体的交谈是运用最广泛的沟通交流的形式，只要有两个或两个以上的人愿意交谈，交谈就可以进行，不受年龄、性别、文化程度等因素的影响，也不受时间、地点等因素的限制，既可以面对面进行交谈，也可以通过电话、互联网等进行交谈，方便快捷，沟通迅速。但交谈的深度、效果、持续的时间和是否达到目的等受到一定因素的制约。

（二）目的性

任何交谈，无论其交谈的内容如何广泛，都是为了解决某个问题而产生交谈动机，具有明确的目的性。护士交谈的内容涉及生理、心理和社会政治、经济、文化等方方面面，但这些内容都与健康、疾病有关，具有专业目的性，即为服务对象解决健康问题，促进治疗和康复，减轻痛苦或预防疾病。

（三）灵活性

一般说来，交谈是一种比较随意、轻松的语言交际方式，特别是在非正式交谈时。它既不像谈判那样庄重，又不像辩论话题那么集中，也不像回答问题那么紧张。交谈可以就一个话题或几个话题同时展开讨论，也可以在交谈的过程中随时提出新话题，内容灵活。而且交谈的时间、地点、对象、方式和策略也会因人、因事、因时而变化。

（四）双向性

交谈作为一种交流思想、交换信息的双向沟通活动，通常发生在交谈双方面对面的交流活动中。人际交流是一种双向交流，交谈中表达者和接受者双方总是运用语言和非语言沟通方式沿着各自的思路彼此交换意见、传递信息，双方既互为发言者，又互为听众，因而有明显的互动性特点。

（五）程序性

交谈分正式交谈和非正式交谈。正式交谈具有一定的程序性，即交谈双方遵循规范的原则，围绕交谈目的，进行一系列活动的过程，一般分为交谈开始、进入主题、交谈结束三个阶段，其交谈的基本形式是提出问题和回答问题。

（六）通俗性

交谈时所说的话一般都没有经过刻意修饰。由于人们在交谈时，主要考虑语义的确定，对语言的形式考虑较少，因此具有句意明确、句式简短、修饰词和复句较少的特点。同时，由于交谈双方有着特殊的交际场景，对交谈的内容有着或多或少的共知条件，所以有些话不必讲得太清楚、太详尽，就能达到沟通的目的。

（七）善问性

护理专业性交谈更多地涉及提问和回答。护理人员通过提问和回答，引导交流围绕主题进行和展开，从而达到专业性目的。因此，护理人员的善于提问在专业性交谈中具有关键性作用。

二、交谈的过程

一个完整的交谈过程一般要经过准备、启动、展开、结束四个阶段。

（一）准备阶段

护理专业性交谈是一种有目的的交谈，如何打开与服务对象沟通的第一扇大门，为进一步收集资料，进行有效沟通交流奠定基础，并非一件容易的事情。Kris Cole 曾经说过："你只有一个机会创造一个良好的第一印象，不论好与坏。第一印象常常是很顽固的，他们能够在最初给人以很大的影响，以至于长期不会改变。"因此，为了达到护理的目的，使交谈获得成功，护士在交谈前应作充分的准备。

1. 资料准备　在交谈之前首先要明确交谈的对象和交谈的目的，确定交谈的主要内容。例如护士与入院病人进行交谈，要根据病人的病情和入院时间选择交谈的内容和时间。必要时，可以列一份交谈提纲，使护患双方的交谈都能集中于同一主题，也可以避免谈话时漫无边际，漏掉必须收集的资料。

2. 护士准备　交谈前护士要做好形象上与心理上的准备。良好的个人准备往往能给病人一个良好的第一印象，无形中拉近了护患双方的距离。护士要衣着得体，举止端庄，态度和蔼，使病人产生信任感。国外要求护士上班时必须化淡妆，以显示对病人的尊重。还要收集一些有关病人的信息，如通过阅读病例了解病人的现病史、既往史、治疗经过、本次入院的原因，也可以向其他医务人员或病人家属了解一些情况。

3. 病人准备　要从病人的身体状况考虑交谈的时间，尽量排除由于病人本身带来的一些影响因素。交谈前帮助病人解决口渴的问题、排便的问题、休息的问题等。

4. 环境准备　在进行有目的的信息性交谈、指导性交谈与治疗性交谈时，要尽量优化环境，增进沟通效果。首先要保持环境安静，以免分散病人的注意力，收音机与电视等音响要关掉；其次要为病人提供环境上的"隐私性"，关好门窗，必要时用屏风遮挡；交谈时还要避免治疗和护理的时间。另外，交谈时护士最好要关掉手机，谢绝会客等，以达到预期的沟通效果。

（二）启动阶段

交谈的启动是交谈双方形成"第一印象"的关键时期，没有启动，也就不能完成交谈，故交谈开始，可以先使用一些问候、寒暄语言，以礼貌、热情的态度开始。

1. 启动阶段交谈的作用　通过初步交谈，给对方留下一个良好的第一印象，建立彼此的了解和信任；通过初步交谈，调动对方说话的热情，以便使双方交谈得以进行并顺利转入主题；通过初步交谈，了解对方的一些基本情况，以便在下一步谈话中不触及对方的忌讳或隐私，使交谈更加愉快和顺利；确立谈话的基调，即以什么身份、什么态度和方式来与对方谈话；在比较亲热的问候、寒暄氛围中，通过初步交谈，可以减轻对方的焦虑与紧张。

2. 启动交谈应掌握的基本原则

(1) 树立自信心，克服胆怯、害羞心理。

(2) 用真诚和尊重的态度，创建良好的谈话氛围。

(3) 寻找双方共同感兴趣的话题，调动双方谈话的积极性。

(4) 使用日常生活的“平常话”是启动交谈的最佳途径。

3. 启动阶段交谈的注意事项

(1) 问候语和“平常话”要恰当：在交谈的启动阶段，一般所说的都是一些问候语和“平常话”，例如：“好久不见，你好吗？”“这儿的天气比您那儿冷多了吧？”“您穿的这套衣服款式真好，您穿上真漂亮。”“您今天气色不错。”“您看了昨晚的足球赛了吗？”等。启动阶段的平常话可以是对方的兴趣、职业、爱好、日常生活琐事、时政新闻、大家关心的话或是赞美对方的话。要注意问候语要符合情境习惯，强调与对方的关联性，不可随心所欲，无边无际。有关感情、婚姻、收入、个人信仰等问题的平常话要尽量不问，否则有窥探别人隐私之嫌。如因护理需要，确实需要对方提供敏感信息时，应事先讲明原因。

(2) 态度要温和、自然：温和、自然的态度，关切的方式，容易取得对方的喜欢和信任。建立一种融洽的关系，是成功谈话的良好开端。

(3) 有礼貌地称呼：要根据对方的年龄、性别有礼貌地称呼，会给人以亲切感，拉近双方的心理距离。

(4) 适可而止：启动的语言是谈话的开始，只是为了引导对方的谈话，不能无休止地“启动”下去，否则会影响主题的展开，也达不到交谈的目的。

(5) 调整好关系：交谈双方都期望以一种平等的关系互通信息，高人一等会遭到对方心理上的排斥。

（三）展开阶段

护士运用各种方法启动交谈后，接下来就要考虑如何将交谈全面展开，转入主题。此时，护士要做好各种充分的准备，如知识准备、内容准备和时间安排等。交谈的内容往往涉及疾病、健康、环境、护理等实质性问题。

1. 转入主题常用的方法　在交谈的过程中，人们往往遇到一个难题，不知怎样将话转入主题。以下几种方法可供借鉴：

(1) 因势利导：谈话开始，大家常常是互相问候，谈论生活中的一些小事。但此类话不能说得太多，太多会使人觉得乏味。因此在适当的时候，就应将谈话转入主题。这时可以从一些与主题有关的生活小事谈起，以防止交谈对象感到内容来得突然，然后因势利导，逐渐把交谈引入正题。

(2) 暗示：在交谈时，如果出现对方谈话离话题太远，而你的时间又有限，为此，我们可以用暗示的方法启发他回到正题。例如简短的插话或展示与交谈正题有关的物品。

(3) 提问：提问可以把对方的思路适时引导到某个话题上来，同时还能打破冷场，避免僵局。但是，提问首先要有所准备，不要问对方难以应付的问题，如超过对方知识水平的学问、技术问题等；也不要询问别人的隐私，如财产、夫妻感情、对方爱人的相貌以及大家忌讳的问题。其次，要注意提问的方式，不要像发炮弹似的连续发问，让对方难以应付。

2. 护士展开交谈应把握的内容

(1) 灵活运用各种交谈策略：展开交谈时，应根据实际情况灵活运用各种交谈策略。当对方诉说时，护士要认真倾听，通过核对表示护士对对方所说问题的关注，对不清楚的地方要采取恰当的提问方式，还要给予适时的反应，能站在对方的角度理解其感受。护士在给病人进行治疗性操作或护理时要阐述其原理、目的、注意事项等。要经常鼓励病人积极与病魔作斗争，增强其战胜疾病的信心。在病人悲伤或情绪不佳时可以采用沉默的方法使其安静下来。

(2) 围绕交谈目标展开交谈：在交谈过程中，护士要想办法创造和维持融洽、和谐的交谈气氛，围绕目标，整理好交谈内容的主次，按目标引导谈话，让病人无所顾忌地将自己的真实想法、感受全部倾诉出来。另外，护士在交谈过程中可能会发现病人的一些新问题，此时应及时对谈话内容进行适当调整，或改变原来的主题，了解一些新发生的问题，以便及时解决这些问题。病人与护士交谈时，说得最多的是患病的经过、主要的不适、询问目前的治疗效果、需要住院多长时间，所以要求护士应具有良好的应变能力和丰富的经验，及时巧妙地转换话题，达到交谈的主要目的，获取需要的信息和资料。

(3) 有效控制交谈时间：与病人正式交谈，主要是为了获取医疗动态信息而展开交谈，往往有明确的交谈目的，如询问病史、家族史、疾病的特征性症状和体征等，为下一步的检查、诊断、治疗收集资料，而不能漫无目的地谈论病人感兴趣的事，必须紧扣主题、控制交谈时间。

(4) 注意交谈的立场：由于交谈的内容是固定的，交谈又受到时间的限制，所以在与病人交谈中，如处理不好谈话立场，则容易使病人误解护士缺乏耐心和同情心。

(5) 做好相关记录：交谈记录与否，是正式交谈与非正式交谈的重要区别之一。这种记录具有真实性，与病历一同保存，具有法律效应。

(四) 结束阶段

在语言交流中，如何开始交谈是一种艺术，怎样结束交谈也是一种艺术。实践表明，一个不恰当的结尾给人留下的往往是失望、不快，而一个巧妙适宜的结尾给人留下的将是留恋和美好的回忆。为了使交谈有一个巧妙适宜的结尾，在结束交谈阶段，我们应该注意以下几个方面的内容。

1. 把握时机，见好就收　护士与病人的每次谈话，都有一个很自然的终止点，即双方都感到目的达成、话题说尽之时。恰当好处地结束交谈，是交谈中不可忽视的最后一步。当双方谈话的中心内容已近尾声时，护士要善于把握时机，及时总结谈话的内容并与病人交换意见，感谢病人的配合和支持，为下次交谈奠定基础。否则无休止地谈下去，尤其是谈论一些与主题无关的问题，会使双方感到疲乏和厌倦，从而冲淡了交谈的效果。

2. 言简意赅，重复主题　在结束交谈时，为了强调谈话的内容，使双方谈话的主题达成共识，可以把主要内容言简意赅，突出重点地重复一下，切忌不要太啰嗦，顺利结束交谈。

3. 再次交谈，做好铺垫 在与对方交谈时，有时一次交谈，可能未能达到预期交谈的目的，这时在交谈接近尾声时，可以为再次进行进一步交谈，做一些铺垫工作，比如可以约定下次交谈的时间、地点、内容等。

4. 正式交谈，做好笔记 正式的专业性交谈，如询问病史、护理评估、治疗性交谈等，在结束交谈后，应及时做好笔记。如果需要在交谈中边谈边记，则应向对方做出必要的解释，以免引起对方不必要的紧张。

5. 勿忘询问，客气结束 在谈话结束时，不要忘记询问对方还有没有其他什么事等，如问“还有别的什么事吗？”这样，既可以防止谈话内容遗漏，又可显得友好、亲切和对对方的关心。结束交谈时，还应站起身，谈一些必要的客气话，认真诚恳地道别，以建立友谊，如“多谢您的帮助！”“占用您这么多的时间，真是十分感谢，今后还请多多关照。”“给您添麻烦了！”“让您费心了！”等，给彼此双方留下一个美好的交谈结局。

以上是正式的专业性交谈的完整过程。事实上，现实中的交谈过程要比这个过程简单一些，随机性要大一些，往往没有明确的分期，有时可能只有几句话或者是比较简单的问答，内容也会很简单。所以，护士在与对方进行交谈时要灵活应变，不要死板地拘泥于这四个阶段的划分。

三、交谈的技巧

交谈作为护理人员与服务对象及他人沟通的一种重要手段和基本功，其成功的条件除了取决于护士良好的基本素质和融洽的人际关系外，还取决于恰当地运用各种交谈的技巧。交谈中的沟通效果与沟通技巧的运用是有密切关系的。交谈中常用的沟通技巧有：倾听、核实、提问、反应、阐释、沉默、移情、申辩、鼓励等。

（一）倾听

倾听是指交谈者全神贯注地接收、感受对方在交谈中所发出的全部信息（包括语言的和非语言的），并做出全面理解、积极反应的过程。倾听在人际沟通中占有十分重要的地位。卡耐基说：“如果你想成为一个谈话高手，必须首先是一个专心听讲的人。”倾听要全神贯注、集中精力，与对方保持1米左右的距离，采取稍向对方倾斜的姿势，并保持目光的接触。护士全神贯注地倾听可以使对方畅所欲言、毫无顾忌地说出自己的心里话。倾听伴随着交谈过程，在倾听中要不断地回报以语言反应，如“是吗？”“嗯。”“哦。”“知道了。”等。

善于沟通的人，必是一个善于倾听的人。做一个有效地倾听者，应该注意以下几点：

1. 保持良好的精神状态，集中注意力。

2. 明确倾听目标。

3. 充分估计和准备倾听所需要的时间，以便有足够的耐心倾听。

4. 尽量排除一些偶然的干扰因素，以便集中注意力，如关掉手机，不要经常插话，让对方充分地诉说。

5. 态度专注投入，及时做出情感反应。

6. 全面观察对方，及时注意非语言信息，善于透过语言的字面含义理解对方的言外之意。

（二）核实

核实是指交谈者在倾听过程中，为了证实自己的理解是否准确所采取的交谈技巧。核实是一种反馈机制，体现了护士高度负责的精神。通过核实，可以使对方知道护士正在认真倾听自己的讲述，并理解其内容。例如对某些细节、程度、范围的核实。核实包括重复、意译、澄清等方式。

1. 重复　重复是指交谈中倾听者对讲话者的话语进行复述、核对的一种交谈技巧。在护理交谈中，一种重复是护士把对方的话再重复说一遍，待对方确认后再继续进行交谈；另一种重复是护士要求对方把说过的话再重述一遍，待护士确认自己没有听错后再继续交谈。重复表示承认了对方的叙述，从而加强了对方继续诉说的自信心，让对方感觉自己的诉说已经生效。它只是一种不加任何判断的重述，因此，在运用这种方式时要注意不要对对方所说的话进行判断。恰当的重复可引发对方的积极思维，对维系交谈的顺利进行具有重要意义。例如，病人说："昨晚我头痛得厉害，还恶心……"，护士重复说："你刚才说你昨晚头痛、恶心，是吗？"

2. 意译　意译也叫改述或义释，护士把对方的话改用不同的说法叙述出来，但意思不变，或将对方的言外之意说出来。例如，病人说："小李护士是刚毕业的吧，她吊水的手法有点生疏啊。" 护士说："你的意思是说小李的操作手法不熟练吗？"

3. 澄清　澄清是指将对方的一些模棱两可、含糊不清或不完整的陈述讲清楚，以获得更具体、更明确的信息。例如，可以用下列话语来引导："我还不明白，你告诉我的是……"；"根据我的理解，您的意思是……"；"您刚才的话，是这个意思吗？"；"我可以这样理解吗？"等等。通过澄清，可以有助于交谈双方弄清最重要的关键问题是什么，以便下一步工作时集中精力先解决关键问题。

（三）提问

提问在交谈中具有十分重要的作用。它不但是收集信息和核实信息的手段，而且可以引导交谈围绕主题展开。有效地提问可以使护士获得更多、更准确的资料。提问一般分为开放式提问和封闭式提问两种方法。在交谈中，可以根据不同的情况选择不同的提问方式。

1. 开放式提问　是一种不限制回答者应答的一种提问方式，如"您对手术有什么看法？""这几天您的感觉如何？"它的优点是可以诱导对方开阔思路，鼓励其自由回答自己的观点、意见、想法和感觉，有利于进一步发展谈话。缺点是需要的时间较长，容易偏离主题，且交谈的双方都要有所准备。

2. 封闭式提问　是一种回答者的应答受到限制的提问方式，应答者回答的选择性很小，用简单的"是"或"不是"、"有"或"没有"就可以回答。如"您今天感觉好些了吗？""您喜欢喝牛奶吗？"它的优点是对方能直接坦率地做出回答，使护士能在短时间内迅速获得所需要的有价值的信息，有利于节约时间。缺点是回答者应答的自由空间小，使对方没有机会解释自己的想法和释放自己的情感，限制了对方的思路和自我表达，不利于沟通的发展和深入进行。

（四）反应

反应是指交谈过程中信息接受者对信息发出者的谈话内容所引起的态度、行动或意见。美国语言心理学家多罗西·萨尔诺夫说："交流是双行道，没有反应的谈话是无效的谈话。"在交谈的过程中，如果信息接受者只是被动地听，可能会让他人认为你对对方的谈话内容不感兴趣，对彼此的交流不够积极。因此，护理人员在与其服务对象交谈时，要掌握正确的反应要点和逻辑思维方法，同时应注意以下问题。

1. 思维速度相适应　护士对病人的谈话要给予及时的反馈，护士的思维速度与病人的谈话速度相适应，不能超前，也不能过于落后，要适当地进行调整，并提出一些相关的问题，如果护士在交谈时注意力不集中，思维速度跟不上病人的说话速度，谈话过程中总是让病人重复，这样既容易耽误时间，又容易伤害病人的自尊心。

2. 不要急于下结论　没完全弄懂对方的真正意思之前，没真正把握对方的感受之前，不要急于定论，否则会使交谈失败。

3. 语言要具体明确　病人在倾诉过程中可能会伴有一些疑问，对疑问的回答应具体明确。如"今天听了你的情况，我对你的病情有了初步了解，如有不清楚的地方我们下次再接着谈。你不要着急，我们一定尽全力帮你恢复健康。"一般这样的反应，可使病人的情绪稳定下来。

4. 不做虚假保证　过于肯定、热情的许诺，虽然能鼓舞病人，但也容易使其增加疑虑，产生怀疑，甚至埋下护患纠纷的隐患。因此，在与服务对象交谈时，不要做虚假的保证和承诺。

（五）阐释

阐释是叙述并解释的意思。当需要解答病人的各种疑问，阐述并解释某项护理操作的目的及注意事项，对患者的陈述提出看法、解释、建议、意见时，就要求护理人员具有一定的阐释技巧。如护士为一位高热病人用乙醇擦浴法物理降温时，不断地向病人阐释乙醇擦拭降温的目的、方法、禁忌部位等。

阐释的注意事项有：尽可能全面了解对方的基本情况；尽量为对方提供感兴趣的信息；尽力理解病人发出的全部信息内容和情感；将自己的观点、意见用简明扼要、通俗易懂的语言阐释给对方；用委婉的口气向对方表明你的观点和看法并非绝对正确，对方可以选择完全接受、部分接收或拒绝接收；整个阐释过程要使对方感受到关怀和尊重。

（六）沉默

沉默是一种特殊的语言交流，它是指交谈时倾听者对讲话者的沟通在一定时间内不作语言回应的一种交谈技巧。沉默既可以表达接受、关注和同情，也可以表达委婉的否认和拒绝。在运用中，选择时机、场合及如何运用是问题的关键。

在护理工作中适当应用沉默技巧，可以起到以下作用：表达对病人的同情与支持；给病人一定时间考虑他的想法和回顾他所需要的信息；给护理人员一定的时间去组织进一步的提问及记录资料；使病人感到护士在用心倾听讲述；有助于病人宣泄自己的情感，使病人感到护理人员能理解他的情感，尊重他的愿望；缓解病人的过激情绪与行为。

（七）移情

移情即感情进入的过程，体现了人与人之间的情感联系。在护患沟通中，移情是指护士站在病人的角度，通过倾听、提问等交流方式理解病人的感受。

移情不同于同情。同情是指面对他人处于困境时，对他人的关心、担忧和怜悯，是自我情感的表现。而移情是从他人的角度感受和理解他人的感情，是分享他人的感情而不是表达自己的感情。

在护患沟通中，应用移情的交谈技巧，有助于保护病人的自我价值，有助于护患沟通的准确性，密切护患关系，有助于提高病人的自我控制能力，有助于护士走出自我，学会关注环境与他人，发展爱心、宽容、合作、尊重、善解人意等人格品质，建立健康的人际关系。如果护士不能很好地理解病人，体验病人的真实情感，就无法使自己与病人的交往行为具有合理性与应对性，就不能真正体现“以病人为中心”的工作目标和要求。

（八）申辩

必要的申辩可使他人明白自己的态度和观点，但要注意方式、方法和态度，不要申辩过度，否则会使他人觉得你很“固执”。护患沟通中，不适当的申辩，会激化病人的情绪，使其短时间内难以平静。所以，对病人即使是应该说明、解释和申辩的问题，也要选择时机，视病人的情绪而定。

（九）鼓励

鼓励是指护士通过交流，帮助患者增强信心的一种交谈技巧。在与病人交谈过程中，适时运用鼓励性语言，对病人尤其是病情较重且预后较差的患者是一种心理支持，可以增强他们战胜疾病的信心。护士要根据患者的不同情况，用鼓励性的语言，帮助他们树立信心，坚定意志，振奋精神，放下包袱，积极配合治疗；或再介绍一些他人战胜疾病的例子鼓励和安慰病人。护士可以说：“你要有信心，你看老李比你的病还重，现在都好转了，只要你配合治疗，你的病也非常有希望。”还可以说：“你配合得很好。”等等。只有当护士明确希望患者达到的目标是什么，鼓励才会有效。尤其是对慢性病患者，更需要经常结合治疗中的具体处境和实际问题给予鼓励。

知识链接

成功交谈12忌

一忌居高临下；二忌自我炫耀；三忌口若悬河；四忌心不在焉；五忌随意插嘴；六忌节外生枝；七忌搔首弄姿；八忌挖苦嘲弄；九忌言不由衷；十忌故弄玄虚；十一忌冷暖不均；十二忌短话长谈。

四、交谈能力的培养与训练

（一）交谈能力培养与训练的重要性

学会交谈，能够进行有效沟通，是一个社会成员必须具备的基本素质之一，也是个人社会化的一项重要内容。然而交谈能力从来不是天生就有的，它的形成和增强，来源于主动的观念更新，来源于坚定的自强自信，来源于不断的沟通练习，来源于后天的实践培养。因此，遵循交谈的基本规律，根据不同的社会环境，制定合理、适宜的交谈能力培养方案，组织严格规范的交谈实践训练，对每个初学者交谈能力的培养与提高是至关重要的。联系护理工作来说，有的放矢地加强护士的交谈能力的培养与训练，可直接指导、帮助护士掌握、运用这一有效的沟通工具，观察患者病情，了解患者心理活动，协调护患关系，融洽护患感情。

（二）交谈能力培养与训练的主要步骤

护士交谈能力的培养与训练应结合护理工作实践的特点，合理制订培养计划，科学确定培训内容，严密组织交谈实践，认真制定评价标准，定期进行交谈考核。

1. 拟定培训计划　根据护士交谈能力培养与训练的实际需要，拟定交谈培训计划，用以指导护理专业性交谈实践。该培训计划包括培训目的、时间、内容、步骤、考核、评价等环节。

2. 精选训练内容　遵循交谈的基本原理、方法和技巧，结合护理工作实际，精心设计交谈能力训练的内容。交谈训练的内容包括有利于交谈能力培养的有关范例、阅读材料、自我测试题、参考资料等。

3. 开展交谈训练　严格按照训练计划，逐项进行交谈模拟训练和课外活动的同步练习，是掌握交谈技巧、增强交谈能力的重要举措。训练的主要形式有：角色扮演、共享与交流、拓展阅读等。初与患者交谈的护士，可能出现不同程度的交谈羞怯，应调整交谈心态，寻求克服羞怯的方法，并从交谈实例中学习、模仿和总结，逐步提高交谈能力。

4. 制定评价标准　根据交谈的基本要求和内容，可按以下评价标准（表 10－1），对自己的交谈能力进行自我表现综合评价。

表 10－1　交谈沟通能力自我表现评价标准

序号	评价内容	得分			
1	对自己交谈能力的满意程度	4	3	2	1
2	能较好地运用微笑以助沟通	4	3	2	1
3	能较好地运用表情和眼神以助沟通	4	3	2	1
4	恰当地进行自我介绍	4	3	2	1
5	恰当而有礼貌地称呼对方	4	3	2	1
6	在与患者交谈前能很好地调整自己的情绪，保持镇静	4	3	2	1

续表 10 - 1

序号	评价内容	得 分			
7	对于在交谈中发现问题和解决问题具有责任心	4	3	2	1
8	能较好地运用倾听技巧	4	3	2	1
9	能较好地运用核实(重复、澄清)技巧	4	3	2	1
10	能较好地运用提问技巧	4	3	2	1
11	能较好地运用反应技巧	4	3	2	1
12	能较好地运用阐释技巧	4	3	2	1
13	能较好地运用沉默技巧	4	3	2	1
14	鼓励对方提问	4	3	2	1
15	鼓励对方对自己的工作提出反馈意见	4	3	2	1
16	乐意接受对方积极的反馈意见	4	3	2	1
17	能对帮助自己的人表示感谢	4	3	2	1
18	交谈时尊重对方隐私	4	3	2	1
19	能对自己的缺点和不周到之处表示歉意	4	3	2	1
20	能恰当地运用触摸技巧以助沟通	4	3	2	1
21	注意衣着修饰,符合专业化标准	4	3	2	1
22	恰当并及时地对患者、家属、同事表示问候	4	3	2	1
23	乐于为患者、家属、同事提供帮助(包括做一些分外的事)	4	3	2	1
24	有自知之明,知道自己要不断学习	4	3	2	1
25	在护理实践中严格要求自己,努力奉献	4	3	2	1

说明:每条标准后面的“4、3、2、1”为等级分,“4”为优秀、“3”为良好、“2”为合格、“1”为不合格。可根据自己的实际情况在合适的等级分上打“√ ”。最后将每项得分相加即可得出自我表现评价的总得分。49 分及以下者为不及格,应努力提高;50～74 分者为及格,但水平一般;75～89 分者为良好;90～100 分者为优秀,表示交谈能力较强。

实践指导——交谈能力训练

训练目的

通过角色扮演,体会护士与病人的交谈过程,恰当运用交谈技巧,并在小组内交流感受。

训练准备

（一）用物准备

1. 场地 模拟病房。
2. 道具 护理病案。

（二）环境准备

整洁、安静，室内气温适宜。

（三）学生准备

护士服、护士帽、护士鞋（衣帽整洁，举止得体）；熟悉本节课的目的、内容和要求。

（四）案例准备

谢某，男，22 岁，是一位速滑运动员，成绩很好，在一次比赛中突然摔倒，导致小腿胫骨骨折。今天医生给他的腿进行了小夹板固定，因为骨折可能会导致他的冰上梦想破灭，所以他的情绪一直很低落，表现得十分烦躁，对医生百般挑剔，在医生操作过程中谢某总是挑医生的毛病，不是说这儿弄疼了，就是说那儿弄疼了。“看你，怎么搞的，弄得我这么疼……”小夹板固定后，张护士走进病房与这位病人开始了交谈。

训练方法

1. 教师首先对案例内容进行分析讲解，然后将同学分成若干实践组和评议组，每组4～5 人。
2. 实践组学生进行角色扮演，评议组学生进行评议。
3. 实践组和评议组互换角色，原评议组进行角色扮演，原实践组进行评议。
4. 角色分配 护士、病人。
5. 交谈场景

谢先生（大声地）：“你说，你们医院水平到底行不行，我这腿还有治没治？不行的话，我就赶紧转院！”

张护士（面带微笑）：“谢先生，我知道您很着急，而且我很理解您，滑冰滑得好好的突然骨折，换上谁都受不了。我刚才看过您的 X 线片子了，胫骨上只是稍微有点线性裂纹，愈合后不会影响您滑冰的。”

谢先生：“得了吧，你不用骗我了，都骨折了还能不影响滑冰，三岁小孩才相信你！”

张护士（仍微笑）：“听我说，谢先生，骨折分为好几种类型，您是最轻的一种，你看小腿部皮肤是完整的，而且骨头没有移位，治疗一段时间就会好的。”

谢先生（平静了许多）：“你说的好像有点道理，照你说的我真的还可以重返运动场？要是那样可太好了。”

张护士：“会的，但您一定要配合治疗，而且要进行功能锻炼，我还想看您拿冠军呢。”

谢先生（笑了）：“我最好的成绩是拿过亚军，腿好以后，我一定要争取拿一个冠军。”

张护士：“好了，您休息一会儿吧，不要再想那么多了，我还要再看看其他病人，我走了，再见。”

谢先生："谢谢您，张护士，有空常来跟我聊聊。"

评价要点

刚开始谢先生由于担心运动生涯终止，病人心情极为不好，所以表现得很不理智，挑毛病，大声发火。在这种情况下，护士能在刚开始交谈时有礼貌地称呼对方，交谈中针对病人提出的问题按照事先准备的谈话内容帮助病人分析骨折的情况。在展开交谈主题时，灵活运用了阐述交谈策略，将骨折的一些知识介绍给了病人。交谈过程中，护士注意到了自己的态度，既温和又自然，而且始终做到很有礼貌，所以赢得了病人的信任。此次交谈，护士和病人双方都感到心情愉快，尤其是病人，特别想与护士再次交谈。这是成功交谈的最佳结果。

第三节　演　说

演说，又称演讲，是语言沟通的形式之一，是演说者在特定的社会环境中，借助有声语言和态势语言的艺术手段，针对社会现实和未来，面对听众发表见解和主张，阐明事理，抒发情感，以达到感染、说服听众并影响其行为的一种现实的信息交流活动。护理实践中很多场合要求护理人员当众发言，因此，演说对于护理人员来说具有重要意义。

一、演说特点

演说一般具有以下几个方面的特点。

（一）广泛性

演说作为社会公众交往活动，广泛适用于政治、经济、学术、宗教、道德等领域，可以在短时间内向许多人传递不同的信息，无论男女老少，都可以成为演说的听众主体，因此演说具有广泛性，是有效的沟通手段。

（二）鼓动性

演说是进行宣传教育的有力方式。以其特有的抒发情感的方式，引起听众的强烈共鸣，表现出对听众强烈的鼓动性。有人说："没有鼓动性的演讲就不是演讲。"这话并不夸张。演讲要以理服人，就必须以情动人，必须具有较强的鼓动性，无论是从形式上、内容上、效果上，演说都是一个情感交融、互相渗透、引人深思、发人深省、鼓动人心的过程。即使是一般教育性的演说，也应该点燃听众热爱生活的激情，达到宣讲道理、统一思想、赢得支持的目的。

（三）针对性

演说是演说者与听众共同完成的社会活动，必须有现实的针对性，因此演说者的主题必须与现实生活紧密结合，针对听众关心的问题或感兴趣的问题进行演说，同时评论和论辩要有雄辩的逻辑力量，要能使听众心悦诚服地接受。此外，要根据不同场合和不同对象，为听众设计不同的演说内容。

（四）社会性

演说是一种社会实践活动，它所面对的听众是社会成员。演说者的观点和材料来源于社会生活，演说效果的好坏也要由社会去检验。因此，演说具有鲜明的社会性。

（五）临场性

演说是在特定的时间、空间面对听众进行的口头语言表达活动。演说者常常根据现场的情况和听众的反应，从增强表达效果的目的出发，往往在原来准备的基础上，审时度势地对演说的内容、结构、语言等做适当的变更，以求有效地提高演说的感召力。

（六）情感性

演说者要以理服人，首先要以情动人，这样才能更有效地掌握听众的心理倾向，从而引导他人的行为。而演说效果的好坏也要以听众是否被唤起激情来评价。整个演说就是一个感染与被感染的过程，情感因素始终渗透在演说的方方面面。

（七）工具性

演说是一门科学，也是一门工具。语言是人们交流思想的途径，一些思想、发明和创造的成果，需要借助于演说这种工具在各种各样的场合传播，演说是最基本的传播手段之一。

（八）艺术性

演说的艺术性主要表现在它的语言、形象和声音都给人以艺术的美感，这是演说比一般言谈更具感人魅力的关键所在。语言美感，表现在演说语言词汇丰富，句式表达方式多样，富有文采和情感，并吸收多种艺术的语言特点，从而使其具有丰富多彩的变化美。形象美感，即演说者根据主题的需要，运用面部表情、身姿手势语言，对听众所产生的立体形象的动人魅力。音乐美感，是指演说者声音清晰、洪亮、圆润，而且抑扬顿挫，变化有致，给人一种音乐的美感，便于为听众所接受。

二、演说的构思技巧

“凡事预则立，不预则废”。要想使自己的演说富有吸引力和感染力，取得良好的效果，演说前对内容的构思是必不可少的。演说的构思包括确定主题，构思结构，材料准备等。这些均需要演说者在演说前进行精心的构思，这也是演说取得成功的基础。

（一）确定主题

任何演说都有主题，主题是由演说的目的所决定的，即演说中要明确提出的问题，要表明的主张和态度。演说的主题决定了演说的内容。

1. 选择主题的基本原则

（1）体现时代精神，尊重科学规律：马克思和恩格斯认为，帮助群众认清现实中的复杂问题、解决紧迫的社会问题是演讲艺术的本质特征。因此选题一定要有时代意义，必须紧紧抓住人们普遍关心的问题，抓住社会现实中急需解决的问题。在护理实践中，护理人员要能从提高人们对医药卫生保健的认识能力出发，选择那些贴近现实的、为大众所注意的、涉及最迫切问题的主题来阐述，从而解决人们普遍关心、急于得到回答的卫生问题。要讲出时代感，讲出新意。演说者必须考虑演说的场合、环境、现实状况以及自己对该问题的历史、现状的了解程度，并给以科学的分析、综合与解释，符合历史发展的规律。

(2) 符合听众要求，内容有的放矢。演说写作遵循一切从听众出发、一切合听众需要、一切替听众着想、一切为听众服务的原则。凡是符合听众的需要、切合听众的实际、激起听众兴趣的演说，都能引起听众的注意。因此。演说选题时应考虑不同类型听众的需要，根据不同民族、不同职业、不同层次的听众的知识水准、兴趣爱好、风俗习惯等有的放矢。

为适应不同类型听众需要，选题要考虑“适应度”。选题的“适应度”较大，适应的听众面就较宽，“适应度”越小，适应的听众面就较窄。一般来说，议题的专业化程度越高，其适应度就越小。

(3) 切合自己身份，“驾轻就熟”。选择演说议题，应切合自己的年龄、身份、气质，适合自己的知识水平和兴趣，这样演说者才能自然地融入自己的思想感情，措辞、语调、口气就自然、生动、有声有色，给人以新鲜感和亲切感。反之如果应要去讲那些不切身份、气质、年龄和知识水平的议题，就必然力不从心，即使勉强讲了，也必然是生吞活剥，生硬呆板，无法感人。

演说者不妨“驾轻就熟”，选择自己比较熟悉、感兴趣确有见地的议题。这里所说的“驾轻就熟”，不是指搬用僵死的套话、空话，也不是指套用原来的框架格式，而是指选择自己比较熟悉和了解、比较感兴趣、体会比较深的议题，选择与自己的专业和知识比较接近的议题。因为熟悉，才有话说，才能抓住并提出关键问题，生动、深刻地回答和解决问题，从而把问题讲深讲透，讲出水平，讲出风格。兴趣来之于实践，来之于对社会现实和客观事物的了解。比较熟悉、比较感兴趣的议题常常是经过思考或有一定了解和研究的议题。可见，演说者要使自己的演说吸引听众，演说时左右逢源，平日的思考和知识积累是十分重要的。

2. 主题的基本要求　主题是演说者在演说中所要表达的中心思想。它体现着演说者对所阐述问题的总体性看法。为了使演说真正起到宣传知识、教育和鼓舞听众的作用，要求演说的主题必须正确、鲜明、集中、新颖、深刻。

(1) 主题正确：整个演说的思想都集中体现在主题上。主题的正确与否不仅对听众的思想感情有导向作用，而且对听众的行动也有导向作用。因此，演说的主题必须符合党的路线、方针、政策，符合客观实际和人民的利益，顺应民心。

(2) 主题鲜明：在演说中，应使听众清楚地知道演说者的主题是什么，提倡什么，反对什么，要明确立场，爱憎分明，绝不可似是而非，模棱两可。

(3) 主题集中：古人云：“宾可多，主无二，文之道也。”一般来说，每次演说只能有一个主题，并且紧紧围绕主题，把问题讲清楚，讲深透。一篇演说如果主题贪多求全，面面俱到，结果只能是蜻蜓点水，不深不透，达不到演说的目的。

(4) 主题新颖：这是指主题有新意，有创新。创新求异是社会发展进步的动力和阶梯。每位演讲者应是时代先进思想的探索者、创新者，站在时代的最前列，以其先进、新颖的思想去启迪听众，武装听众，引导听众攀上新思想、新文化、新技艺的高峰。

(5) 主题深刻：演说的主题必须具有深刻的内涵，对听众具有普遍而深刻的教育意义。主题只有深刻，才能使演说不停留于表面说教，而真正起到振聋发聩的作用。如果失去了这一点，就会大大降低演说的效果及价值。

3. 标题的基本要求　俗话说“题好一半文”。主题确定以后，就要构思一个既生动鲜明又有吸引力的演说标题。好的演说标题能够给听众留下深刻的印象，引起听众浓厚的兴趣。拟定标题时，应遵循以下基本要求。

(1) 明确性：演说的标题应该让人一听就懂。因为演说的标题是讲给听众听的，不是给人看的，听众只能从演讲者的发音推断演说标题的含义，不能像看文学作品一样去推敲和琢磨。

(2) 新颖性：新颖性的标题可以像磁石一样吸引听众的心，能够在短时间内产生较强的感染力，如“提灯女神”。但切忌为了追求标题的新颖性而故弄玄虚，同时也要防止演讲的标题过于冗长或空泛。

(3) 适应性：是指标题要适应演讲的内容，适应听众的知识水平、思想水平和兴趣爱好，同时也要适应演讲者的身份、职业。如演说的题目是“光荣啊，护士”，而演说内容却是患者与疾病抗争，标题与内容不相符。如演说的题目是“‘5·12’护士节，我们的节日”，适合自己的年龄、身份、气质、知识水平等演说者就能自然融入自己的感情，措辞、语调也就生动、有声有色，给人以亲切感和新鲜感，达到了良好的演说效果。

(4) 情感性：演说者提倡什么，反对什么，在题目中就能表现出强烈的感情色彩，比如鲁迅先生的“流氓与文学”、“无声的中国”。

(5) 积极性：这是指演说标题要能够使听众产生积极向上的、令人振奋的、鼓舞人心的精神。

（二）演说稿的结构构思

演说稿的结构分为开头、主体、结尾三部分，其结构与一般文章的结构大体相同，但同时有其自身的特点。

1. 开头　俗话说“良好的开端是成功的一半”，良好的演说开头可以迅速吸引听众的注意力，调动其积极性和兴趣，拉近演说者与听众的距离，营造和谐的气氛。演说稿常见的开头方式有以下几种。

(1) 开门见山式：直接用精练的语言直截了当、开门见山地交代演说意图或主题。这种开头比较适用于正规庄重的演说，要求演说者具有较高的概括能力。如：大家好！非常感谢院领导给我这个机会参加今天的护士长竞聘。

(2) 叙事式：用新近发生的奇闻逸事、令人震惊的重大事件或生动感人的故事开场，其生动性、形象性和趣味性能对听众产生极强的吸引力。

(3) 设问式：用提问开场能引起听众的注意，引发听众积极思考，激发听众的参与意识，缩短演说者与听众的距离。

(4) 释题式：开头简明扼要地解释、说明题目的含义或演讲中的某些关键术语及概念。这种言简意赅、简洁明快、直接入题的开头，能使听众很快理解演说论题的含义，使演说自然顺畅转入主题。

(5) 警句式：采用富有哲理和文采的名言、警句、谚语等开头，可以起到提纲挈领、画龙点睛、引人深思、耐人寻味的作用，可增加演讲的可信度和引起听众的兴趣。

(6) 幽默式：用幽默诙谐的方式导入演讲，不仅能较好地表现演讲者的智慧和才华，而且能使听众在轻松愉快的气氛中进入角色，接受演讲的内容。

(7) 示物式：拿出一些实物，如图画、照片、统计表、统计图等物品，展示给听众看。先给听众一个直观的感性印象，然后借助实物，提出和阐述自己的见解。

演说的开头还有抒情式、悬念式、提供背景式、阐述结构式等其他方式。总之，好的开头应简短切题，新颖自然，力求从演说一开始就给听众一种良好的准备和认真听下去的心理定势。

2. 主体　主体是演说稿的主干，所占的篇幅较大。演说主体应该内容充实，有血有肉；应该围绕中心论点，合乎逻辑地逐层展开论述；应该层次清楚，过渡自然；应该组织和安排好演说高潮部分，使听众能产生共鸣。

(1) 层次的安排：演说稿主体内容的层次安排，就是对所选材料进行归类。要根据各材料内部的联系来合理安排。比如，事件一般有发生、发展、高潮、结局等几个过程；问题一般有提出、分析和解决等几个阶段。同时，演说要在短时间内让听众接受大量信息，所以结构层次不能太复杂，要给人一种简洁明快的感觉。

(2) 节奏的安排：节奏是指演说内容在结构安排上表现出的张弛起伏。演说稿的节奏变化可通过变化内容来实现。在演说稿中适当地增加一些诗歌、散文、故事或幽默的内容，可以使演说稿的起伏有度，节奏更加明显。演说稿的节奏既要鲜明，又要适度。平铺直叙、呆板沉滞的节奏会使听众感觉紧张疲劳，而内容变换过于频繁的节奏也会造成听众注意力涣散。因此，插入的内容应该为实现演说意图服务，而演说的节奏也应该根据听众的心理特征来决定。

(3) 过渡与照应：演说稿的内容如果过渡或衔接不好，会给听众留下内容零乱和不畅的感觉。正确地使用过渡，可以使演讲的层次清楚，结构严谨。常用的过渡有三种形式：一是使用过渡词语，如，"因此"、"由此而知"、"但是"、"综上所述"等。二是使用过渡句，一般放在演说稿的前一段之后或后一段之前。三是使用过渡段，两个段落或两个层次之间包含一些具体内容独立成段的话。

(4) 高潮的安排：演说最忌平淡乏味，而应该在感情上抓住听众，在内容上吸引听众。在演说的主题内容上，可运用典型的事例、准确精当的议论、深刻的哲理、生动的语言等方法安排一个或几个高潮，以形成强烈的"共振效应"。

3. 结尾　结尾是演说稿的自然收尾，起到再现题旨、收拢全篇、使之统一完整的作用，是演说走向成功的最后一步。言简意赅、充满激情的结尾可使人振奋、激昂，并促使听众不断地思考、回味，给听众留下深刻的印象。结尾常见的方法有以下几种。

(1) 自然结束式：意尽言止，戛然收尾，简洁明快，简明扼要。

(2) 总结式：扼要地总结演说内容，起到提醒、强调的作用，给听众留下完整的总体印象。

(3) 感召式：结尾多是提希望、发号召、展未来、表决心、立誓言等。其鼓动性强，从而给听众心志的激励、极大的鼓舞和深刻的印象。

(4) 呼应式：结尾与开头呼应，使整篇演说稿首尾圆合，结构完整。

(5) 引用式：通过引用谚语、成语、格言、警句、诗词等方式结尾，不仅可以为演说主题提供有力的论证,又能使听众在联系和印证中得到更深的启发。

(6) 祝颂式:用祝贺、赞颂式的语言渲染一种欢乐愉快、热情洋溢的气氛。

(三) 准备材料

充分地占有材料并正确地选择材料,是演说稿书写成功的基础。

1. 选择表现主题的材料 要经过认真筛选,从大量材料中选出与主题有关的,并能有力地阐明、表现、支持主题的材料,这样才能使主题和材料有机地统一起来,才具有吸引力和说服力。

2. 选择典型的材料 典型材料是指最具有代表性、最鲜明的、最能反映事物本质特征的材料。只有正确地选用典型材料,才能有力地证明演说主题,起到发人深省的作用。

3. 选择感人的材料 演说绝不是一种枯燥的说教,它必须寓情于理,情理交融;必须以理服人,以情感人。因此,在组织演说稿时要选用那些感情饱满、最能感染人、最能震撼人心的材料。

4. 选择新颖的材料 新颖的材料可以是新出现的、鲜为人知的、能反映时代特点的材料,也可以是一般演说者没有用过的一些历史性材料。只有新颖别致的材料,才能调动听众的好奇心,产生强大的吸引力和感染力。

三、演说的表达技巧

演说的表达过程,就是演说内容通过演说者传达给听众的过程。演说作为一种具有较强审美价值的艺术化的宣传教育形式,如不重视表达技巧,即使内容再好,也难以达到最佳的效果。

(一) 口语表达技巧

演说语言从口语表述来看,基本要求是:语音清晰,语言规范;较高要求是:抑扬顿挫,流畅自如;最高要求是:丰富多彩,声情并茂。为了达到这些要求,演说者必须努力学习和掌握口语的表达技巧。

1. 学会用声 演讲时应使用普通话,发音准确,吐字清晰,音量适中,高低适度,声音悦耳,圆润柔和,富有情趣。同时注意语调的高低变化,避免平淡无味。

2. 掌握重音 重音是演说者为了强调和突出演说中的某一观点、内容、情感或情绪而对句子中的某些词语从声音上加以突出的现象。它一般分为语法重音、强调重音和情感重音。演说时使用重音要考虑整体句、段、篇的思想感情和声音变化,考虑听众对中音的感受。运用重音时要因人、因事、因环境或内容而定,不要千篇一律。

3. 注意语速 演说时语速变化应适中,避免过快或过慢。一般情况下,快速演说的语速适用于营造幸福、担心、愤怒或惊讶的感觉,如体育比赛中为了增加现场激动人心的比赛气氛;慢速演说的语速适用于抒情或表达悲伤。总之,演说的语速主要取决于演说者需要营造的气氛、听众的要求及演说的背景。

4. 运用停顿 停顿包括语法停顿、结构停顿和心理停顿三种方式。通过停顿,可以使听众的思维和想象的情感在时空空白处无限扩张，自由飞翔；引发听众的好奇感，产生各种悬念，提高听众的注意力；让演说者有时间观察听众的反应，以便相应变化演说的方式和内容。注意停顿不能滥用，否则会影响演说的效果。

5. 变化语调　语调是指声音上表达出来的高低、轻重变化，并与语气紧密相连，语调的变化能够充分表达演说者的情感内容。在演说中配合恰当的语调变化，就可能产生不同的演讲风格。一般情况下，表示陈述、庄重、严肃的语气时，使用平直或降抑调，表示怀疑、惊讶等语气时，使用由低到高的句末高升调。演说者应学会运用不同的语调变化来表达不同的情感变化。

（二）体态语言表达技巧

体态语言是演说语言的组成部分，在演说的情感表达中占有重要地位，主要包括表情、眼神、手势、姿势、动作等。体态语言表达的总体要求是准确、鲜明、生动、端庄、高雅、大方。

1. 表情　面部表情是演说者与听众之间思想感情交流的桥梁和纽带，是人们思想深处最真实、最微妙、最复杂的"晴雨表"。演说者的表情贵在真挚、明朗、自然，切忌拘谨木然、神情紧张、矫揉造作，并与有声语言协调一致，随着演讲内容的变化而变化。丰富的表情可以使演说者富有生命活力和感染气息，可以使简单的事情产生深远影响和感召能力。

2. 眼神　"眼神是心灵的窗户"，演说者应善于运用眼睛说话，以达到控制全场听众情绪的目的。运用眼神要做到：

(1) 尽量看着听众演说：演说时，眼睛不能始终盯住一个地方凝视不动或者是东张西望，而应该看着听众，眼观全体，统摄全场，有目的、有重点地环视扫动。

(2) 要与听众的目光保持实质性接触：演说者的目光分为凝视和虚视两种。虚视是面向全体的，凝视是面向个体的。凝视能增强双方感情联系，但凝视太多或固定不变，又会使听众感到有压力、不自然。所以，在与听众目光接触时，凝视和虚视要两相结合，交替使用，这样才能点面兼顾，自然得体。

(3) 要注意多种眼神并用：不同的眼神传递不同的信息和情感。一般情况下，视线向上表示思索或傲慢，视线向下表示忧伤、悔恨或羞怯，环顾左右表明精神紧张、心绪不宁。听众可以根据演说者的眼神，领略演说者想表达的主要思想。

3. 姿态　从演说者的体态来说，姿态主要包括站、坐、行三种。站姿是演说时最主要的姿势，对演说者站姿的要求是挺胸收腹，两腿略分开，身体略前倾，注意不要在台上左右摇晃或走来走去。优美的站姿可以使人全身轻松，呼吸畅快，让听众看得顺眼、舒适。演说者应根据场地灵活选择站位，一般应站在听众对面的中间。

4. 手势　手势是体态语言运用中最具表现力的非语言手段，是演说中最主要的辅助表达方式。手势按其内容和作用可分为指示手势、像形手势、象征手势、情意手势四种。演说的手势应该自然和谐、明确简洁、突出个性、顺其自然、大方得体，能帮助澄清或强化中心思想，适合听众和演讲场合的要求。演说过程中使用手势时，应注意手势与演说内容要相符；不要过于夸张和表演化；不要过频使用手势。

5. 仪表与风度　仪表指演说者的身材、容貌、姿态、服饰等外在因素，以及由这些因素综合体现出来的外貌形象。演说者的着装要与肤色、发型、性格、体型、职业、气质、所处的情境及思想感情与演说内容相适应。风度是演说者的精神风貌、气质修养等在言谈举止方面的外在表现，是听众评判演讲效果的重要指标。与仪表相比，风度是更有内涵的素质。演说者应向听众展示自然自信的神态。仪表和风度在一定程度上可以反映人的内心世界，是使听众形成“第一印象”的重要因素。仪表端庄、风度优雅大方的演说者更容易受到听众的欢迎，而打扮粗俗、举止轻浮的演说者很难得到听众的信任与合作。

（三）语言锤炼技巧

演说应当锤炼语言。其目的在于使语言表达准确贴切、简洁明快、通俗平易、生动形象。

1. 准确贴切　是指演说语言要有科学性，遣词造句能够准确贴切表情达意，如实地反映客观事物的本来面貌。演说语言要准确贴切，就应做到：演说语言必须符合客观事物的实际；正确地选词造句；词语不追求形式上的华丽，以达意为主。

2. 简洁明快　是指表达内容简短明了，集中概括；表达的线条清晰，主干突出；表达的句式结构精约，短句多，节奏感强。要使演说语言简洁明快，必须做到：要言不烦，切中要害；删繁就简，杜绝废话；长句化短，努力压缩；巧用古语，言简意远。

3. 通俗平易　演说语言应不隐晦，不艰涩，不转弯抹角，不故弄玄虚，而是直抒胸臆，直言其理。要做到这些，应多用口语化、规范化、大众化的语言，多用质朴的语言。

4. 生动形象　是指演说语言能绘声绘色地表现思想感情和客观事物。要使演说语言形象生动，在语义表达时，必须运用各种富有表现力与感染力的修辞格，如比喻、排比、反复、设问、对比、反语、比拟、借代、双关、对偶、引用等，使语言艺术化，使演说生色添彩，增强艺术美感。

四、演说能力的训练

（一）演说训练的基本方法

演说训练有两种基本方法：一是自练，包括默诵和有声有形的自练；二是面对特定听众的试讲或演练。

（二）演说比赛的组织与评价

演说比赛是伴随演说活动的兴起和发展所开展的有目的、有计划、有组织的实践活动。通过演说比赛可以强化演说技能训练，发现和培养人才。通过比赛，也可以使演说者互相学习，互相切磋，取长补短。

演说可分别从演说内容、有声语言表达技巧、体态语言表达技巧和现场效果几方面进行评价（表 10－2）。

表 10-2　演说的评价标准(分)

姓名：　　　　　　　　　　　　　　　题目：

评价项目	评价标准	权值	评分等级				备注
			5	4	3	2	
1. 演说内容(30)	主题鲜明(20)	4					
	材料翔实(5)	1					
	结构合理(5)	1					
2. 有声语言表达(30)	声音洪亮流畅(10)	2					
	语速语调语音(10)	2					
	普通话标准(10)	2					
3. 体态语言表达(20)	表情自然(5)	1					
	目光有神(5)	1					
	仪表大方，面带微笑(5)	1					
	姿态优雅，手势得体(5)	1					
4. 演讲效果(10)	熟练程度(5)	1					
	感召力(5)	1					
5. 综合印象(10)	感情真挚(5)	1					
	精神面貌(5)	1					
总得分							

实践指导——演说能力训练

训练目的

通过演说，提高学生写演说稿的技巧，锻炼学生的演说表达能力，同时也在演说的过程中增强学生的自信心。

训练准备

(一) 用物准备

1. 场地　教室。
2. 道具　纸、笔。

(二) 环境准备

整洁、安静。

（三）学生准备

护士服、护士帽、护士鞋（衣帽整洁，举止得体）；熟悉本节课的目的、内容和要求。

训练方法

1. 以“白衣天使的风采”为主题，自拟题目，写一篇演说稿。
2. 在班级演说，学生互相评议。
3. 活动结束后，教师对所有演说人员的情况进行总结，并现场评述。
4. 角色分配　演说者、听众、评委。

评价要点

通过书写演说稿，使学生体会到演说稿主题的确定、演说稿的选材、过渡和照应的构思技巧；通过演说训练，使学生演说时能做到语音准确、语气恰当、表情自然、仪表大方、节奏明快、体态得体，从而全面提高学生的演说能力，增强学生面对病人演说的自信心。

拓展阅读

洁白的荷花，天使的心

尊敬的领导、亲爱的同事们：

大家好！

您喜欢洁白的荷花吗？荷花，被赋予了仙子般的灵性，浊世中不随波逐流，默默地奉献着自己的圣洁，无私地释放着自己的芬芳。今天，我演讲的题目是：洁白的荷花，天使的心！

自从护理先驱南丁格尔女士提着一盏小马灯点燃生命之光，我们就拥有了一个共同的名字“白衣天使”。在我刚刚受到医学的启蒙教育时，我的老师曾说，你选择了这一行，就选择了奉献。如果说我当时还不太明白“奉献”二字的深刻含义的话，那么，从我第一次进病房，第一次戴上了洁白的燕尾帽，第一次穿上了洁白的白大褂，我就真正地明白这天使称号的背后有多少人在无私地奉献、默默地付出。从我的亲身经历中，我才真切地感受到我们的工作是多么的苦和累啊！是我们用勤劳的双手和博大的爱心，让无数的人们认可了我们的工作，“天使”的背后却有着鲜为人知的苦和累。众所周知，我们的工作辛苦，没有双休日的概念，而且是冬冷夏热的三班倒工作，生物钟紊乱。打针、发药、铺床、输液，在苦中感受着呵护生命的快乐；交班、接班、白天、黑夜，在疲累中把握着生命轮回的航舵。每天在白色的病房里奔波，年复一年重复着单调枯燥的工作；节假日远离外面的欢声笑语和亲人的守望，坚守在病房。在医院特有的气味中，我们走过了清纯的少女年代；从染血的伤口边，我们踏过炙热的青春年华；在白色蒙蒙的氛围中，我们用一颗真诚的心来丈量无数个夜晚的漫长；在亲人的期待中，我们把自己奉献给了一个个身患疾苦的病人；在抗击“非典”的斗争中，我们冲锋陷阵，舍生忘死，再可怕的病毒也无法阻隔人间的脉脉温情……带着死的恐惧，患者走近了我们；带着灿烂的笑脸，康复者离开了我们。虽然我们平时做的是一件件微不足道的小事，而且还会碰到委屈和不理解，但是每当抢救危重病人成功，从患者家属脸上的笑容，我都体会到一种满足。从病人来时的愁容满面，走时的眉开眼笑中，我找到了自己的价值，我体会到了平凡中的伟大。选择了这一行，我无怨无悔！岁岁年年多少事，迎来送往何其多。有人算过，一个晚上，上班的护士全部走下来的路程就有四五十里之多，那么，一年、十年、二十年呢？中国有举世闻名的丝绸之路、长征之路、登极之路，我们脚下的路能与之媲美吗？我想回答是肯定的。因为这条路同样是用热爱、执著、奉献和牺牲谱写着生命的里程和路标！

有的病人出院时会送我一束花表达谢意，其实面对深受病痛折磨的患者，一句不经意的问候，一个真诚的微笑就可以温暖患者的心房，给他们以战胜疾病的信心，而我们的工作也在平凡中得到升华！正因为护士姐妹们时刻把病人放在心中，我们才能在这平凡的工作中得到满足。擎出爱心一片，献出真情满怀，患者痊愈后的笑脸和真诚的感谢，是对我们最好的褒奖。青春在病床边悄悄逝去，理想在现实中熠熠闪光。把微笑写在脸上，把辛酸埋在心底，把燕尾顶在发梢，把圣洁挂在胸中。我们戴的燕尾帽啊，虽然没有皇冠的高贵典雅，也没有博士帽的潇洒荣光，却闪耀它圣洁的风采。我不是演员，但我要在人生的舞台上展示最优美的白衣神韵；我不是模特，但我要穿出我心中最美的时装。

有人说用自己的左手温暖自己的右手是一种自怜，而用自己的双手去温暖别人的双手，却是一种奉献。面对渴求的目光，我们义无反顾；面对一贯的平凡，我们从容不迫；面对神圣的职责，我们兢兢业业；面对时代的召唤，我们一往无前。我们的双臂撑起的是希望的蓝天，我们的双手，托起的是明天的太阳。

踏着夏日的脚步，白色的荷花静静地又开了。我的心情格外地激动，愿自己能在平淡的日子里，有如荷花的心，临风不惊，默默奉献。用一颗如荷的心，继续与圣洁同在，与生命永恒！亲爱的朋友们，如果您看到有一朵洁白的荷花，在一瓣一瓣地、默默无闻地盛开着，无怨无悔地释放着自己的芬芳，那就是我，那就是我们，那就是我们白衣天使的心！

（选自 http://blog.sina.com.cn/s/blog_51f48ca201009gcw.html10，有删节）

提灯女神

1854 年至 1856 年间，为争夺巴尔干半岛的控制权，英国、法国、土耳其、撒丁王国先后向沙俄宣战，爆发了著名的克里米亚战争。

哀鸿遍野，伤残无数。她创造了奇迹，使战场上的死亡率由 50%下降为 2.2%。

一位年轻的护士白天协助医生进行手术，护理伤员，替士兵寄信，给他们以慰藉；夜晚则提着一盏小小的油灯，沿着崎岖的小路，在 4 英里之遥的营区里一间病房一间病房地探视伤病员。

这位护士获得了士兵们的崇高敬意，并亲切地称她为“提灯女神”。每当她走过，士兵们就感到有一阵春风拂来，许多伤病员挣扎着亲吻她那浮动在墙壁上修长的身影……她，就是弗洛伦斯·南丁格尔(Florence Nightingale)。

这位出身富有移民家庭的小姐，不顾世俗的偏见，不顾父母的激烈反对，投身于当时只有最低层妇女和教会修女才担任的护理工作。为了投身这项事业，这位聪慧端庄的姑娘竟终身未嫁。

一位伟人曾先后写过两篇充满感情色彩的通讯，称赞这位既温柔又坚强的女性：“在当地找不到一个男人有足够的毅力去打破这套陈规旧习，能够根据情况的需要不顾规章地去采取负责行动。只有一个人敢于这样做，那是一个女人，南丁格尔小姐。她确信必需的物品都在仓库里，于是带领几个大胆的人，真的撬开了锁，盗窃了女王陛下的仓库，并且向吓得呆若木鸡的军需官们声称：'我终于有了我需要的一切。现在请你们把你们所看到的去告诉英国吧！全部责任由我来负！'"写下这段文字的伟人就是马克思。

南丁格尔一生对现代护理和护理教育等做出了杰出贡献，是现代护理工作的奠基人，"白衣天使"的先驱。

这位曾照亮苦难人间的"提灯女神"，在 81 岁时因操劳过度而又双目失明；在 90 岁的一个夜晚，于睡梦中安然长逝。

南丁格尔的那盏灯，永远照耀着护理界；南丁格尔的身影，永远受到人们的亲吻。

（选自中华护理网）

第四节　其他形式的语言沟通

根据语言的表达形式，语言沟通除了交谈、演说沟通方式以外，还有通过书面语进行的沟通、非面对面的电话沟通和通过现代传播媒介进行的电子媒体沟通。

一、书面语言沟通（无声语言沟通）

具体内容见第十二章。

二、电子媒体沟通

（一）现代传播媒介的特点

现代传播媒介包括电话、广播、电视、网络等多种形式。具有以下几个方面的特点。

1. 同步性与异步性并存　电话作为同步传播的主要媒介，使沟通双方在同一时间内通过电话进行交谈。电子邮件作为非同步传播的主要媒介，可以让人们在空闲的时间处理对方传递的信息，不像听电话那样受时间限制。而网络作为现代传播媒介的新形式，既可以进行同步传播，也可以进行非同步传播，体现了传播功能的多样性与灵活性。

2. 适用范围广泛　现代传播媒介的一个重要特点是适用范围广泛。其中适用最广泛的是电话和电子邮件等，只要掌握了使用方法，熟悉对方的语言和文字，就可以随时进行沟通和交流，甚至可以通过互联网进行远程教学、网上会诊、召开会议和网上购物等。

3. 传播速度迅速　现代传播媒介可以在同一时间内发送和接收信息，不受印刷、运输和发行等客观条件的限制。如通过电话可在几秒内与世界上任何一个国家或地区通话。用电子邮件可在最短的时间内以最快的速度将信息发给世界各地的朋友，并同时得到朋友的复函。

4. 沟通信息量大　现代传播媒介凭借其先进的技术及快速传播的优势，传播信息的容量大大超过了以往的传播媒体。如报纸媒介因受版面限制导致传播信息受限，而现代传播媒介不受此限制。以计算机网络为例，目前网络所涉及的内容包括政治、经济、文化、娱乐等方方面面，其信息资源浩如烟海，一个 9 G 的硬盘就可以存储 45 亿汉字的信息量。

5. 开放性大　现代传播媒介打破了传统地域的概念，超越了时空界限，形成了以传播信息为中心的，跨国界、跨文化、跨语言的全新传播方式，实现了全球范围内的传播与沟通。

此外，现代传播媒介还有易复制、检索方便、交互性强等特点。

（二）电话沟通

电话是一种常见的通讯、交往工具，电话沟通的方法也是护理人际沟通的重要内容。

1. 接听电话的沟通技巧

（1）及时接电话：一般来说，电话铃一响应尽快去接，最好在电话铃响 3 遍之前接听，3 遍后就应道歉："对不起，让你久等了。"如果受话人正在做一件要紧的事情不能及时接听，代接的人应妥为解释。如果既不及时接电话，又不道歉，甚至极不耐烦，就是极不礼貌的行为。

（2）确认对方：对方打来电话，一般会自己主动介绍。如果没有介绍或者你没有听清楚，就应该主动问："请问您是哪位？我能为您做什么？您找哪位？"但是，人们习惯的做法是，拿起电话听筒盘问一句："喂！哪位？"这在对方听来，陌生而疏远，缺少人情味。接到对方打来的电话，您拿起听筒应首先自我介绍："你好！我是某某某。"如果对方找的人在旁边，您应说："请稍等。"然后用手掩住话筒，轻声招呼你的同事接电话。如果对方找的人不在，您应该告诉对方，并且问："需要留言吗？我一定转告！"

（3）讲究艺术：接听电话时，应注意使嘴和话筒保持 4 厘米左右的距离；要把耳朵贴近话筒，仔细倾听对方的讲话。接电话时，对对方的谈话可作必要的重复，重要的内容应简明扼要地记录下来，如时间、地点、联系事宜、需解决的问题等。电话用语应文明、礼貌，语调应平和，音量要适当。结束时，应让对方先挂断电话，然后轻轻把话筒放好，不可"啪——"的一下扔回原处，这是极不礼貌的行为。

（4）调整心态：接听电话时，态度应热情、谦和、诚恳。当您拿起电话听筒的时候，一定要面带笑容。不要以为笑容只能表现在脸上，它也会藏在声音里。亲切、温情的声音会使对方马上对我们产生良好的印象。如果绷着脸，声音会变得冷冰冰。打、接电话的时候不能叼着香烟、嚼着口香糖；说话时，声音不宜过大或过小，吐字清晰，保证对方能听明白。

2. 拨打电话的沟通技巧

（1）选择适当的通话时间：一般说来，公务电话最好避开临近下班的时间，因为这时打电话，对方往往急于下班，很可能得不到满意的答复。公务电话尽可能打到对方单位，若确有必要往对方家里打时，应注意避开吃饭或睡觉时间，以不影响对方的家庭生活为宜。电话接通后，要询问对方是否时间合适，有无妨碍。在电话中对话时，要严格地把好时间关，做到简明扼要，不要占用对方过长的办公时间。

（2）查清号码准确拨号：若打错了应向对方表示歉意，不能一挂了事。拨号后，如只有铃响，没有接听，应耐心等待片刻，待铃响过六次后再挂断。否则，如对方正巧不在电话旁，匆匆赶来接时，电话已挂断，这是失礼的。

(3) 首先通报自己的姓名、身份。必要时应询问对方是否方便，在对方方便的情况下再开始交谈。

(4) 电话用语应文明礼貌，电话内容要简明扼要。通话时声音不宜太大，让对方听得清楚就可以。

(5) 通话完毕，应马上跟对方告别，说“谢谢”或“打扰您了”。不要跟对方谈与通话内容无关的话，以免耽误对方办公时间。然后轻轻放下电话。

(三) 网络沟通

20 世纪 90 年代以来，随着信息技术革命的步伐大大加快。网络交际已成为一种新的社会化方式，影响者人们的精神、思维乃至性格。网络媒介作为当今媒介的重要组成部分，已被人们广泛应用于各个领域。在医学及相关领域，网络沟通使用较为广泛的主要有以下几种方式。

1. 电子邮件　电子邮件是应用最为广泛的 Internet 服务，通过网络电子邮件系统，可以以低廉的价格和快捷的速度，与世界上任何一个角落的网络用户联系。电子邮件具有以下几个方面的特点。

(1) 快速：只需几秒钟，信息发送者就可以通过因特网将信息发送到邮件接收人的电子邮箱中。

(2) 方便：书写、收发电子邮件都是通过电脑自动完成的，接收邮件不受时间和地点的限制。

(3) 可靠：每个电子邮箱的地址都是唯一的，发送者按照邮件地址即能准确无误地发送信息。

(4) 廉价：平均每发送一封电子邮件只需几分钱，比普通邮件便宜。

(5) 内容丰富：电子邮件不仅可以传送文本，还可以传送声音、图像等多种类型的文件。

2. 网上聊天　随着科学技术的发展，因特网已经成为人们沟通过程中不可缺少的媒介，越来越多的人通过网络来认识他人、了解社会和结交朋友。网上聊天使用的主要手段是文字，但不能充分表达和体现双方的情绪情感；聊天者也可能有意识地掩盖一些真实信息，故网上聊天要充分考虑其可信程度。

3. 远程会诊　远程会诊是指利用电子邮件、网站、信件、电话、传真等现代化通讯工具为病人完成病历分析和诊断，确定治疗方案的一种新型的就诊方式。远程会诊为扩大医疗区域和提高服务质量提供了坚实的基础和有利的条件，也为规范医疗市场、评价医疗质量、完善医疗体系、交流服务经验等方面提供了新的途径和方法。远程会诊主要由首次会诊、同意会诊、会诊过程、结束会诊等程序组成。

4. 医院信息系统　医院信息系统是利用先进的电脑技术和网络通信手段实现信息的收集、加工、储存、传递、应用和反馈，并在自动化、标准化和网络化的基础上，科学有效地支持医院全方位的运作与管理，包括医疗、教学及科研等。医院信息系统是对医院信息进行分散收集、统一管理、集中使用、全员共享的计算机网络系统，主要用于门诊管理、住院管理、医生站、护士站、财务管理、物资管理、药品管理、医技管理、网上查询等。具有挂号收费、住院登记、住院收费、医生处方、电子病历、药房发药、患者退药、请领物品及出入库登记等管理功能，是目前国内各医院管理采用的主要方式。

此外，网络沟通还包括网络化远程教育、网上办公、电子商务等方式。

复习思考题

1. 语言沟通的功能有哪些？
2. 护理语言沟通的基本原则有哪些？
3. 在护理工作中，护士应具备哪些语言沟通的技巧？

（田贞尚）

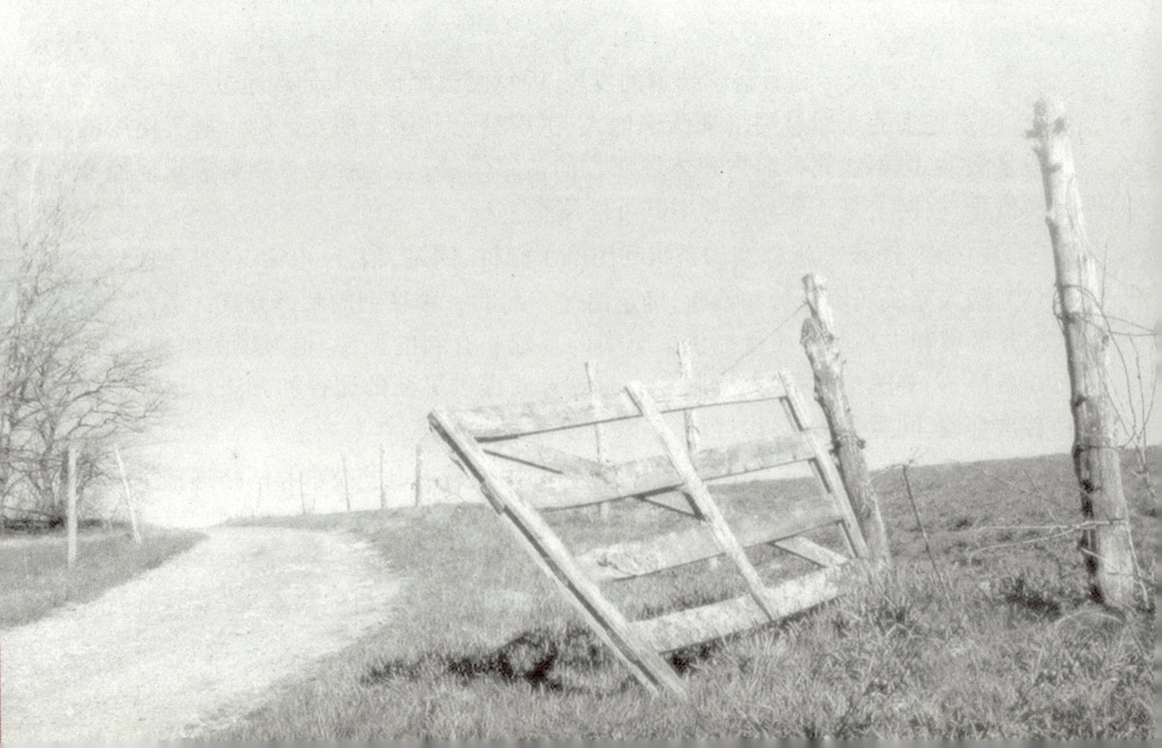

第十一章　非语言沟通

人与人之间除了借助语言文字进行信息交流外，还存在着非语言性沟通形式。通过非语言性沟通可以传递许多不能用语言来形容和表达的思想感情，在沟通中非语言沟通起到支持、修饰、替代或否定语言行为的作用。

第一节　非语言沟通概述

人的仪表、服饰、表情、动作、时间、空间等都可以成为人际沟通的载体，在人际沟通中发挥非常重要的作用。

一、非语言沟通的概念

非语言沟通指不以自然语言(如汉语、德语、英语等)为载体进行的信息传递，而是以表情、手势、眼神、穿着、空间距离等为载体，进行的信息传递。

非语言沟通是人际沟通重要方式之一。有的学者曾指出："如果将注意力完全集中在人类的语言交流上，那么，许多交流过程将从眼前消失。"人们对非语言性交流如此重视，是因为人们认识到在整个交流过程中非语言性行为发挥着重要作用，非语言性沟通交流是一个人真实感情更准确的流露，人们有时很难控制自己的非语言反应。

二、非语言沟通的特点

(一) 通俗、准确

眼神、表情、姿态等的含义和感情色彩，是人们约定俗成的，是特定情境规定的，所以它的使用有一定的时空范围。同样一个体态动作在不同的民族、不同的国度、不同的时代，有着不同的含义。例如点头和摇头，我国摇头表示否定、点头表示肯定，有的民族恰恰相反；拍桌子，可能是由于异常愤怒而"拍案而起"，也可能是由于赞赏至极而"拍案叫绝"。又如，当我们伸开食指和中指时，表示数目二。自从英国首相丘吉尔利用这个手势表示“Victory”后，几乎全世界都用这个手势表示“胜利”及“和平”。所以，准确地运用体态语言，应根据内容表达的需要，既要通俗，又要注意时代的特征和社会的习惯。

（二）协调、自然

体态语言应该与口头表达配合协调默契，也就是应该适时、协调、自然。如果体态语言的表达与口语表达互相错位，是非常滑稽可笑的。

运用面部表情，要求自然真实，喜怒哀乐要根据实际需要含蓄自然，不可“逢场作戏”，过分夸张，那样会令人感到虚伪、滑稽；也不可冷若冰霜，让人感到枯燥压抑。面部表情与有声语言的表情达意应同步。如果表情游离于谈话内容之外，与内心感情变化脱节，那便会让人感到莫名其妙，无法理解。同时，交流者为了有效地传递信息，交流感情，应尽量避免傲慢、讥讽、沮丧的表情。这些表情会使对方产生不良的影响，形成离心效应。在与人交流时要注意站姿与坐姿，若东倒西歪、双手不停地玩弄自己的衣服、或故意模仿名人动作、矫揉造作，或常看钟表等，这些表现会大煞风景，引起对方的反感。运用姿势的另一方面要求就是协调。只有协调各种动作姿势，并与其他非语言动作如眼神、面部表情紧密配合，才能达到良好的沟通效果，充分体现了一个人的修养。

（三）适度、温和

非语言沟通要做到端正、高雅，符合生活美学的要求，符合大众的审美心理。优美的举止总是自然适度的，超过一定限度，就会发生质变，由美变丑。例如：手势动作，过大显得张牙舞爪，过小又显得缩手缩脚。服饰、举止也应适度，如果蓬头乱发，衣着随便，举止粗鲁，一副邋遢相，势必造成隔阂，令人反感。

在日常生活交往中，微笑可使人精神放松，产生好感和亲切感。因此在沟通的时候，面带微笑是有效沟通的先决条件。微笑时应注意，嘴咧得太大会给人一种傻乎乎的感觉，要把嘴巴的开合度控制好，以“不露或刚露齿缝”为佳。如果在与人沟通时能以平等的态度对待对方，尊重对方的感情、人格和自尊心，那么微笑就是真诚的、美丽的，就具有强大的凝聚力。否则微笑就是虚假的、丑陋的，得到的也只是逆反心理和离心力。

（四）灵活、应变

在人际沟通的场合中，我们会碰到一些意想不到的事情，或是自己的发言失态；或是对方反应不如预料的好，或是周围环境出现了没有考虑到的因素等，这些猝不及防的情况，往往令人进退维谷，陷入窘境。这时需要我们具备敏捷的思维，正确运用非语言沟通，灵活、应变，以达到“柳暗花明”的情境。

三、非语言沟通的作用

非语言沟通在人际交往中发挥着重要的作用，可以用它来表达情感、显示关系、沟通思想、传递信息等。

（一）表达情感

人们通过非语言沟通可以传递情感。久别重逢，双方双手相握或紧紧拥抱表达着内心的激动和愉悦；慈母对儿女的一举一动，包含着多少胜过语言的神情；夫妻之间的体贴，无需语言的表达，却有情感暗含心中。

（二）显示关系

微笑的表情、柔和的语调传递的是友好和热情的关系，而生气的面孔、生硬的语调传递的则是冷漠和疏远的关系。

（三）传递信息

亲密的人之间利用非语言沟通，可以很好地传递信息。如妈妈能从女儿微微翘起的小嘴巴上看出比语言更丰富的东西；恋人能从对方的眼神中窥见语言不能表达的东西。

（四）沟通思想

人的认知、情感和意志、心理过程贯穿着整个人际沟通过程，而情感是支配人际交往的主要因素之一。如得到别人的了解和帮助，必然会产生一种感激之情，这时会得到默契的沟通。因此，人们在生活中应善于运用非语言沟通。

第二节　非语言沟通的形式

非语言沟通的形式多种多样，总结起来有以下几种：

一、体态语言

体态语言是以身体动作表示意义的沟通形式。人们见面相互点头、握手或拥抱，就是用体语向对方致意、问候和欢迎。人们在交谈时身体略向前倾，不时点头，神情随着谈话的内容变化而变化，这些体态特征表示出对说话者的尊敬和礼貌。如果腿不住地乱抖，身体随意摇晃，眼睛左顾右盼，一定会使说话者感到不高兴。因为这些无声的语言传出的信息是不尊重、不礼貌和不欢迎。所以体态语言与人际沟通成功与否关系很大。

体语主要包括头语、身姿和手势三种，它们既可以支持修饰言语，表达口头语言难以表达的情感，也可以表达肯定、默许、赞扬、鼓励、否定、批评等意图，收到良好的沟通效果。

（一）头语

它是人们经常使用的姿势动作。头语往往能简洁明快地表达人们的意图和反应，对人的行为起到强化和削弱的作用。

（二）手势

手势是会说话的工具，是体态语言的主要形式。它使用频率最高，形式变化最多，因而表现力、吸引力和感染力也最强，最能表达其丰富多彩的思想感情。

从手势表达思想内容来看，手势动作可分为情意手势、指示手势、象形手势与象征手势。

情意手势用以表达感情，使抽象的感情具体化、形象化，如挥拳表示义愤，推掌表示拒绝等。指示手势用以指明人或事物及其所在位置，从而增强真实感和亲切感。象形手势用以模拟人或物的形状、体积、高度等，给人以具体明确的印象。这种手势常略带夸张，只求神似，不可过分机械模仿。象征手势用以表现某些抽象概念，以生动具体的手势和有声的语言构成一种易于理解的意境。

二、面部表情

一个人的表情往往就是内心情感的表露，表情可以无声地传达着一个人内心的想法。真诚动人的情感是联系人与人之间融洽关系的一个重要纽带，是不受权力因素影响和制约的。面部表情非常丰富，许多细微复杂的情感，都能通过面部种种表现来传情，并能对口语表达起解释和强化作用。同样是笑，微笑、憨笑、苦笑、奸笑，在嘴、唇、眉、眼和面部肌肉等方面都表现出许多细微而复杂的差异。

国际礼仪专家说："微笑能在一切人际关系中帮助你走向成功。它已经成为唯一的最有效的交际方式。"因此，人们要学会充分贴切地运用面部表情来准确表达自己的意图。面部表情的自我训练的基本要求是：学会照镜子进行仪容仪表的训练。镜子与自我的距离应保持一臂远，是人际交往的一般距离；在镜子前训练笑肌时，口中念英文"CHESS"可帮助笑肌和嘴角往上翘；每天早晨带着愉快的心情向镜子里的自己微笑，并大声对自己说"早上好"，以良好的心情开始一天的工作。

三、目光接触

俗话说，"眼睛是心灵的窗户"，说明了眼睛对于人际交往信息传递的重要作用。在沟通交流中，目光的交流总是处于第一位的，因此，应尽量让自己的目光看起来柔和、友好。注意和别人说话时，最忌讳眼睛闪烁、狠狠盯住对方或斜眼看人。这样会使对方产生不信任感。

此外，注视他人时，应以对方鼻子为圆心，以鼻子到肩膀的距离为半径，画一个"圆"，此视线范围就是目光礼仪的交流圈。一个人的心理特征的表达与接受往往与眼睛分不开。例如，听者一味地看着对方，表示请求对方说话；演讲者开始发言时用目光扫视一下会场，表示不要干扰，听众也会更加肃静和认真；结束时抬起目光，表示一个问题的结束，允许他人发言；在交谈中，谈话者总保持目光接触，表示对谈话很感兴趣。相反，避免或中断目光接触，通常是对一个人不感兴趣，或表示心不在焉。也有例外，目光不接触，有时表明某人对对方含羞或害怕。

四、人际距离

个体之间在进行交往时通常保持一定的距离。这种距离受到个体之间关系不同而产生的情感距离的影响。人类学家霍尔认为"人际距离"可区分为4种：

1. 亲密距离(0～0.46 m)　通常用于父母与子女之间、情人或恋人之间，在此距离上双方均可感受到对方的气味、呼吸、体温等。

2. 个人距离(0.46 m～1.2 m)　一般是用于朋友之间，此时，人们说话温柔，可以感知大量的体语信息。

3. 社会距离(1.2 m～3.6 m)　用于具有公开关系而不是私人关系的个体之间，如上下级关系、顾客与售货员之间、医生与病人之间等。

4. 公众距离(＞3.6 m)　用于进行正式交往的个体之间或陌生人之间，这些都有社会的标准或习俗。这时的沟通往往是单向的，如报告人在礼堂上作报告。

“不识庐山真面目，只缘身在此山中”。庐山乃人间胜境，看不出它的妙处来，是因为身在山中之故。人与自然景观之间的关系尚且如此，人与人之间的关系更是微妙有加。尽管有着良好的愿望，希望自己所拥有的人际关系亲密度越高越好，但应记住“亲密并非无间，美好需要距离”。

在交往距离上有三种情况值得注意：

(1) 作为领导与下属交往时，或师傅和徒弟交往时，要注意有意识地缩短交往的距离，不要人为地与交往对象拉开距离。因为本来领导和师傅的特定身份已使交往对方不易适应，这时更有必要使交往的双方首先在交往距离上减少陌生感。医护人员与患者之间也是如此。护士站在离患者病床远远的地方与之交谈，使患者感到你讨厌他或嫌弃他，缩短与之的距离是建立良好护患关系的因素之一。

(2) 在与人初次交往或到一个新单位，与他人之间首先要保持一定的距离，使交往的双方都有一个适应的过程，不要一开始就使双方交往的距离很小。因为这样会使双方不自然和不安。但熟悉以后，应使交往的距离逐渐缩小，否则人们会产生疏远感。

(3) 在与异性同事交往时，要保持一定的距离。如果双方太近，会使对方感到不安，甚至被人视为轻浮、不庄重，破坏自己的形象。

五、时间控制

时间本身不具有语言的功能，不能传递信息，但人们对时间掌握和控制，却能用来表示一定的意思。在人际交往中，人们往往会以时间来传递某种信息和态度。比如开会时的早到、迟到或中途退场，往往对会议召集者表示出自己对会议的态度。当然迟到本身也包含着不礼貌的信息。在人际交往中，与人约定的时间不可过早到达，尤其是到新朋友、同事家。但也不可迟到，这样会使主人感到不高兴，会被认为对他的不尊重和轻蔑。在护理工作中也要注意时间问题，如什么时间给病人注射换药，什么时间给病人进行生活护理，要安排得井井有条，不能不注意时间而耽误护理或是影响病人休息。

六、仪表与环境

仪表是一个人的外部形象，包括面容、体态、服饰、姿态、风度和举止等内容。在日常交际活动中，交往的技巧和能力固然重要，但保持良好的仪表修饰也同样重要，因此，衣着应高雅大方、端庄得体，体现出自己的审美情趣，以及对他人的态度。

如一名青年女性去医院看病，医生未穿白大褂，衣着随意，留着长发，女病人不敢坦然地让他检查。这即是对方衣着所发出的信息，使人们产生了不信任感。另外护士浓妆艳抹、穿金戴银的装饰同样让病人感到不信赖。

环境布置也能向人们传递一定的信息。医院环境幽雅、宽敞明亮、布局合理会给病人和家属带来良好的感受，使病人容易适应这样的环境，从而在心理上对疾病的恢复起到一定的推动作用。

七、人体接触

人体接触所表达的信息较多。一是表示亲近、关系密切；二是表明一种关怀或服务。如医患、护患之间的接触，父母与儿女之间的接触；三是表明爱意等等。

一位多年未见的好友不期而遇，两只手紧紧相握，兴奋与激动溢于言表；两国元首之间的会见，相互拥抱以示友好；两位好朋友一同逛商店，相互挽着胳膊或相互拉着手，都表示亲近的关系。

医生在为患者体检时的触诊属于医源性人体接触，是职业需要，同时也是一种关怀。当病人诉说头痛，发病时，护士用手触摸病人的额头；病人手术时极为紧张，护士握住病人的手使其减少恐惧，情绪稳定。以上均表明一种关怀，起到此时无声胜有声的作用。年轻的母亲抚摸小宝宝、贴贴脸、摸摸脚丫、拍拍屁股等表明一种亲肤需要，同时也表明浓浓的爱意。

八、辅助语言

辅助语言，也称副语言。它包括发声系统的各个要素：音质、音幅、音调、音色等。辅助语言，丰富多彩但各有公关交际礼仪含义。一个人的嗓音具有许多特点，如音量大小，音质柔软度，音高及其变化，发音、共鸣、音调高低、呼吸、鼻音、喉音圆润、平淡等。

在公关交际活动中，这些特点的单个或结合运用就可以表达语言的特定意思，或友好的，或嘲讽的；或兴奋的，或悲哀的；或诚恳的，或虚假的，甚至自觉不自觉地打开情绪状态的“密码”，展示一个人的身份和性格。以礼貌用语中的“请”字为例，语调平稳，会显得客气，满载盛情；语调上升，并带拖腔，意味着满不在乎，无可奈何；语调下降，语速短促，会被理解是命令式的口气，怀有敌意。

事实上，人们在语言沟通时，同一句话，同一个字，因为使用不同的副语言而造成人们不同知觉的事例还有很多，比如，人们往往倾向于把说话语速较快、口误较多的人，知觉为地位比较低、又紧张，而把说话声音响亮、慢条斯理的人，知觉为地位较高、悠然自得。说话结结巴巴、语无伦次的人认为缺乏自信，或言不由衷；而用鼻音哼声又往往会表现出傲慢、冷漠和鄙视，令人不快。一个人激动时往往声音高且尖，语速快，音域起伏较大，并带有颤音；而悲哀时又往往语速慢，音调低，音域起伏较小，显得沉重而呆板；同样，爱慕的声音往往是音质柔软，低音，共鸣音色，慢速，均衡而微向上的音调，有规则的节奏以及含糊的发音；而表示气愤的声音则往往是声大、音高，音质粗哑，音调变化快，节奏不规则，发音清晰而短促。

比如，我们在收听球赛广播时，尽管看不见播音员的面容和动作，有时也不完全听清说话的内容，但却能从尖锐、短促乃至声嘶力竭的语调中知觉其兴奋或紧张的心情；而从低沉、叹息声中知觉出惋惜之情。

知识链接

著名的悲剧影星罗西在一次欢迎外宾的宴会上应邀为客人们表演一段悲剧，他用意大利语念起了一段“台词”，尽管人们听不懂“台词”内容，却为他那动情的声调和表情留下同情的泪水。其实这位明星念的竟是宴席上的菜单。

第三节 非语言沟通在护理工作中的作用

在护理工作中，非语言沟通有着特殊的意义，对促进和改善护患关系起着非常重要的作用。护士恰当地运用非语言行为，可以使患者获得更准确的信息，得到更好的理解和帮助，从而建立良好的护患关系。

一、仪 表

护士端庄稳重的仪容、和蔼可亲的态度，高雅大方、训练有素的举止，不仅构成护士的外表美，而且在一定的程度上，给患者以很好的印象，产生良好的沟通效果，使患者有安全感、信赖感。现代护理权威提倡护士化淡妆，给患者以良好的感觉，以自己饱满的热情、健康的体魄、旺盛的精力去感召，让患者意识到生活的美好、生命的重要，以便配合治疗。

相反，护士的工作服又脏又破、衣衫不整、面色灰暗、操作不利落，患者让你输液会放心吗？所以护士必须时刻注意自己的仪容仪表、形象。护士的制服与帽子，代表护理专业的特征，体现了护士特有的精神风貌，象征着护士的自信，凝集着护士的骄傲和希望。护士的制服与帽子以白色为主，对不同科室如小儿科、手术室等可选用不同色彩和式样。通过服饰给患者以庄重、亲切、可信的感觉。

二、姿 态

身体的姿势和步态可以反映一个人的情绪状态、身体健康状况和自我概念。护士可以通过观察患者的姿势和步态来收集一些信息。有些特殊的疾病，如角弓反张是破伤风的典型症状之一；中风后遗症患者的偏瘫步态等。此外，步态也可以受某些因素的影响而改变，如疼痛、用药、骨折以及情绪抑郁等，临床应注意观察区别。

姿态可反映一个人文化修养，也是与患者建立沟通的渠道之一。因此，护士在护理实践中，要注意自己的站、坐、行等姿态及持物的姿势，以更好地展示自己的职业形象，更准确地了解患者的病情和心理状态，为患者提供恰当、优质的服务。

三、面部表情

面部表情是沟通交流中最丰富的源泉，其他的身体语言无法与之相比，面部表情是一种共同的语言，信息的接收者往往是根据对方的面部表情做出判断，面部表情反应极为灵敏，能迅速而真实地反映各种复杂的内心活动。护士的微笑是美的象征，是爱心的体现。当护士带着亲切真诚的微笑，轻巧而勤快地来往于病床旁，对患者的精神安慰可能胜过良药。

作为护士，应该意识到自己面部表情的重要性，并且尽可能去控制那些容易引起误解的表情，如不喜欢、厌恶、敌意等，因为患者很敏感，他会仔细观察护士的面部表情，并与自己的情感相联系。当护士与患者交谈时，患者可能会问到一些难以回答的问题，“我的病是不是很重，没有希望了吧，还能活多长时间”等，护士要妥善回答。即使是一些细微的表情，也会对患者产生很大的影响。

四、目光接触

目光接触即眼神的交流，是面部表情中非常重要的部分。俗话说：眼睛是心灵的窗户。眼睛的运动可以交流感情和情绪，目光的接触通常是希望交流的信号，在交流期间，通过保持目光的接触，表示尊重对方并愿意去听对方的讲述，了解对方的满意度，是否感兴趣，还有没有继续沟通的必要，等等。所以在交谈过程中，护士是否善于利用目光参与听和讲，直接影响到沟通的效果。

护士可用短暂、直视的目光看对方，一般来说，理想的情况是护士坐在患者的对面，使双方的眼睛在同一水平面上，体现平等的关系。目光的位置大体在对方的嘴、头顶和面颊两侧这个范围活动为好，并且表情要轻松自然，目光范围过小，会使对方有压迫感；目光范围过大，目光则显得太散漫、随便。护士应避免向下看患者，因为这样会给患者一种居高临下的感觉，产生自卑感。

五、手　势

人们常常不注意自己的手势，其实手势对表达思想和感情起了一定的辅助作用。适当的手势可以增加沟通的效果，但切忌手势太多，手舞足蹈，让患者眼花缭乱。

六、触　摸

触摸是一种无声的语言，运用得当，可以起到比语言性沟通更好的效果。怀抱婴儿可给予婴儿最好的情感温暖。怀抱与爱抚，不仅对婴儿，即使对儿童成长的身心健康，也能起到无法估量的作用。现在有“皮肤饥饿”的提法，儿童喜欢触摸毛茸茸的东西，喜欢拥抱。

如果长时间得不到满足，可表现为食欲不振、发育不良、智力衰退、性格缺陷等，这种特殊需要，是不能仅仅以食物满足来代替的。因此，在病情允许的情况下，护士应常常抱抱病孩，抚摸其背、头、肢体等部位。抚摸对一般患者来讲，是一种无声的安慰，所以在患者痛苦的时候，不适宜用言语表示同情、关怀的情况下，可用轻轻的触摸来代替。这些都是触摸的正反应，当然触摸也有负反应，若使用不当，会引起不良反应，甚至误解，尤其是年轻的女性患者，一定要注意分寸，避免不必要的麻烦。

七、倾　听

要善于听患者讲话，要注意讲话者的声音、声调、流畅程度及所用的词句，尽量理解他想表达的内在含义。在倾听过程中，要全神贯注，集中精力。

谈话时，要保持眼神的接触；双方保持的距离以能看清对方表情、说话不费力但能听得清楚为度；距离也可随说话的内容而调整，以自然为宜。双方位置平持，稍向患者倾斜，勿使患者处于仰视位置。要使用能表达信息的举动，如点头、微笑等。用心倾听，不仅表达了对患者的关心，还表达了对话题的兴趣，以鼓励患者继续说下去，利于患者康复。

八、沉　默

沟通中运用语言技巧固然重要，但并不是唯一可以帮助人的方法。不要认为所有时间都应该说话，当患者受到情绪打击或哭泣时，护士可以说："如果您不想说话，您可以不必说。我希望能坐在这里陪您一会儿，好吗?"这时护士以沉默的态度表示关心，会很有用。它可以表达护士对患者的同情和支持，起到此时无声胜有声的作用。沉默片刻还可以给护患双方思考和调适的机会。

总之，在与患者的沟通中，非语言性沟通占很重要的分量，要与语言性沟通有效地结合，促进护患关系，达到治疗目的。

知识链接

柏拉图在《蒂迈欧》中指出："当那种使人的身体保持温暖的柔和的火焰变为一种均匀而又细微的交流从眼睛里流出来的时候，就在观看者和被观看者之间形成了一座可感知的桥梁，顺着这座桥梁到达眼睛，又从眼睛到达心灵。"

案例分析——护理沟通中的人体接触

案例资料

病人小红，女，5 岁，在玩耍时，不幸右上肢尺骨骨折，儿外科医生已经给她进行了小夹板固定并用绷带吊起。今天，是妈妈陪护她。可是刚刚妈妈接到单位的电话，说有一份文件被她锁在文件柜里了，让她赶紧回去取。她看女儿睡得正香，没有叫醒她，跟护士打了个招呼就走了。谁知过了一会儿小红就醒了，见没有妈妈，就大哭起来，要找妈妈。护士忙跑过来，抱起小红说："不哭不哭，小红真乖，妈妈马上就回来！"然后护士把小病人放在床上，拉着她的另一只手说："小红要尿尿吗？"小红摇摇头，一脸的不高兴。"那阿姨给你讲个故事吧……"

案例分析

人体接触包括抚摸、握手、拥抱等，触摸所传递的信息，往往是其他沟通形式所不能取代的。案例中的小红由于年龄太小，所以对妈妈的依恋很强，她醒后没有见到妈妈，顿时没有了安全感，哭闹起来。护士可以抱起她、拉拉她的手、拍拍她的头，再加上护士用温柔语调给她讲故事，可以使小病人逐渐消除紧张感，很快安静下来。可以看出，触摸可以表达关心、体贴、安慰、同情的职业情感，同时又增进了人与人之间的感情。对年龄更小的病人还可以满足他们的"皮肤饥饿"状态，护士的爱抚体现了对小病人的浓浓爱意，长此以往还会对其智力的发展及人格的成长有一定的正向影响。

实践指导——非语言沟通能力训练

训练目的

通过角色扮演，感受患者对非语言沟通方式的需要，体会非语言沟通作用并学会运用。

训练准备

（一）用物准备

1. 场地　模拟病房。
2. 道具　水杯、体温计、血压计。

（二）环境准备

安静、整洁、室温适宜。

（三）学生准备

1. 护士服、护士帽、护士鞋（衣帽整洁，举止得体）。
2. 熟悉本节课的目的、内容和要求。

（四）案例准备

病人周某，女，32岁，因慢性阑尾炎急性发作被亲属搀扶着走入普外科病房，面容痛苦。在此之前病房已经接到住院部的电话通知，知道该患者马上就到，安排护士小王接待患者。

训练方法

1. 教师首先对案例内容进行分析讲解，然后将同学分为若干实践组和评议组，每组4～5人。

2. 实践组进行角色扮演，评议组进行评议。

3. 角色分配　护士、患者、患者亲属。

4. 实践组和评议组互换角色。

5. 训练场景

护士：（快步迎上前来，面带微笑，轻轻点了点头。）“您好，请跟我来，我带您去病房。”（然后与患者亲属共同搀扶着患者来到病房并安排好床位。）

患者：（痛苦的表情勉强露出笑容）“谢谢！”

护士：（面带微笑，亲切地）“来，让我帮您脱鞋子。”（说着，蹲下来帮患者脱鞋子）

患者：（缩脚，不好意思地）“别，别……”。

护士：“没关系的。”（与患者亲属共同搀扶患者上床，又帮患者盖好被子）

患者：（面露感激之色。）……

护士（用手背摸了摸患者的额头，又触其腕部，测了脉搏，接着又测量了体温和血压）。

患者（指了指桌上的水杯）

护士：（还没等患者亲属过来，就已经把水杯递到了患者手中）“您渴了，是吧？”

护士：“我是您的责任护士，我姓王，有什么事您尽可以找我，我一定全力帮助您。”（接着向患者介绍了医院的环境、医院的制度、护理及查房时间、探视时间等）

患者（频频点头，表示接受）

评价要点

面对处于痛苦中的急性期病人，护士小王运用多种非语言沟通的动作表示出对病人的关心、体贴和同情，如微笑、快步迎上前、搀扶、帮病人脱鞋子、盖被子、触摸额头、递水杯等。这样会使病人受到鼓舞，减轻由于焦虑和紧张引起的痛苦，为病人创造了愉悦、安全、可信赖的氛围，取得良好的沟通效果。

复习思考题

1. 举例说明非语言沟通的主要形式及作用。

2. 在临床护理工作中如何正确运用非语言沟通？

（李大纯）

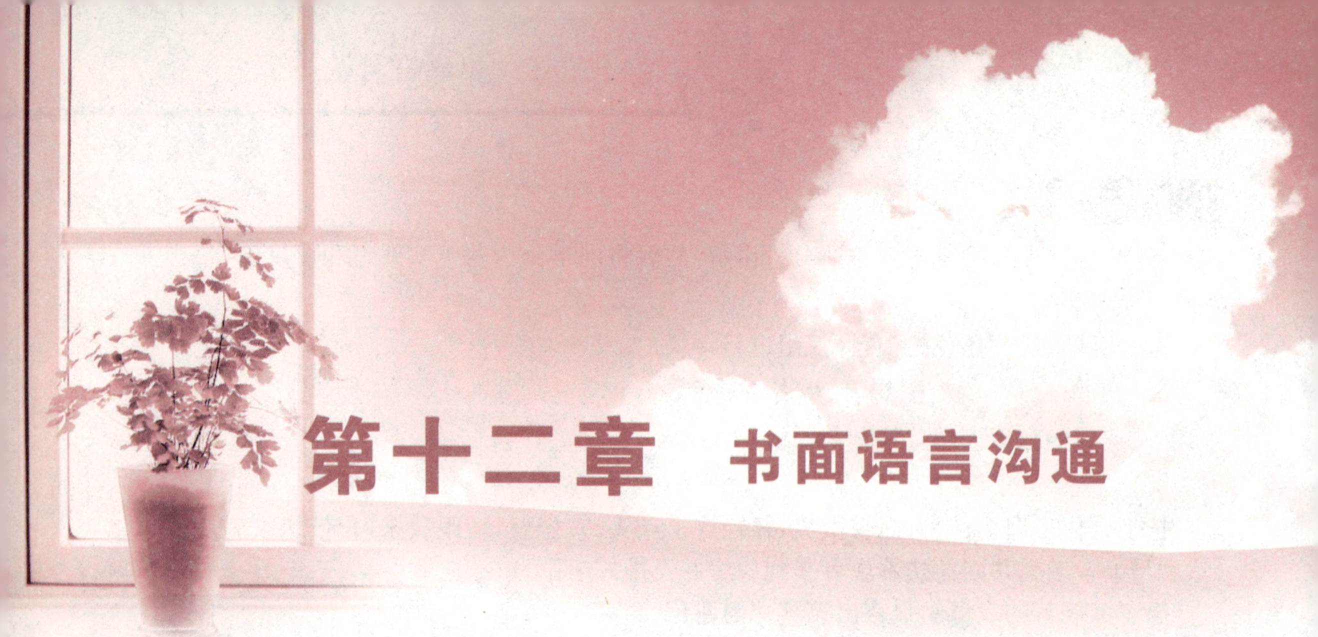

第十二章 书面语言沟通

在人与人之间的交往过程中，虽然口头语言是人们交流思想、认识、情感、意图的重要手段，但是由于口头语言在进行沟通时，常常受到信息容易失真、保留时间较短、随机性强以及易造成沟通双方的紧张心理等不良因素的影响，因而使得沟通受阻，信息不能准确地传递。

随着人类社会的发展，人类语言中出现了文字，它补充了口头语言的局限性，使人与人之间的信息沟通出现一番新的天地，为准确地沟通信息开辟了一条新的渠道，即书面语言沟通。

第一节 书面语言沟通概述

书面语言沟通是以书面语言为载体的人际信息交流，它是对有声语言的文字标注，是有声语言沟通从“可听性”向“可视性”的延伸。

一、书面语言沟通的概念

书面语言沟通是通过书面语言形式进行的信息传递。例如公告、报纸、广告、信函、论文、杂志、图书、文件、传真等都属于书面语言沟通。在护理工作中，护患之间及医护人员之间通过文字、图画、表格等形式达成的沟通就是护理书面语言沟通。

二、书面语言沟通的特点

（一）扩大交流范围

当然人们可以面对面地或利用传播工具进行有声语言沟通，然而当人们各处一方时，如果没有电话等传播有声语言的工具，那么书面文字就成了比较方便有效的沟通方式。

（二）保证信息正确

使用书面文字沟通，可以深思熟虑，反复斟酌，审慎地组织信息内容。所以，书面语言沟通要比有声语言沟通严谨，信息内容要准确。

（三）传递难以启齿之言

由于情感和意识的作用，往往在人们谈话时总有难言之隐，与口头语言相比，书面文字在这方面则略胜一筹。比如青年恋人之间吐露爱慕之情时，由于害羞、胆怯等因素不便直接交流，情书便成了传情达意的重要手段。

（四）长期保存信息

书面文字可以长期保存，供接收者反复阅读和研究以及查证。例如，病人的病案资料，经过整理存档，可为今后再就诊提供可靠的诊断依据和重要的病史资料。

书面语言沟通也存在一些缺点如时效性差，不如有声语言沟通及时，接受和反馈都较慢；适应性差，书面语言沟通具有严肃性和规范性，不易随时修改，有时不便阅读等。

第二节　书面语言沟通的方式

书面语言沟通，通过写作来传递信息，通过阅读来接收信息。

一、写作——传递信息

写作是运用语言文字符号反映客观事物、表达思想感情、传递知识信息的创造性脑力劳动过程。它是人们处理日常事务与各项公务、解决问题、互通信息的一种行为方式。

写作活动具有如下一些显著特征：目的性、创新性、综合性、实践性。写作活动的主要意义在于：

1. 表达感情、交流思想、传递信息。
2. 现代人才必须具备较高的写作能力，才能从容应对日常工作生活中的诸多问题。
3. 写作关系到全民族文化素质和综合国力的提高。

写作是一种复杂的创造性的脑力劳动过程。从现代信息论、系统论的角度来看，写作是一个收集、加工、输出信息的整体系统。作为一个完整的系统过程，写作活动是有阶段性的，大致可分为采集—构思—表述三个阶段。具体又可分为采集、立意、谋篇、用语、修改等五个环节。每个阶段和环节都有自身的特点、规律和要求。

如果人们的写作活动符合以上这些规律和要求，就有可能“妙笔生花”，写出文质兼备的好文章、好作品。美国未来学家约翰·奈斯比特在其著作《大趋势》中曾断言：“在这个文字愈来愈密集的社会，我们比以往任何时候都更需要读写技巧。”这里的“写”主要是指应用写作而非文学创作。

二、阅读——接收信息

阅读是从书面材料中获取信息的过程。书面材料主要是文字，也包括符号、公式、图表等。阅读的过程首先是把文字符号变成声音，后达到对书面材料的理解。阅读是一种主动的过程，是由阅读者根据不同的目的加以调节控制的。高水平的阅读能力是以专业知识、语言文字水平为基础的，是保障接收准确信息，进行有效沟通的前提。

因此，提高阅读能力首先要学好专业知识、专业文件，在此基础上要掌握各种文体文章的规律和特点，其步骤是：首先提出提示和思考性的问题，然后分析文章，思考分析，才能使其读懂、理解，达到有效沟通的目的。

第三节　书面语言沟通的态度

提高书面语言沟通能力首先要具备良好的态度，要勤于阅读、勤于积累、勤于习作、勤于思考。

一、勤于阅读

勤于阅读可以提高阅读速度，扩大词汇量，另一方面，它还可以加强语感，对写作起着潜移默化的作用。诗云："半亩方塘一鉴开，天光云影共徘徊。问渠哪得清如许，为有源头活水来。"只有多读，才能让自己的才思不竭，只有多读书，才能使自己视野开阔，知识丰富，思维活跃。阅读是写作的基础，古人云，"不动笔墨不读书"，说明阅读与写作密不可分。护士只有勤于阅读，不断提高自己的理论知识和业务能力，并掌握一定的写作方法和技巧，才能在临床护理工作中做到观察得法，处理得当，记录得体。要勤于阅读，除阅读业务书籍和写作知识外，还应博览群书，从中学习各类文章的写作规律，在潜移默化中掌握写作知识和技巧，使自己写作能力不断提高。

二、勤于积累

摄取和积累知识是培养能力的基础，也是研究创新的基础。"才须学也。非学无以广才，非志无以成学"（诸葛亮语）。要有集腋成裘，积土成山的志趣。护士应当在勤于阅读的基础上注意知识材料的积累，使自己占有大量的素材，掌握大量的词汇、词语，如医学术语等。应做积累资料的有心人，善于在浩瀚的知识海洋中，寻觅自己有用的资料，持之以恒，广泛积累，才能建立起真正属于自己的材料库。

三、勤于习作

古人说："多读书胸中有本，勤写字笔下生花。"写作是一种能力，只有通过自己亲身的习作、实践才能获得。学习和掌握护理用文的写作，没有秘诀可寻，唯一的途径就是勤学苦练。作为护士，要学习写读书笔记，卫生宣教短文，以及会用医学术语描述病情，会写护理记录、交班报告、护理病历等。习作是一个长期锻炼的过程，立志用功，持之以恒，方能学有所成。

四、勤于思考

古人云，“学而不思则罔”；“行成于思，毁于随”。贝费里齐在《科学研究的艺术》中讲过一个令人哭笑不得的试验：一位老师用手指沾糖尿病人的尿样来尝味，然后让学生们都做一遍。学生们愁眉苦脸地照着做了，一致说尿样是甜的。这时老师说：“我在教你们观察细节。谁观察得仔细，发现我伸进尿样的是拇指，舔的是食指?”学生们的失误就在于主观上的想当然，过分相信别人的经验，一没有认真观察，二没有深入思考。

作为护士，要善于观察，勤于思考。护理记录、交班报告、护理病历等不是对病人主诉和临床表现的复制，而是对这些客观事物经过分析综合、判断推理等思维过程，对情况有了全面准确的认识后，才能记录和写作的。

第四节　书面语言沟通在护理工作中的应用

书面语言沟通是护理工作中不可缺少的重要沟通方式，护士借助书面语言的沟通手段，可以有效地搜集病人的有关资料，确定护理诊断、制订护理计划，并完成有关医疗文件的整理工作。

通过书面语言沟通，可以建立起良好的护患关系、医护关系、护士与患者家属的关系等。因此，书面语言沟通是护理工作中应用广泛的沟通方式。

一、护理文件的类型

护理文件是护士工作行为记录的文字材料，是护士对病人的病情观察和实施护理措施的原始文字记载，也是各项护理活动及病情观察的客观记录。护理文书的质量高低，不但能反映医院正规化、规范化的管理水平，而且能反映每个护理工作者的学识水平。

随着护理学科的发展，护理用文的使用范围日益广泛。主要内容包括：体温单、医嘱单、病室交班报告、护理记录单（一般患者记录单、危重患者记录单和手术护理记录单）、护理论文以及护理管理方面的工作计划、总结、报告等。

（一）体温单及医嘱记录单

体温单及医嘱记录单是病历的重要组成部分。体温单是记录病人生命体征的记录单，护士每次为病人测量体温、呼吸、脉搏、血压后，都要按规定的符号和格式在体温单上记录下来，为医生诊断治疗病人提供基本的信息。如系危重病人，除生命体征外，还根据病情的需要记载病人的出入水量、体重、腹围、血压等，可以说它是一份反映病人情况的综合记录单。

医嘱记录单是诊断、治疗方案的记录，是医生根据病人的病情需要拟定的书面嘱咐，是护士执行治疗措施的依据，也是处理医疗纠纷的重要凭据。因此，医嘱内容应准确清楚，在书写过程中的任何错误不但使记录失实，而且可能给患者带来危害。所以，医护人员要以严肃认真的态度，一丝不苟地进行填写。

（二）病室交班报告

病室交班报告是值班护士的重要工作记录和交班的文字依据。因为书写无需归档，不属病历内容。由白班（上午、下午班）、小夜班、大夜班护士负责填写，内容主要为病人流动情况，重点观察对象的病情变化及医疗、护理措施的效果等，要求做到时间准确、内容完整、前后连贯、重点突出。

（三）特别护理记录单

特别护理记录单是护士对病情危重、大手术后，以及特殊治疗或需记录出入量等病人在住院期间病情动态及护理过程的客观记录，应根据相应专科的护理特点书写。

病情危重、大手术后需特护的病人，24 小时均有专人护理，并要求随时记录病情、治疗、护理等，这是反映患者病情的原始资料，可为诊断、治疗和护理提供依据，并评估效果。

（四）护理病历

护理病历内容包括能反映病人一般资料的病历首页、病史、体检、护理诊断、护理计划、护理记录、阶段小结、出院小结及出院指导。

总之，病历反映出护理程序的每个环节，记载了护士对病人实施身心整体护理的全过程。它要求护士不但具有较好的写作能力，而且要有较高的专业水平。

（五）个案护理病历与个案护理报告

个案护理病历是护理人员在护理某些疑难、典型病例时，为学习、探索护理规律和总结护理经验所写的较为完整的病历。

个案护理报告是临床报道的一种特殊形式，写作格式比较灵活，结构简单，主要是围绕某一病历进行写作，形式为一例一议，短小精悍，不拘一格。关键是善于发现和选择具有报道价值的病历。一般可以在护理罕见或疑难病例后总结出该病例的护理特点和方法而予以报道。

（六）护理管理应用文

护理管理应用文是护理行政和业务管理方面的应用文体，除具有应用文共同的功能外，还具有专业的特色和个性。其内容是紧紧围绕着护理专业，以传达和贯彻上级的方针、政策，联系和处理各级机关、部门的行政事务，在上传下达，以及部门、单位间互通情况，及时总结和交流经验、教训等方面发挥极为重要的作用。因此，正确书写护理管理应用文，是维持正常工作和提高护理质量的基本条件。

（七）护理论文

护理论文是以说明和议论为主要表达方式，以护理学科及相关学科的理论为指导，经过科研设计、实验和观察，取得原始资料，再经归纳分析和必要的统计学处理，而撰写成的护理科技作品。

二、护理文件的写作特点

护理用文的写作，既具有一般写作的方法和规律，又具有护理学科的基本规律和专业特点，这些特点和写作要求主要有以下几方面。

（一）科学性

护理用文写作的科学性非常重要，这是由于护理学科本质属性所决定的，它要求写作客观、及时、准确、真实。

1. *及时*　与病人生命相关的事，应及时地记录下来，尽量不追记或补记。因间隔时间长了容易因遗忘而欠准确。抢救危重病人时，抢救过程中的病情变化，如呼吸、心跳停止的时间，复苏措施和开始时间、效果等均应作简明扼要的原始记录。特别是抢救过程的用药，多为口头医嘱，护士应先作初步的记录，急救告一段落后，立即复查核对，并准确无误地作出完整、详细的记录。

2. *准确*　护理书面语言沟通直接关系着患者的健康和生命安全，因此不能凭想象、猜测去书写，一定要做到准确无误。如护士没有为病人测试体温、脉搏、呼吸，凭空书写是违背科学和职业道德的行为。另外，不能随便使用大概、可能、一般等模棱两可的词语，要慎用很、极等标志程度的副词。能用数字、数据表示的，需经反复核对后应用准确数字描述，如记录病人饮食情况，应记录进食量；记载病人发热，应准确记录体温度数；描记小儿脑积水的头围大小，应测量枕额径线多少厘米；描述病人腹水的增减，应用皮尺测量腹围等。

3. *真实*　从信息论的角度，信息从输入到输出不走样、不歪曲就是真实。护士在记录病情时，要做到一丝不苟，事事经过自己实地观察、检测、分析才能作记录。因为有时看到的仅是一种假象，并不能反映病人的真实情况。如当你记录病人“睡眠良好”时，应具体观察患者睡眠的深浅度，不能把思睡、嗜睡、昏睡等都认为是正常的入睡。记载病人失眠时，应具体描述失眠的原因、用药情况、采取了什么措施等。只有科学、具体地记录，才能对诊断、治疗、护理提供有参考价值的资料。

（二）实用性

护理用文如护理病历、病室交班报告、护理论文、护理管理用文等都有明确的读者对象，都是为了解决预防、治疗、护理和增进健康中的实际问题。现代医学模式要求医护人员不仅要关注病人身体健康，而且要关注心理、社会的各种因素对健康的影响，这就决定了护理文体的实用性。

目前在临床护理过程中的每个环节，几乎都离不开书写。如护理程序需要文字写作，其中的护理诊断、护理计划是护士进行身心整体护理的重要依据；又如病室交班报告，是接班护士工作的依据；而护理论文则是护理科技信息的交流、普及、储存的主要手段，其作用愈来愈显著，其实用性也更广泛，至于护理科普文章则更是面向社区、面向人群的卫生宣教手段。总之，护理用文已经成为不可缺少的医学、护理学的组成部分，它的实用价值是不可置疑的。

（三）规范性

在长期的临床护理实践中，护理文体的写作已经有了较为固定的格式，因此其具有约定俗成的规范性。随着医学及护理学科的发展，写作的基本格式正趋于统一和标准化。如体温单、医嘱记录单、病室交班报告、护理记录、护理病历等，有关表格的式样、写作的内容、名词、术语、缩写、符号、计量单位等，都有规范、标准的规定，这样既有利于信息的交流和沟通，也有利于上级部门的检查与评估。

因此，护理工作者一定要很好地学习、熟练地运用、自觉地遵守，不能违反规定或标新立异。当然，规范并不是要求一成不变、墨守成规，特别是对个别病人有着特殊含义的项目，该展开的要展开、该延伸的要延伸。

诚然，护理文体的固定格式和写作方法是在长期实践中约定俗成的，必然也会在实践中随着护理学科的发展而发生变化，也应该进行改革，但是改革一定要在大多数人取得共识后，经一定的组织机构鉴定，统一、慎重地进行改革。

（四）简洁性

护理用文大多以表格形式出现，因此常常受版面限制，即使是科技论文，也有字数限制，加上写作目的以临床实用为主，这就决定了护理用文写作应力求确切、简洁，句型简练、陈述简洁、一目了然。

在短小的篇幅中，既要求记录病人的主诉、临床表现，还要把治疗、护理经过及效果等一一反映出来，这就要求护士在写作上做到语言简练、详略得当、结构紧凑，并能熟练运用医学术语。因为医学术语言简意赅，即可使篇幅缩小，又符合护理用文的写作规范。如“冠状动脉粥样硬化性心脏病”可缩略为“冠心病”；病人诉“拉肚子”，应写“腹泻”等。

三、护理文件的写作要领

（一）观察认真细致、掌握资料准确

护士应认真细致地观察，掌握准确的资料，不能自已想当然，凭空臆造，记录的内容只能是护士亲临床前观察、询问、检测得来的资料，并经过护士的分析判断而作出的准确记录。如果护士能对病人进行周密细致的观察，并经过分析判断就能写出科学具体的记录，就不会出现记录的病情欠准确，内容不具体，或空洞无物等缺陷。

（二）记录要重点突出、详略得当

指从宏观上要求交班报告对本病区重点观察对象的病情变化，护理工作重点作详细、清楚的交代，次要的省略疏写，使记录的篇幅不长，但重点突出，各项问题无遗漏。从

微观上则要求对每个病人的情况能抓住本质性的数据和病情变化进行记录交代。

在临床观察中，往往存在许许多多的问题，哪些应重点交代，哪些可简略交代，这就要求护士不但能深入细致地观察，而且要有一定的业务水平，特别是要熟悉常见病的主要症状和疾病发展的特点，才能突出重点地进行交代，才不至于出现本末倒置、喧宾夺主的缺陷。

（三）记录病人的身心状态完整

生物—心理—社会医学模式要求护理记录应连续地、全面地、动态地观察和记录病人在住院期间的整个身心状态，护士应改变过去只注重记录身体疾病变化而忽视心理、社会因素对人产生的影响的倾向。新的护理观要求护理记录应从以下两个方面进行了解、观察和记录。

1. *心理活动*　应观察了解病人在想什么。失眠的患者，护士应主动了解分析失眠的原因，是恐惧陌生的环境还是担心手术的成功与否；是对某些药物敏感、兴奋性增高还是担心医疗费用或挂念家事等。护士应将情况完整地记录下来。如“失眠原因是担心手术是否会成功，经……结果……”。这样可引起医护人员的注意，以便针对原因进行心理护理。

2. *社会支持系统*　据报道一名黄疸性肝炎病人，刚住院时他认为自己的病虽有传染性，但不是绝症，是可以治愈的。可是由于家属及同事嫌弃他，住院期间很少有人来看他，他失望极了，不愿吃药打针，不配合治疗。而交班报告中写了“T. P. R. Bp 正常，病情稳定，无特殊变化”，而不交代心理问题，致使这一问题得不到及时解决。

许多研究表明，消极的心理、社会因素可“致病”，而积极的心理、社会因素又可“治病”。这说明许多疾病的发生、发展及其转归与心理、社会因素有关。因此，护士应注重对病人身心整体状态的记录，以适应新的医学模式对护理工作的要求。

（四）文件书写规范、使用医学术语

护理用文的写作，虽然不要求像文艺作品那样应用许多华丽的词藻去塑造艺术形象，也不像报道某些典型人物那样，刻意追求闪光的句子将英雄写出一定的高度，但这并不等于护理用文就不要在文字上下工夫。

相反，护理用文很考究语法修辞，但其目的不是为了塑造艺术形象，而是着眼于客观而科学地反映客观事物的真相，以求语句通顺，语义准确，语法规范，医学术语使用得当，这样才能正确地传递信息。

实践活动——协作学习与讨论

训练目标

通过本次实践，熟悉护理书面语言沟通的原则和方法。

训练时间

40 分钟

训练材料

1. 字词

青梅素　干躁　烦燥　予防　兰尾炎　神经未稍　博动　松驰　付作用　旦白

2. 病人张某，患急性化脓性胆管炎，行胆囊切除、“T”型管引流术。下面是该病人手术后第一天的交班报告：Pm T 39.8 ℃ P 124 分/min BP 100 / 70 mmHg 患者神清，精神萎靡，发热面容，心率较快，律齐，呼吸增快，切口敷料已渗湿，切口疼痛，口干。3 Pm 醇浴一次。持续胃肠减压，胃管通畅，“T”型管引流通畅。继续遵医嘱吸氧、静脉输液、抗感染等治疗。请各班注意观察病情变化及护理。

训练方法

分组讨论

1. 请指出材料 1 错误之处，并纠正。

2. 分析材料 2 的缺陷之处，讨论修改的方法。

复习思考题

1. 简述书面语言沟通的态度要求。

2. 根据个人体验说明书面语言沟通的优缺点。

（李大纯）

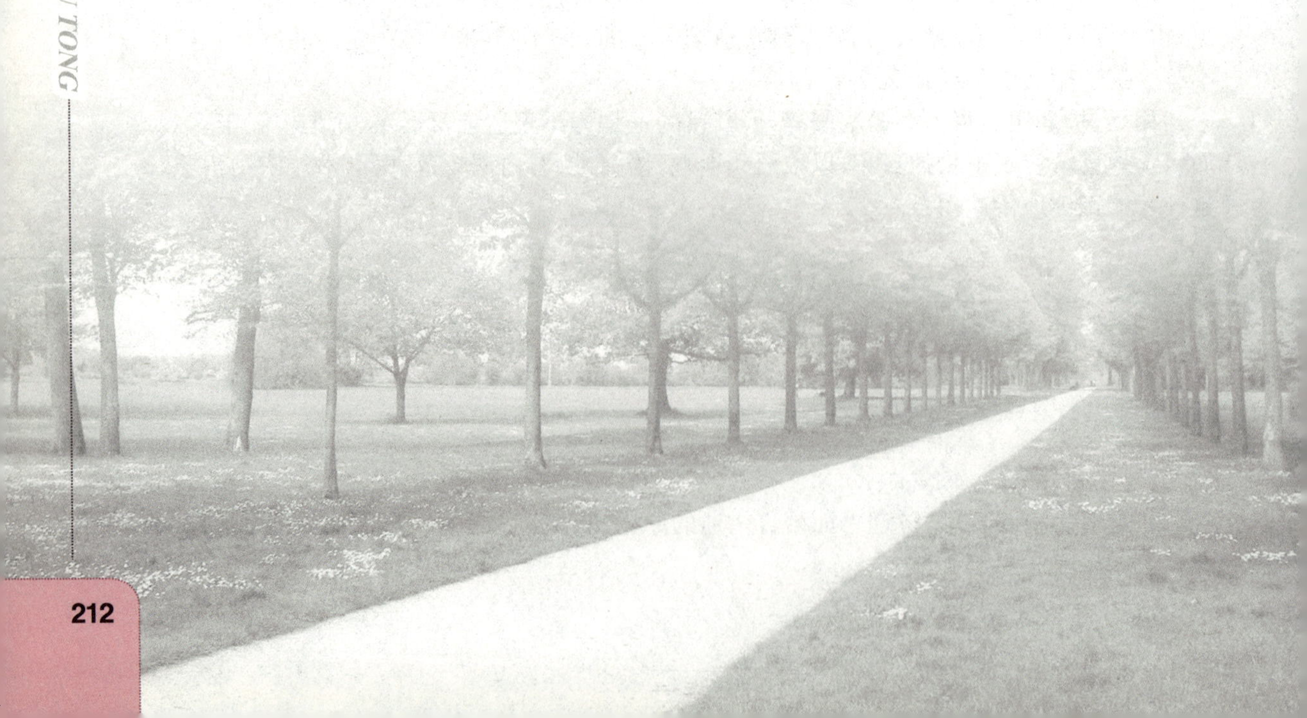

第十三章 护理工作中的关系沟通

在临床护理工作中存在着许多关系，包括：护士与患者、护士与医生、护士与患者家属、护士与护士、护士与其他医务工作者等关系。如何处理好这些关系是做好护理工作的重要条件，也是摆在护士面前的重要课题。

第一节 护理工作中的各种关系沟通

护理工作中，护士的人际关系主要指和护理发生直接联系的人与人之间的交往关系。护患之间的相互理解、信任、关心、爱护和友好，可以形成良好的工作氛围，有助于提高护士的工作效率。下面主要介绍护士和患者、患者家属及医务人员之间的关系。

一、护士与患者之间的关系沟通

护士和患者之间的关系称护患关系，护患关系是在特定的条件下，通过医疗、护理等活动与患者建立的一种特殊的人际关系，是一种专业性的人际关系。

（一）护患关系的性质

1. *帮助与被帮助系统之间的关系* 护患关系是一种人际关系，但不同于一般的人际关系，是帮助者与被帮助者之间的关系。有时还是两个系统之间的关系，即帮助系统（包括与患者相互作用的护士和其他工作人员）和被帮助系统（包括寻求帮助的患者和家属、重要成员等）之间的关系。每个人在不同时期可以成为帮助者或被帮助者，如朋友之间相互帮助，父母是子女的主要帮助者，但子女有时也可帮助父母。

护患关系的特点是护士对患者的帮助一般是发生在患者无法满足自己的基本需要的时候，其中心是帮助患者解决困难，通过执行护理程序，使患者能够克服病痛，生活得更舒适。因而作为帮助者的护士是处于主导地位的，这就意味着护士的行为可能使双方关系健康发展，有利于患者恢复健康，但也有可能是消极的，使关系紧张，患者的病情更趋恶化。

护士作为一个帮助者有责任使其护理工作达到积极的、建设性的效果，而起到治疗的作用，护患关系也就成为治疗性的关系。治疗性的护患关系不是一种普通的关系，它是一种有目标的、需要谨慎执行、认真促成的关系。由于治疗性关系是以患者的需要为中心，除了一般生活经验等因素有影响外，护士的素质、专业知识和技术也将影响到治疗性关系的发展。

2. 护患关系特定的作用　护士与患者之间的关系，不是两人(或两方面)的简单相遇，而是护患双方之间特定的相互作用。护患关系是一种专业性的互动关系，通常还是多元化的，即不仅是限于两个之间的关系。

由于护患双方都有属于他们自己的知识、感觉、情感、对健康与疾病的看法以及不同的生活经验，而这些因素都会影响互相的感觉和期望，并进一步影响彼此间的沟通和由此所表现出来的任何行为和所有行为，即护理效果。

3. 护患关系的实质　作为关系的一方——护士满足患者的需要是护患关系的实质。护士掌握着帮助患者恢复健康的技能，患者患病受到了影响，患者住进医院接受治疗，护士履行自己的职责对患者进行帮助。

正是患者的需要和护士准备满足这种需要，使两方发生了关系，即治疗性的人际关系。患者的需要和护士竭力满足这种需要构成了双方关系的基础。离开了这一基础，或者说这一基础不存在，护士和患者的关系也就终结。在目前的护患关系中，常发生一些问题，或是护士对患者种种不满，或是患者对护士的挑剔，都是与对这种关系的基础缺乏认识有关。

4. 护患关系中双方的影响是不对等的　护士与患者关系的另一个特点，是一方依赖另一方，其相互影响的作用不是对等的。由于护患关系是在患者患病的情况下形成的，一旦这种特殊情况结束，患者与护士的关系也就终结了。因而在这种关系中，患者是依赖护士的，而护士也常常是以患者的保护人和关照人的身份自居。这与其他关系相互依赖的特点不同。

由于一方依赖另一方，也就决定了在这一关系中，主要是护士影响患者，患者则主要接受护士的影响，患者甘心情愿地接受护士的意志与要求，这也是护患关系不同于一般关系之处。当然，所有这一切是以患者的健康利益为前提的，离开了这一前提，就是一种不健康的护患关系。

5. 护士是护患关系后果的主要责任承担者　在护士与患者的关系中，护士是决定这一关系的主要方面，是关系后果的主要承担者。患者由于疾病的折磨，来到医院接受医疗护理，是处于被动地接受帮助的地位。而护士则是提供帮助者，处于主动地位，其行为在很大程度上决定了护患关系的后果。后果有两种，一种是积极的，患者战胜疾病，逐渐康复；另一种是消极的，患者病情恶化，护患关系紧张。毫无疑问，护士是护患关系的主动方面，应对护患关系的后果承担更多的责任。

在多数情况下，护患关系出现扭曲，护士要承担主要责任。在护士与患者关系中，应该承认护士一般处于"有力"者的地位，她的行为在很大程度上决定着关系的好坏。因此，护士要尽力争取积极健康的后果，避免消极的后果，因为消极的后果是与护患关系建立的目的相矛盾的，不仅是患者，也是护士所不愿见到的。

(二) 护患关系的发展过程

护患之间的关系是从患者入院或护士接触患者开始，至患者出院或因健康恢复与护士结束关系为止,是一个动态发展的过程。一般可分为三个阶段。

1. 初始期　此期是建立良好护患关系的关键时期。在护士和患者一见面就开始了,在此期主要是护患双方彼此熟悉并建立信任关系,这时的患者很注意自己的行为并对护士进行考查,看看能对你信任到什么程度,以决定以后在多大程度上依靠这位护士。

护士在这阶段主要是收集资料、了解患者的情况、书写护理病历、发现问题、制订护理计划。为建立信任关系,护士应注意诚恳待人、给人以温暖、善解人意的印象。敏感而准确地找出患者的需要,让患者了解自己、信任自己,为护理工作的顺利开展奠定良好的基础。

2. 工作期　这是护患关系最重要的阶段,即护士完成各项护理任务、患者接受护理最主要的阶段。在信任的基础上,用具体行动来帮助患者解决问题,要注意的是没有信任的行动会造成患者的被迫感而影响护理效果。护士要以高尚的医德、精湛的护理技术、热情耐心的服务态度,真诚地关心患者,尊重患者,尽力满足患者的合理要求,赢得患者的信任,并从为患者提供护理服务的过程中熟悉、了解患者,随时与患者沟通,取得患者的密切配合,逐步形成良好的护患关系。在这一过程中,护患关系可能会出现波动,护患双方可能会发生一些不愉快或争执。

如护士埋怨患者不认真执行医嘱,不主动配合,过分娇气,患者不满意护士护理技术的熟练程度,对患者的疼痛麻木不仁,不负责任等等。遇到这些不协调的情况,护士应以积极主动的态度及时解决出现的问题。对患者提出的意见作出解释,及时纠正工作中的不足之处,对患者不遵医嘱行为进行劝导。

总之,此期的护患关系对患者健康的恢复关系甚大,必须特别重视。

3. 终末期　终末期是说再见的时期,应尽可能在完全结束护患关系之前就考虑一些护患关系结束后可能发生的问题,以便作好必要的准备,如进行如何保持健康的教育,出院后应注意事项,并应征求患者的意见以便今后改进工作。

此期常以患者出院而结束。这一阶段一般是护患关系最融洽、最和谐的阶段,即使那些曾经的不愉快也烟消云散。

(三) 搞好护患关系的条件

由于护士在护患关系中的主导地位,为了搞好护患关系,护士必须具备一定的素质,主要内容有:

1. 健康的生活方式　作为护士应会运用自我照顾的活动,并会评估、计划、执行和评价自己的健康状况,会以平衡的、对健康有帮助的方法来满足基本需要,例如合理的饮食、适当的运动和休息以及如何应对应激以适应平衡等。

2. 健康的情绪　由于护士的感觉和情绪反应会影响治疗性护患关系的建立,因而护士应了解自己的情绪,并注意自己的情绪流露对患者的影响,只有这样才能增加护患之间彼此了解。

3. 诚恳、适当的移情　当护士接触患者时,注意不应摆架子或只做一些表面的事,而应表现出你的态度和感觉都是开放的,愿意接受对方的感觉并使他感到你是真心想帮助他的。给以温暖是指正面关心,鼓励对方将感觉表达出来,然后用语言或非语言方式给以照顾。适当的移情是护士应尽力了解患者的感觉和经验,并接受和了解他的感觉。

4. 丰富的科学文化知识 要具备丰富的科学文化知识，学习有关护理专业的知识，不仅只是在求学期，而是应贯穿在整个专业生涯中，一个优秀的护士应利用一切机会更新自己的知识和技能，树立终生学习理念，提高护理水平。

5. 掌握沟通的技巧 护士的人际沟通能力直接影响护患关系，影响患者对护士的理解、信任和支持。

总之，护士如果不注意自己在身体、情感和智力方面的成长，是很难帮助别人成长的。因而，护士必须注意自己整体素质的提高，只有这样才能做到：

(1) 按整体观点对待患者，给患者提供全面的照顾。

(2) 创造治疗性的环境，给患者提供一个舒适的、有利于健康恢复和发展的环境，包括身体上和心理社会上的舒适，真正使患者感到温暖而接受帮助。

(四) 治疗性沟通

在30多年前，治疗性沟通尚未被认为是临床护理中的重要内容，多数护士认为照顾患者就是给患者做些具体的事，这样不但能得到患者承认，而且可以解除患者的痛苦。有的人还认为与患者交谈或沟通是浪费时间，甚至认为这是对患者的娇惯。

随着医学模式的转变，沟通对生活工作的影响是广泛而深入的。特别是在护理过程中，从评估、计划、执行措施到评价都需要沟通。护士人员的沟通行为会对患者产生影响，因此每个护理人员，都应该对治疗性沟通有所认识，根据沟通的原则，恰当运用沟通技巧，将有助于搞好护患关系，提高护理质量。

1. 治疗性沟通与一般性沟通 治疗性沟通是一般性沟通在护理实践中的具体应用，信息发出者与接收者是护士和患者，而要沟通的事物是属于护理范畴以内的专业性事物(不仅限于在医院范围内的，可包括家庭和社区的所有与健康照顾有关的内容)。并且治疗性沟通是有目的的，即为患者健康服务、满足患者需要。较好地运用沟通技巧能使我们与患者真诚交往及做好整体护理。

由于这些具有服务精神的、和谐的、有目的的沟通行为可以起到治疗的作用，因而称之为治疗性沟通。每个专业护士必须有意识地、有计划地进行学习和运用。

2. 治疗性沟通的目的 护士通过与患者进行沟通，应达到以下目的：

(1) 建立互相信任的、开放的良好护患关系，这是有效护理的根本保证。

(2) 收集患者的有关资料，提供给患者必要的知识和教育。

(3) 观察非语言性行为，如兴奋、激动、紧张、急躁、战栗等，以了解患者的情绪和态度。

(4) 与患者共同讨论确定需要护理的问题。

(5) 与患者合作，制定明确的目标、制订行之有效的计划，并通过共同努力达到预期的目标。

3. 治疗性沟通的原则

(1) 目的性：通常是收集患者的资料以了解患者的问题所在和解决患者所存在的问题，因而沟通内容具有很强的目的性。

(2) 心理、社会原则：即应根据患者不同的年龄、职业、文化程度、社会角色等来组织不同交谈内容和运用不同沟通方式。

(3) 关系原则:建立良好的护患关系对治疗性沟通很重要。

4. 治疗性沟通的影响因素

(1) 注意力不集中:在沟通过程中,沟通的任何一方的注意力分散,都会阻碍沟通的进行。接收信息者不能全神贯注的表情、视线的转移、环境过于嘈杂或沟通气氛不够融洽、不舒适等因素,使得沟通信息经常被打断、改变。

另外,在沟通中有一方显露出不耐烦、没有兴趣的现象,都可能影响注意力的集中,而使信息不能沿着传递渠道进行有效的沟通。

在护理过程中还可能会因为护理人员或患者本身有困扰而分心,或护理人员有意识地选择性去忽略某些刺激和信息,直接改变话题以及转移患者谈话要点,也会影响沟通的进行。例如:患者问护士:“我能很快出院吗?”而护士则说:“你该打针了。”患者听到护士的回答感到唐突,无奈停止了谈话。

(2) 感受的差异:由于人与人之间的生活经验、社会阅历以及成长背景的不同,加之价值观念上的差异,每个人对事物的评价也不相同。例如:对“经济”一词,有人认为省钱就是经济,有人却认为是指省力及省时。另外,由于存在先入为主的偏见,也会导致沟通双方不能准确、恰当地确认信息。

护理人员和患者过去经验的不同,或者因患者感觉器官的障碍会影响沟通。例如:由于患者耳部的疾患导致患者说话声音过大,而患者自己并未觉察,护士一方听到患者的大声说话,误以为患者不高兴不满意,这种信息理解上的错误就是由感受的差异所造成的。

(3) 情绪的影响:情绪是沟通过程中的感情色彩因素,具有感染力,它会直接影响沟通的有效性。一个人情绪轻松自如,与人相处愉快时,便容易表达出自己的思想。而情绪紧张忧郁的人,常因这些情形干扰他接受或传递信息的能力,比较难将信息有系统的组合与表达。

同样的,一些过度的情绪反应,例如:极度兴奋、愤怒、惊吓等,会传染给信息的接受者而使不良情绪的影响扩大,直接影响个人的沟通能力,妨碍沟通的进行。护理人员在给予患者提供需求的沟通过程中,应尽可能使自己的情绪处于良好、平和的状态,避免不良情绪的外露。

(4) 人格的影响:由于每个人都有其本身的人格特质,因此对接纳信息后的理解程度也会有所不同,会依自己的知觉方式来解决和判断信息。

在同患者的交往过程中,护理人员的人格较含蓄、内向、神经质、紧张等均会影响沟通;另一方面若患者太急躁或过于退缩也同样会对沟通造成不良影响。

(5) 缺乏计划性:会谈前应很好计划会谈的主题、目的、内容、时间等。在沟通过程中,无论是引发沟通或持续沟通,相关信息的刺激是必要的。护士应做充分的准备,包括对患者病情的熟知、有关疾病必要的医学护理知识,及对会谈场所的选择,时间的安排等。例如:患者提出提问,应该给予适当的回答,以促进彼此间对问题达成共识,同时能建立彼此的人际关系及促进更高层次的沟通。有时,不要等对方提出问题,护理人员应主动地发觉患者所需要的信息。

当患者入院后,护理人员应该对患者表明自己的姓名、角色、个人所能提供的服务,工作时间及什么时候较有充裕的时间进行会谈等。事先计划周全,患者才能充分利用护理人员这个资源，讨论自己的健康问题。

(6) 认知不准确：信息认知不准确，以至于无法做有效的沟通或不能听出“弦外之音”、“言外之意”，而以自己的想法来解释信息的内涵，常常会造成对信息的解释发生误差。例如：护士在与患者沟通过程中，应使用通俗易懂的话交流，过多使用医学术语，会使患者感到困惑和焦虑。信息不在传递者和接收者的共同经验范围内，会直接导致信息认知的错误，加之在沟通中不能有效运用沟通技巧，最后变成了错误的沟通。

(7) 沟通方式不恰当：在治疗性沟通中使用不恰当的非治疗性的沟通方式会直接影响沟通的进行。常见的不恰当的沟通方式主要有：给予保证、批评患者、转移话题、命令患者、指责性话语、向患者挑战或争辩、使用刻板的陈腔滥调、自我设限等。

5. 特殊情况下的沟通技巧

(1) 愤怒者：在患者生气发怒时，护士应首先证实患者是否在生气或愤怒，可问他：“看来你很不高兴，是吗？”然后可说“我能理解你的心情”以表示接受他的愤怒，其次是帮助患者分析发怒的原因，并规劝他做些可能的体力活动。最主要的是不能以你自己的愤怒来对待愤怒，应有效地处理患者的意见和要求并重视他的需要。

(2) 哭泣者：当患者哭泣时，应让他发泄而不要阻止他。哭泣有时是一种健康的和有用的反应，最好能与他在僻静的地方待一会儿(除非他愿意独自待着)，可以轻轻地安抚他，片刻后给一块冷毛巾和一杯温饮料。在哭泣停止后，用倾听的技巧鼓励患者说出流泪的原因。

(3) 抑郁者：抑郁的患者往往说话慢、反应少和不主动。由于他很难集中注意力，有悲观情绪，或者显得很疲乏，甚至有自杀想法，所以不容易进行交谈，护士应以亲切和蔼的态度提出一些简短的问题，并以实际行动使他感到有人关心他、照顾他。

(4) 危重者：与病情严重的患者交谈应尽量简短，不要超过10～15分钟，避免一些不必要的交谈。对无意识的患者，可持续用同一句话、同样的语调反复地与他说，这样他有可能听见。对这样的患者进行触摸可以是一种有效的沟通途径，但在触摸前应该告诉他，你要假设患者是能够听到的。注意应尽可能保持安静的环境。

(5) 感觉缺陷者：对感觉有缺陷的患者，如对听力丧失的患者，要想到他听不到护士进病房时的动静，可轻轻地抚摸让他知道你的来到，在患者没见到你之前不要开始说话，应让患者很容易看到你的脸部和口形，并可用手势和脸部表情来加强你的表达。可将声音略微提高，但不能喊叫，要有耐心，不能着急或发怒。

对视力不佳的患者，在你走进或离开病房时都要告诉患者并通报你的名字，在接触盲人前要给以说明，并对发出的声响作解释，应避免或减少非语言性信息。要时刻想到为这些患者补偿一些可能因听不见或看不见而遗漏的内容。

总之，沟通对护士来说是一种艺术，能使他和患者形成更有意义的相互作用。护士可以通过治疗性沟通的方法去识别和满足患者的需要，因而是每一个护理人员都应学习和在护理实践中应用的。

二、护士与患者亲属间的关系沟通

在护理工作涉及的众多关系中，最容易被忽视的是护士与患者亲属的关系。患者亲属是沟通和联络患者感情、调整护患关系的纽带，护士与患者亲属的关系是护患关系的补充。

在护理实践中，护士与患者亲属之间的良好关系在提高护理效果和促进患者康复中起着非常重要的积极作用。

（一）患者亲属的角色特征

1. 支持者　生病后，患者容易出现焦虑、恐惧等心理问题，需要有人排解和安慰，患者亲属是担当这一角色的最合适的人选。许多患者的心理症结，只有亲属才能理解，护士和其他人员是无法替代的。

因此，亲属可以帮助患者稳定情绪，排除心理干扰，是患者心理的支持者。亲属的心理支持，对患者的康复是非常重要的。

2. 照顾者　患者由于受疾病的折磨，生活自理能力会受到不同程度的影响，住院期间和出院后一段时间内，生活上都需要亲属承担起照顾的责任。亲情关系使患者从心理上更易于接受亲属提供的生活照顾，能避免因其他人员照顾而产生的不安或内疚感。

3. 参与者　整体护理需要患者的积极配合与参与，但如果病情严重，或者是婴幼儿、高龄患者、精神患者、患者的参与能力受限时，就需要患者亲属的积极参与和配合。亲属是患者病情的知情者，特别是那些缺乏自我表达能力的患者，没有患者亲属提供病情资料，护士难以做出正确的护理诊断。

患者护理计划的制订、护理措施的实施都需要亲属的帮助。因此，护士应把患者亲属看作帮助患者恢复健康的助手和支持者，要善于调动患者亲属的积极性，共同为患者提供高质量的护理服务。

（二）护士与患者亲属关系的影响因素

1. 角色理解欠缺　护士与患者亲属之间缺乏相互理解，很容易产生矛盾冲突。由于我国医疗机构中护士普遍缺编，临床护士不足，护理任务繁重，护士长期处于超负荷工作状态，且因医学的局限性，护士不可能为患者解决所有的问题。

由于很多患者亲属不了解护理工作特点，不理解护士工作的难处，护士的工作稍有耽搁，就会埋怨、指责甚至殴打护士。另一方面，有少数护士，由于长期处于权威性的帮助者地位，养成了较强的优越感，不善于移情，缺乏沟通技巧，甚至对患者或其亲属流露出厌烦的情绪，因而与患者亲属产生矛盾冲突。

2. 角色责任模糊　患者亲属是患者心理的支持者、生活的照顾者，也是患者护理计划的制订与实施的参与者，是护士的助手和支持者，亲属和护士应共同为患者的健康负责。一方面，患者亲属对自己的角色责任认识不清，认为患者住院，医院就应为患者承担全部责任，包括治疗、护理和一切生活照顾，而把自己摆在旁观者和监督者的位置，当要求亲属配合或协助时，便产生不满情绪。

另一方面，患者的护理虽然需要亲属积极参与和配合，但并不意味着患者的护理都由亲属来完成。为患者提供优质的护理服务，满足患者的需求是护士的基本职责。有些护士认识不足，把本应由自己完成的工作交给患者亲属去做。这两方面的问题是引起护士与亲属矛盾冲突的常见原因。

3. 角色期望冲突　人们把护士誉为白衣天使，是对护士职业的肯定，也是对护士美好形象的期望。许多患者和亲属也以此来勾画理想的护士形象，对护士期望过高，他们认为护士应该有求必应，有问必答，百问不厌，操作无懈可击，能为患者解决一切健康问题。他们常用这种理想化的标准来衡量现实中的每一位具体的护士。

当发现个别护士的某些行为与他们的期望不相符，或患者的某些健康问题通过护理手段不能解决时，就会对护士产生不满或抱怨，从而导致护士与患者亲属之间的矛盾冲突。

4. 经济压力过重　随着医疗卫生体制改革和医疗保险制度的运行，原有的公费医疗制度逐渐被取消，取而代之的是自费医疗和医疗保险。

随着新的诊疗技术的推广应用和新药的不断开发使用，医疗费用不断提高，患者家属的经济承受能力与医疗费用上涨之间的差距越来越大，收费成了患者和家属极为敏感的问题，尤其是当某些患者花费了高昂的医疗费用，而治疗效果不明显，甚至恶化时，患者家属往往因难以接受而产生不满情绪，这种不满常常会因为护理工作中的微小不足而爆发出来，引起患者家属与护士之间的矛盾，影响双方关系的正常发展。

（三）护士在与患者亲属沟通中的角色功能

护士与患者家属建立良好的关系并进行有效沟通，是为了指导患者家属很好地承担自己的角色责任，支持与配合护士为患者提供良好的护理，帮助患者早日康复。护士在与患者家属建立和发展良好关系中发挥着主导性作用。

1. 热情的接待者　热情接待患者亲属的探访，及时向家属介绍患者的病情诊断及预后，使他们对患者的情况心中有底，便于做好各种安排。

2. 细心的协调者　应做好家属的思想工作，使他们对疾病有正确的认识，以便共同稳定患者的情绪，积极配合治疗护理。对于家庭关系不和的家属，应提醒他们关心患者的重要性。

3. 热心的帮助者　对年幼、年老、残疾患者的家属，应指导家属协助患者恢复自我照顾的能力，提供恰当的照顾，而不应完全由家属替代患者，以免影响患者健康重建。

4. 耐心的解答者　倾听家属提出的合理要求，主动解答家属的疑点，创造条件和机会，满足家属更多的信息要求，减轻家属的心理负担。在友好、信任、和谐的气氛中共同参与患者的护理计划。

三、护士与医务人员间的关系沟通

医学是最能充分体现人类互助精神的领域，而医生与护士的精诚合作，建立良好的医护关系既是医护人员医德修养和医德实践的具体体现，也是完成医疗过程，解除病人疾患，促进病人康复的重要保证。

因此，作为新型的医护关系，应是以同心同德、互相支持、真诚合作的道德规范为基础。医疗和护理是两个不同的学科，有着各自独立的体系，但在临床医疗过程中两者是密不可分的，在治疗疾病整个过程中发挥同等重要的作用，两者缺一不可。只有医生和护士协同工作，才能满足病人各方面的要求，从而提高医疗水平。随着护理科学的发展，鉴于现代护理工作在临床工作中的地位和作用，应该建立一种“并列—互补”的新型医护关系。

（一）建立良好医护关系的重要性

1. 保证医疗过程的完整性　医疗过程需要医护间不断交流信息，这是治疗信息的传递和反馈发生不断循环的过程。在信息交流中任何一个环节的信息受阻，都会影响整个医疗过程的顺利进行，因此良好的医护关系是保证医疗过程完整性的重要条件。

2. 解决医疗过程的非偏性　由于医生、护士各自业务水平和医德修养水平的不同在工作中都可能出现“角色认知偏差”，并列、平等的医护之间可以互相监督、互相制约，使医生、护士避免角色认知偏差，即使出现也能及时纠正。

3. 适应医疗过程的多样性　由于疾病的类型以及病人的心理、社会状况不同，选择的治疗手段和救治的缓急程度也必然不同。要求医生和护士在医疗过程中不断调整关系，以适应治疗过程的多样性。

如在抢救病人时，必须主动配合、行动准确、迅速，对有思想顾虑的病人进行解释、安慰，进行心理治疗时，必须言谈一致，配合默契。医护关系是动态的，只有不断沟通交流才能搞好协作，只有在协作中才能发现互补点，并以各自特定的专业知识和技能“互补”，共同完成医疗任务。

（二）改善医护关系的技巧

1. 把握自我角色　医生和护士虽然工作的服务对象、工作目的相同，但工作的侧重面和使用的技术手段不尽相同。医生主要的责任是做出正确的诊断和采取恰当的治疗手段。

护士的责任是能动地执行医嘱、搞好躯体和心理护理，向病人解释医嘱的内容，取得病人及亲属的理解和合作，不盲目地执行医嘱。如果发现医嘱不当，应主动地向医生提出意见和建议，协助医生修改、调整不恰当的医嘱。

2. 精诚合作、互相配合　医生和护士在医院为病人服务时，没有高低之分，只有分工不同。医生的正确诊断与护士的优质护理相配合是取得最佳医疗效果的保证。医护双方的关系是相互尊重、真诚合作的关系，而不是发号施令与机械执行的关系。

3. 关心体贴、互相理解　医护双方要充分认识对方的角色功能，承认对方的独立性和重要性，彼此相互支持。一方面护士要尊重医生，主动协助医生，对医疗工作提出合理的意见和建议，认真执行医嘱。

另一方面，医生也要理解护理人员的辛勤，尊重护理人员，重视护理人员所提供的病人情况，及时修正治疗方案。

4. 坚持原则、互相监督　任何医疗差错都可能给病人及其亲属带来痛苦和灾难。因此，医护之间应当互相监督对方的医疗行为，以便防患于未然，减少医疗差错的发生。一旦发现医疗差错，应该不隐瞒、不包庇，要给予及时纠正，避免铸成大错。当然必须与人为善，不可幸灾乐祸，乘人之危打击别人。

医疗和护理是医疗工作不可缺少的两个主要组成部分，在处理具体的医护关系时只有遵循平等合作、互相配合、互相尊重的原则，才能建立互相协作、互相信任的新型、和谐医护关系，也只有这样才能充分调动医生和护理人员的积极性，发挥现代医院的整体效应，提高医疗服务质量。

（三）医生对护士的角色期望

1. 热爱护理专业，爱护病人。
2. 具有丰富的医学、护理学和人文科学等方面的知识。
3. 具有娴熟的护理操作技能。
4. 具有高度的责任心。
5. 具有敏锐的观察力，及时发现病人病情的变化并通知医生。
6. 具有良好的人际沟通能力，有团队协作精神。
7. 准确、及时地执行医嘱。
8. 有能力对病人的治疗提出建议。

知识链接

医护关系应遵守的原则是：同心同德，互敬互学，团结协作，主动配合，相互支持，相互学习，共同为病人服务。

第二节　护士在各种关系沟通中的角色功能

角色是在特定社会系统中，对一个人处于特定位置的行为期望和行为要求，表明了一个人在社会结构和社会制度中的特定位置、相应权利和应承担的责任。在不同的时间、空间里，一个人会扮演许多不同的角色，一个中年职业妇女，她可能是父母的女儿、丈夫的妻子、孩子的母亲、上级的下级，下级的上级等。在这一对一的关系中，会因其角色的不同，负担不同的责任，表现不同的功能。

角色是社会期望个人所表现的行为模式，因而社会的各种因素就不断促成对某一角色的要求。护理人员也是同样的，下面分三个方面来探讨护理人员的角色功能。

一、从服务对象方面

（一）照顾者

临床护理工作中，照顾病人，满足病人生理、心理和社会各方面的需要，是护士的首要职责。护理人员要像母亲照顾孩子一样，无微不至地照顾病人，喂他吃饭、替他擦澡、作背部按摩、利用护理措施缓解他的疼痛或不舒服，满足他日常生活的需要，并设法避免病人受到伤害。因此，护理人员是病人的照顾者。

（二）安慰者

护理人员要做最好的倾听者，不厌其烦地倾听病人的抱怨、担心等，接受其情绪变化，给予安慰、支持，以减轻其情绪上的压力。

（三）咨询者

护士有责任为病人提供健康信息，回答病人的问题，指导其掌握促进健康的方法。例如：指导病人如何建立健康的行为生活方式，以预防疾病；提供饮食指导，加强营养治疗。

二、从提供服务对象的健康照顾方面

（一）医治者

护理人员协助医师执行对病人的治疗计划，促进病人恢复健康。例如：给药后密切观察病人对药物的反应及疗效，与医师协作共同讨论治疗计划；又如手术后协助病人早期下床，减少手术后合并症，促进伤口愈合。

（二）计划者

护士运用护理专业知识及敏锐的判断力，为患者制订系统、整体、有效的护理计划，促进患者早日恢复健康，因此说护理人员是计划者。在这个过程中要求护士具有深刻的思维判断、观察分析能力和果断的决策能力。

（三）沟通者

护理人员通过沟通可以收集资料及传递信息。由于医师和护理人员对事物的观点不同，立场便有所差异。如护理人员较强调以病人为中心的因素，而医师则较重视以疾病为中心的因素，这就需要护理人员和医师有效地交流。

在患者与医师之间，护理人员担任着沟通者的角色，将病人的疑惑与问题传达给医师，并向病人解释医师的检查目的及治疗措施，以促进医患关系的和谐。

（四）复健者

护理人员依照其专业知识与技能并应用新的观念、技术，协助并训练病人在功能受限制的情况下发挥其身体最大的潜能。如利用假肢或矫正用具，使其能自我照顾，减少对家庭、社会的负担，提高其生命质量。对一位因车祸而截肢的病人，护理人员积极展开其身、心的康复活动，协助其度过哀伤过程，加强康复训练，以使病人恢复自尊，过上愉快而正常的生活。

（五）维护者

护士是患者利益的维护者，有责任维护患者的权益不受损害或侵犯，是患者的代言人。护士还需评估有碍全民健康的问题和事件，提供给医院或卫生行政部门作决策时参考，这样护士又是全民健康利益的维护者。

三、从工作性质方面

（一）供应者

护理人员提供医师在检查及治疗时所需的物品，并提供病人适宜的治疗性环境，使其感到舒适并向着健康发展。例如：手术后伤口换药，护理人员供给医师所需的无菌器械、敷料等，并布置无菌区，协助病人处于舒适的体位，给予关心和安慰，以减轻伤口的疼痛和病人的焦虑情绪。

（二）执行者

日复一日，年复一年，护理人员重复着琐细的工作和具体而繁重的劳动，安慰恐惧、应答呼唤、解释检查、给予治疗等等，不厌其烦，力求不断完善。

（三）协调者

护理人员在工作中协调运用组织中的各项资源与设施，与有关人员进行联系和协调，维持一个有效的沟通网，使诊断、治疗、护理工作得以协调进行，从而保证护理对象获得最适宜的整体医护照顾。

在社区护理中，由于卫生保健工作的涉及面更广，护理人员更需加强与社会各机构及有关人员的协调与配合。

（四）教育者

护理人员的教育者角色包括两个方面：一是对护理对象的健康知识的教育和指导，提供健康信息，促进和改善人们的健康态度和健康行为；二是对实习护士和新护士的培养，护理事业的延续和发展需要培养年轻新一代护士。

（五）研究者

科研是护理专业发展不可缺少的活动，每一位护理人员，特别是接受过高等教育的护理人员同时又是护理科研工作者，在做好病人护理工作时，要积极开展护理研究工作，并将研究结果运用于工作中，改善护理技术，提高护理质量，使护理的整体水平从理论和实践上不断得到进步。

（六）权威者

在护理领域中，由于护理人员掌握护理专业知识与技术，所以与护理有关的事物，护理人员能够发表权威性的意见，去满足病人的需要或解决病人的问题。

（七）著作者

护理的主要目标是促进人类的健康，所以对于增进健康的护理常识，护理人员可以利用专业性的刊物或健康性的读物广泛宣传。另外，护理人员亦有责任去发表自己获得的新知识或研究成果以促进护理事业的发展。

案例一

护患关系沟通——责任冲突

案例资料

张先生，60 岁，3 个月前因患脑溢血入院，经住院治疗，病情稳定，但留下了右侧肢体瘫痪的后遗症，需继续接受治疗。目前主要治疗方法是针灸、理疗和肢体功能锻炼。该病人依赖性较强，且心理比较脆弱。每当护士告诉他多做肢体活动时，他总是诉说自己肢体麻木，根本不能活动。

这天，责任护士小李早交班后又来到了张先生床边，温和地对张先生说："张先生，您好！看您的气色很不错，今天感觉好吗？我昨天教您做伸缩腿运动，您练习了吗？"张先生一脸不高兴地说："不是跟你说了吗？我腿麻木，不能动。你们就没有别的治疗方法了吗？"

案例分析

张先生认为，他是因为肢体不能活动，才继续留在医院治疗的，医生、护士应该采取最好的药物或其他治疗方法，帮助他恢复肢体活动能力，而不应该要他自己活动。所以，每次护士要求他活动时，他都以肢体麻木不能活动为由，拒绝配合。其实，像张先生这样的病人，要恢复肢体功能，除了必要的治疗手段外，最重要的也是最好的方法就是多活动，尤其是自己主动活动，通过活动，锻炼肢体功能。如果护士耐心向他解释，阐明这些道理，他应该能够配合。

责任护士小李应诚恳而耐心地与病人及其家属沟通。她可以在帮助病人做肢体被动活动时，向病人讲解活动对于促进肢体血液循环、加强肌肉营养、增强肌肉张力和收缩力的作用，并说明被动活动与主动活动的区别。病人明白了这些道理，认识到恢复肢体功能，自己的努力是非常必要也是非常重要的，就会接受护士的指导，主动配合了。

案例二

护士和病人亲属的关系沟通——角色理解欠缺

案例资料

李先生因车祸致颅脑外伤，入院即行颅内血肿清除术。现已是术后第五天，仍昏迷不醒。由于病情危重，他的儿子一直陪伴在身边。值班护士正在办公室写护理记录。这时，李先生的儿子来到办公室，说液体快输完了。

值班护士立即停下记录，准备去换液体。因为李先生接下来的液体要加入先锋霉素，所以她没有马上去病房，而是先到治疗室去配制药液。这时李先生的儿子又一次来到办公室，很不耐烦地提高嗓门说："怎么搞的，等了那么长时间还不来换液体？病人病情这么重，我们都急坏了，你们倒好，总是慢吞吞的不着急。"

案例分析

在本案例中，病人家属与护士发生了冲突。从护士的角度看，没有马上给病人换液体瓶，是因为要给液体瓶中加药，是"事出有因"，并没有做错什么，病人亲属指责护士"慢吞吞的不着急"，似乎有点太过分，有点不讲道理。但从病人亲属的角度看，病人病情严重，病人亲属是因担心而产生了急躁情绪，情不自禁地要求护士有求必应，动作越快越好；虽然护士因加药而耽搁的时间并不长，但病人亲属的主观感受却太长了，因而冲动地指责护士，这也是"情有可原"的。

如果双方都只从自己的角度看问题，而不是移情地体谅对方的感受，争执和冲突就会加剧。病人亲属不了解护士的工作程序，只是产生争执的原因之一。护士事先没有向病人亲属解释清楚，以致造成误解，这是产生争执的重要原因。另外，护士考虑不周也是造成这场争执的原因。如果护士预先考虑到该病人要换液体瓶，提前把药液配制好，一旦病人需要，马上换瓶，就不会发生这场争执。

由于病人亲属的情绪比较冲动，此时护士要注意冷静地处理问题。首先护士要移情地理解病人亲属当时的处境和心情，调整好自己的情绪，然后才能心平气和地耐心解释耽搁时间的原因，化解冲突。

实践活动——角色扮演

训练目标

通过角色扮演，体验护理工作中各种关系沟通的过程；通过讨论，加深对本章节所学理论知识的理解。

训练时间

45 分钟

训练材料

案例：护士小李为病人周女士输液时，未能一针见血，令周女士不悦。护士责怪病人血管细，不好打。病人说，别的护士都能一针见血，就你不行。两人相互责怪，护士离开时说，今天真倒霉，碰到这么难伺候的病人。这令病人十分生气。

方法指导者介绍案例，两人一组，分组自行设计角色扮演。

案例讨论

1. 哪组沟通效果较成功？说明理由。
2. 如果你是护士小李，你会怎样对待病人？

拓展阅读

——我们的双手是美丽的白鸽

朋友们：

有人说，在我们这个世界上，有多少种不同的职业，就有多少种不同的双手。石油工人的手，是铁打的双手，像钻探机一样，为祖国钻来了用之不竭的石油；农民兄弟的手，是呼风唤雨的手，像地图一样刻满了大地的渠道、丰收的田畴；而我们这些当护士的，双手就是美丽的白鸽，盛满人间的情意、生命的温柔……

在我选择职业之初，母亲就跟我说："孩子，去当护士吧，那是一个崇高的职业。"母亲告诉我，说我出生的时候是难产，如果不是护士拼命忘我地工作，我就会窒息在娘胎里，这个如花的世界就会少一个如花的生命。听了母亲的话，我满怀对护士的崇敬和向往走进了护士学校。可是，当我完成学业走上工作岗位时，我发现，人们对护士这个崇高的职业并不是个个都能给予充分的理解。

就在刚刚当班的那天，我给一个穿金戴银满身珠光宝气的老太太打针，那老太太有点紧张，肌肉收得很紧，药水老是打不进去，我就将针头拔出重新再扎，那老太太"哎哟"一声，回头大声对我说道："你这姑娘是怎么搞的，手脚这么重?"我就耐下心来，让她放轻松点，针打完了，可这老太太却将这事反映给了我们的护士长，并在医院的意见簿上留下一条长长的意见。我因此受了领导的批评，还被扣发了当月的奖金，我委屈极了，跟护士长说："我情愿去扫厕所也不当这个护士了。"

护士长笑了，说，你才当班，手重点儿也在情理之中，但是，手是听心使唤的，护士的心，天使的心，先得有这份心，手也就自然会温柔如水了。她送给我一本《林巧稚的故事》，林巧稚既是医生的榜样，也是我们护士的榜样，我看了深受感动。我跟在护士长后面当过几次班，我亲眼看她为病人擦洗脓血，她用一副天使的心肠对待自己的每一个病人，她的动作是那么轻，轻得就像白云掠过天际，她对病人的感情是那么深，深得如同家人。林巧稚是我远处的榜样，护士长是我身边的榜样，有了榜样，我工作起来就显得格外地得心应手。

那是一个冬天的早晨，医院里住进了一个跌断踝骨的病人，护理时我发现，这个病人竟是我上次给她打针被她提了意见的那个老太太，她可是难说话的呀。但是我不怕，我一定要通过这次护理，来改变我们护士在她心目中的印象。俗话说，伤筋动骨一百天，而老人跌了，又何止一百天呢? 每次给她打针换药，我的手尽量做到轻得不能再轻，而且，由于冬天的手冰人，每次给她打针换药之前，我总是将手在自己的胸前焐热，除了打针吃药必要的护理之外，我记不清自己多少次为她端茶倒水，也记不清多少次深夜起来，扶她去洗手间，甚至记不清我为她煮了多少次面条，洗了多少次饭碗和换下的衣服……直到阳春来临，老人出院的时候，我拿下口罩，她才看清了我的真面目，她拉着我的手不断地打量，万分感慨地跟我说道："孩子，让我好好瞧瞧，你的手怎么这么轻柔又这么温暖呢，我的儿子在美国念博士生，女儿也在北京上学，身边没有亲人，要不是你的精心护理，我不知要受多少罪，我的脚还不知到什么时候才能好呢!"她褪下手上的一只金镯子，要往我的手上戴，可是我怎么能收这么贵重的礼品呢，我要的只是人们的理解，世上又有什么比理解更为可贵的东西呢！

人们称我们护士是白衣天使，可是在这崇高的赞美后面，有的是琐细的工作和具体而繁重的劳动，我们知道怎么做才能不辜负这个崇高的赞美和这神圣的使命。1996年秋，东北《托起明天的太阳》剧组在我们庐江境内合铜公路发生了车祸，伤员送到我们中医院来。那时，我们全体护士上阵，没日没夜地工作，当他们从昏迷中醒来，回报我们的是最诚挚的微笑。他们家在远方，一个个伤势都很严重，我们不仅要给他们疗伤，还要给他们心理上的抚慰。那时我的母亲也生病在床，可是我却不能在家照顾母亲，我万分抱歉地跟母亲说："妈妈，女儿委屈您了。"可是母亲不仅不怪我，反而说我做得对。家里做了一点好吃的，我都带到医院来送给我的病人。当他们康复出院，重新走上舞台时，我们的高兴是无法用语言来形容的。一个在病房里和我结下深厚感情的女演员，出院时和我难舍难分。她和我两手相握，说了一段十分动情十分诗意的话："我们在舞台上演的是《托起明天的太阳》，可是你们护士的手，却是美丽的白鸽，它托起的是人类生命的太阳。"

这句话我牢牢地记在心中，它是对我的鼓励，也是对我的鞭策，更是我工作的永远动力。

谢谢大家！

（作者：王贻娟　王　前）

高举一树别样的春天
——献给手术室的护士姐妹们

这里是一片禁区，这里是一块圣地。

手术室的工作责任重大。当病人进入手术室，就把生命和希望托付给了她们，接过这沉重的交付，为之尽心尽力、尽职尽责。

当麻醉师把病人送进朦胧柔和的世界时，她们的战斗也就开始了。手术部位要准确无误，物品器械及时传递，输血输液迅速及时，无菌操作一丝不苟……一切都在静悄悄地进行着，只能听见器械轻微的叮当声，吸引器的嗞嗞声。

在明亮的无影灯下，台上的护士密切注视着医生的一举一动，不用开口，无须抬头，医生一伸手，想要的器械便打在手中；不用吩咐，无须讲解，我们熟知每一个手术部位的需求。手术在井然有序地进行着，巡回护士像是巡逻的哨兵，密切注视着手术的进程，竭诚地做好配角，当好二传手，医生只管埋头精雕细琢。整个手术过程，虽然不像一曲音调激昂的交响乐，却很像一首优美流畅的叙事诗。手术室的工作十分辛苦，永远忙碌的脚步丈量出时间的分分秒秒。不管是三个小时、六个小时、还是十几个小时，腿酸了要站得住，肚子饿了要挺得住，眼睛困了要熬得住……

手术室的工作是神圣的，也是十分辛苦的。节日来临，人们欢呼雀跃，一片欢腾景象，可病魔并不因欢乐气氛而退缩，也不会因我们过度疲劳而怜悯。宫外孕、手外伤、颅脑外伤……急症，又是急症。为了病人的生命，手术室的护士不得不丢下正在包着的饺子，放下正在吃奶的孩子，走出温馨的小家，冲向紧张而忙碌的手术台。

不知有多少个夜晚，夜深人静，人们已滑入甜美的梦乡，她们常常被"有急症手术，马上参加抢救"的声音惊醒。其实每一次在夜里走出家门时，都需要鼓起勇气，将舒适、温馨关在身后，义无反顾地投入战斗。看着外面漆黑的夜，踏上清冷的路，面对凛冽的寒风，心里不免有说不出的沉重。可当疾步来到手术台，面对一张张被病痛折磨的面孔和一双双祈盼的眼睛，顿时，同情之心、爱怜之情就会油然而生。

手术成功了，患者脱险了，当东方露出一抹曙光时，她们才拖着疲惫的身体回家。尽管身体很累很乏；但她们心里却感到很轻松，更感到了充实。

是的，无影灯下有她们的艰辛，但也有她们的欢乐。这欢乐就孕育在患者的康复的感激之中。

也许，在临床护士和医生收获应有的快慰时，手术室的护士只是在默默地感受，而听不到病人当面的感谢和称赞。谁也不会记得那仅仅露在帽檐下、口罩上的一双眼睛，谁也不会认清在意识迷蒙时为之忙碌的一个个身影……不在乎收获，只在乎耕耘。她们没有鲜花，不追求喝彩，依然与白玉兰一样地高洁和飘逸，依然高举一树别样的春天。

在如梭的岁月里，为脆弱的生命灌注新绿，给万户千家带去笑语欢颜。平凡与宽容，艰辛与拼搏，寒来暑往，青丝到白发，无影灯见证她们日复一日的艰辛与忙碌，手术台记载了她们救死扶伤的忠诚和挚爱。青春的岁月无悔地撰写出一代又一代护理人的平凡和伟大。

手术室的白衣天使，无影灯下折射出你如白玉兰一样的圣洁和无私的奉献！（摘自中华护理网）

复习思考题

1. 简述护患之间关系沟通的性质与特点。
2. 简述建立良好医护关系的重要性。
3. 模拟情境，以角色扮演的形式，示范护士与患者家属的良好关系沟通的行为和语言。

（李大纯）

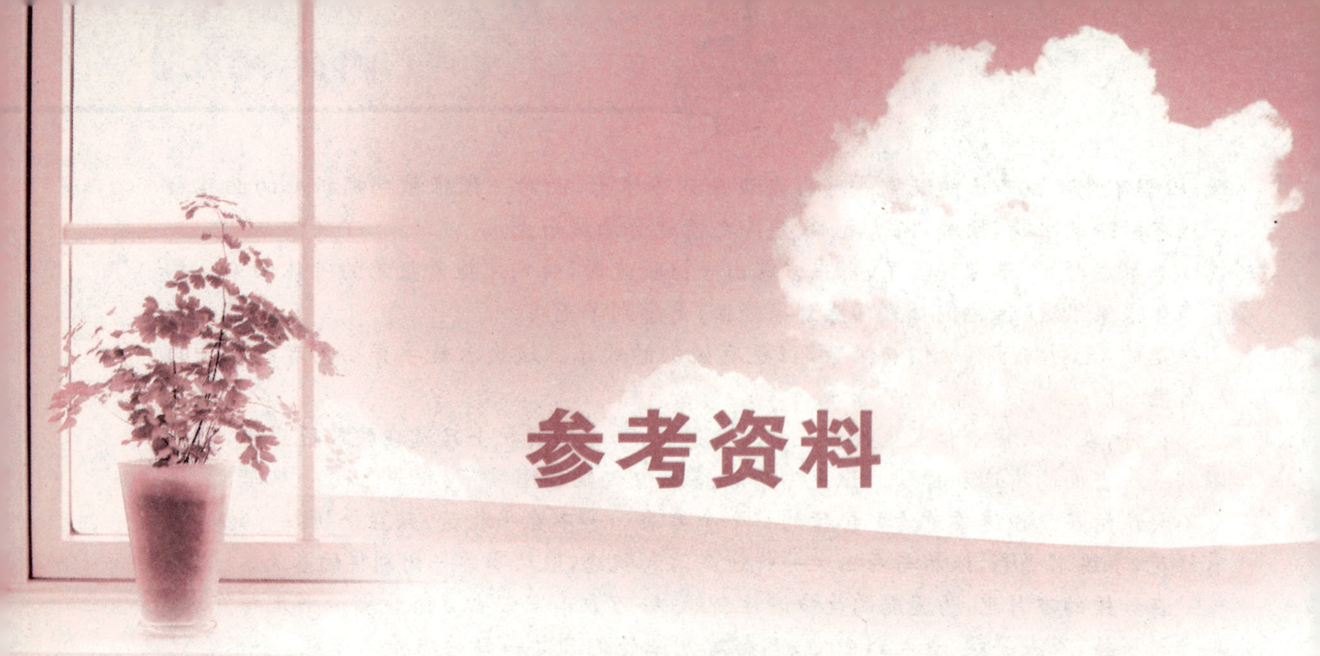

参考资料

××卫生学校首届“天使杯”护理礼仪风采大赛操作规程

一、目　的

为激发护理专业学生对护理礼仪课程的学习热情和积极性，促使他们全身心投入地开展护理礼仪训练，巩固护理礼仪所要求的基本知识和基本技能的掌握，塑造新时代护理人员的良好形象，为就业上岗打好基础，并借以推动学校精神文明建设，创建良好的校园文明风气，弘扬中华民族传统美德，特举办首届“天使杯”护理礼仪风采大赛。

二、组织领导与参赛对象

大赛在分管校长的直接领导下，由教务处主办，护理教研室承办，相关处室协办。参赛对象以班级为单位，共有护理、助产两个专业的一年级 14 个班级参加。

三、赛前准备

1. *组织发动*　为加强对大赛的组织动员，教务处发出《××卫生学校关于开展首届“天使杯”护理礼仪风采大赛的通知》。该通知对大赛目的、参赛要求、比赛规则、评分标准、所设奖项、注意事项等进行明确的要求。教务处领导、医研室及护理教研室人员对其全程督导。

2. *内容形式及奖项设置*　为使大赛内容丰富、形式活泼，具有启发性、教育性及较强的可观赏性，大赛除按照规定礼仪动作进行分组比赛外，同时穿插与礼仪相关的情景剧表演，均作为比赛项目，分别设立奖项。个人奖取前 10 名，定为大赛“十佳”，前 3 名分别颁发一二三等奖；集体奖取前六名，一等奖 1 名、二等奖 2 名、三等奖 3 名；情景剧角逐一二三等奖，并评出最佳表演奖 3 名。

3. 班级准备

(1) 各班级民主选拔产生 4 名形象好、素质佳的参赛选手，经班主任批准后上报名单。

(2) 各班组织人员编写礼仪情景剧，要求以生活礼仪和护理礼仪为主题，可从多个角度，将仪容礼仪、举止礼仪、言谈礼仪、护患交往礼仪等内容通过作品呈现出来，旨在展示正确、规范的各种礼仪对日常生活及护理工作的重要意义。限时 10 分钟，演员人数不限；要求脚本编写合理，符合逻辑，具有较强的故事性、感染性、针对性和启发性，参考书籍为《护理礼仪》和《人际沟通》等教材。

(3) 各班推选一名志愿者和一名化妆师为大赛服务。志愿者原则上由班长担任，如若本人参赛或另有任务，可推荐一名认真负责、吃苦耐劳的同学代替。

4. 集中培训

(1) 将各班上报的 4 名参赛选手，集中于校礼仪形体训练室，按身高划分为三组。每组指定一名组长，对每个组员进行编号依次站立。

(2) 护理教研室教师对参赛选手进行仪容礼仪与举止礼仪的全面培训。规范其仪容、表情，对其站坐行蹲、行礼及各项护理操作时的姿势和仪态反复训练，直至能熟练听从口令随意变换所有受训动作，达到规范标准、娴熟美观的要求。

(3) 培训内容详见本教材第二章护士的仪容礼仪和第五章护士的举止礼仪的相关内容。

5. 情景剧指导　各班上报情景剧脚本，由护理教研室教师统一审阅，提出修改意见，指导定稿及排练。

6. 志愿者工作　将 14 名志愿者分成四组，轮流值日，为选手集中培训和情景剧排练提供服务，发挥其上传下达、班级间联络沟通、礼仪训练室卫生保洁、应对突发事件等方面的作用。

四、初赛选拔

1. 选手初赛　各班参赛选手集中于学校大礼堂舞台，护理教研室全体指导教师担任评委。56 名选手分成 7 组，每组 2 个班级共 8 人同时登台，本着既选拔优秀选手，又兼顾各班级在决赛时竞争班级集体奖项的原则，故采取每班 4 名选手中分别淘汰两名的办法，对入围的 28 人施行赛前强化训练。

2. 情景剧初赛　根据大赛两个小时的时限规定，为确保大赛主体内容的圆满完成，选拔了 3 个表演较为突出的情景剧参加决赛。

五、强化训练

本次大赛既是一次护理班级之间的礼仪竞赛，更是《护理礼仪》课程教学的一次集中汇报表演。为确保大赛紧张、有序地开展，达到预期目标，在初赛的基础上，对入围的礼仪大赛选手及情景剧演员进行舞台强化训练。

1. 将14个班级28名选手分成四组，前两组各4个班级8名选手，后两组各三个班级6名选手。确定各组参赛时的出场次序，并固定各组选手在台上、台下的站立方位及参赛时上下舞台的人员顺序。一、三两组位于舞台下方左侧，登台时依次经舞台前下方，从舞台右侧上场，比赛结束时由原路返回至台下站立区。二、四组位于舞台下方右侧，其登台及离台方向与一、三组方向相反。

2. 对各组选手进行竞赛指定动作的连贯训练。舞台上预先设置8张(6张)靠背椅，每组参赛选手侧腰持病历夹绕舞台前方一周登台，依次步行至8张(6张)椅子左侧，位于椅背稍前处站立。台上两名志愿者从舞台两侧分别收病历夹。主持人对各班选手进行介绍，相应选手向前迈出一步，出列向观众行鞠躬礼，然后退回原位。在对本组选手介绍完毕后，根据主持人口令进行站坐行蹲等行为的比赛。具体流程如下：

基本站姿—双手合握放于腹前，V字步—双手合握放于脐上，右小丁字步—还原基本站姿；入座(从座位左侧就座，具体要求详见本教材坐姿训练指导)—基本坐姿—双手合握于腹前，V字步—双手合握于腹前，右小丁字步—双手合握于腹前，双腿屈回—双手合握于腹前，双腿前伸后屈—还原基本坐姿—双手叠放于一侧大腿上，双脚交叉—还原基本坐姿—双手叠放于一侧大腿上，双腿斜放—还原基本坐姿，准备起身—离座(具体要求详见本教材坐姿训练指导)—基本站姿—自左侧退回椅子左侧站立；基本站姿—按基本行姿规范向台前行走4步—基本站姿—向右(左)侧转身—行30°鞠躬礼；基本蹲姿—做右(左)侧拾物动作—捋裙起身—接志愿者所发病历夹—侧胸持病历夹依次走下舞台—按登台相反方向至舞台前下方回归原指定站立区域。

3. 情景剧演出穿插在1至4组礼仪比赛之间，确定其出场顺序、演员台上所处方位、搬移道具等环节，对舞台演练予以指导。

4. 主持人、志愿者(细致分工，如台上、台下收发病历夹；搬移道具；统分；茶水服务等)及音响、灯光管理等人员各自就位，参与比赛全程训练。

5. 在赛前进行着妆彩排。

六、大赛议程

1. 参赛人员、评委、出席大赛的领导、来宾、观众就位。
2. 主持人介绍参赛评委及出席的领导、嘉宾。
3. 校领导致辞，宣布大赛开始。
4. 按强化训练顺序，各组选手及情景剧演员依次进行比赛。
5. 比赛结束，两位总评委进行点评。
6. 教务处领导宣布大赛结果及获奖名单。
7. 颁奖。
8. 大赛结束。

七、评分标准

1. 表1：护理礼仪大赛评分细则

表1　护理礼仪大赛评分细则

比赛项目			评分标准	具体内容	分值
站姿	表　情		亲切自然、生动明朗	面带微笑，双目平视前方，与评委有眼神的交流	5
	动作	基本站姿	规范自然美观，能够按照口令熟练变换各种站姿	头部——头正颈直、下颌微收	5
				两肩——相平、微微下沉、向后舒展、打开胸腔	5
				躯干——直背立腰、收腹收臀、双腿双脚并拢	5
		规范站姿		双手合握放于腹前，V字步	5
				双手合握放于脐上，右小丁字步	5
	整体效果		挺直舒展，亭亭玉立、端庄大方、气质高雅	精神饱满、气质风度富有礼仪美感	5
	站姿合计得分				35
坐姿	表　情		亲切自然、生动明朗	面带微笑，双目平视前方，与评委有眼神的交流	5
	动作	入座	入座、离座位置把握准确，动作轻而稳；坐定后调整坐姿的幅度适宜，能够按照口令熟练变换各种坐姿，动作规范、自然美观	左脚向前迈一步，右脚跟上，两脚随之并拢；右脚向右侧横迈一步，左脚跟上，自然站立于椅前；右脚向后移半步，捋裙就座，调整坐姿	5
		基本坐姿		位置——正坐于椅面的1/2处，不偏不倚	5
				上身——挺拔舒展，两臂自然弯曲，两手五指并拢后放置于两侧大腿上	5
				下身——双腿双脚并拢	5
				全身——上身与大腿、大腿与小腿、小腿与地面呈现三个90°角	5
		规范坐姿		双手合握放于腹前，V字步	5
				双手合握放于腹前，右小丁字步	5
				双手合握放于腹前，双腿屈回	5
				双手合握放于腹前，双腿前伸后屈	5
				双手叠放于一侧大腿上，双脚交叉	5
				双手叠放于一侧大腿上，双腿斜放	5
				还原基本坐姿，准备起身	5
		离座		右脚向后收半步，捋裙起身；左脚向左横迈一步，右脚跟上；左脚向后退一步，右脚跟上，站回椅子左侧靠近椅背稍前处，保持基本站姿	5
	整体效果		挺直舒展、文雅大方、端庄稳重、气质高雅	精神饱满、气质风度富有礼仪美感	5
	坐姿合计得分				75

续表 1

比赛项目			评分标准	具体内容	分值
行姿	表情		亲切自然、生动明朗	面带微笑，双目平视前方，与评委有眼神的交流	5
行姿	动作	上场——侧腰持病历夹	身姿挺拔优美，动作规范、自然美观，能够按照口令熟练变换各种行姿	双手接递病历夹，并向发夹或收夹者行礼	5
行姿	动作	上场——侧腰持病历夹		持夹位置正确，病历夹与身体所成角度适宜	5
行姿	动作	上场——侧腰持病历夹		持夹行走时符合基本行姿要求，轻盈优美	5
行姿	动作	基本行姿		身姿——始终挺拔（昂首挺胸、颌收肩平、收腹立腰直背、膝盖伸直），身体重心平稳	5
行姿	动作	基本行姿		动作——直线、匀速前行；脚尖始终保持向正前方伸出；步履轻盈、抬脚落脚时高度适宜、从容自若；步幅适中，前脚脚跟与后脚脚尖之间约为一脚的距离	5
行姿	动作	基本行姿		——双肩放松平稳，掌心向内，手指自然弯曲，以身体为中心，有节奏地前后自然摆动，前摆 35°，后摆 15°	5
行姿	动作	基本行姿		——全身协调，匀速前进；双臂的摆动与双腿的行走相协调，前后、左右的行走动作相对称	5
行姿	动作	下场——侧胸持病历夹		双手接递病历夹，并向发夹或收夹者行礼	5
行姿	动作	下场——侧胸持病历夹		持夹位置正确，病历夹与身体所成角度适宜	5
行姿	动作	下场——侧胸持病历夹		持夹行走时符合基本行姿要求，轻盈优美	5
行姿	整体效果		在整个行进过程中，身体始终保持挺拔，整个人昂然向上，朝气蓬勃、端庄大方、气质高雅	精神饱满、富有朝气，行走时能体现礼仪美感和节奏感	5
行姿	行姿合计得分				60
蹲姿	表情		亲切自然、生动明朗	面带微笑，双目平视前方，与评委有眼神的交流	5
蹲姿	动作	基本蹲姿	身姿优美、动作规范、自然美观	下蹲前——站姿规范，右脚后移半步，两腿靠紧，捋裙后缓缓下蹲	5
蹲姿	动作	基本蹲姿		下蹲后——并紧双膝；左脚全脚着地，小腿基本上垂直于地面；右脚脚跟提起，脚掌着地	5
蹲姿	动作	蹲姿拾物		上身保持直立状态；两手并拢，分别放置于两侧大腿近膝处，臀部向下；挺胸收腹，移低身体重心，慢慢地将腰部低下，用右手做拾捡物品的动作	5
蹲姿	动作	起身		站起时——捋平裙摆，上身保持挺拔，右脚向前半步回归原位	5
蹲姿	整体效果		在整个过程中，上身始终保持挺拔，动作娴熟优雅	精神饱满、气质风度富有礼仪美感	5
蹲姿	蹲姿合计得分				30
四项总成绩					200

说明：

(1) 此表既是护理礼仪大赛的评分细则，又可作为赛前对选手进行强化训练的相关资料。其中比赛项目、评分标准、具体内容等项，均以护士在护理工作中的仪容礼仪和举止礼仪规范要求为依据，根据礼仪大赛实际过程中限定动作为对象，从表情、动作、整体效果三个方面，对参赛者的站姿、坐姿、行姿、蹲姿提出了较为详细的要求。由于发式、化妆、服装等仪容礼仪项目是赛前统一要求内容，不再另行计分。

(2) 分值安排：为便于评分及统分，站坐行蹲每项细则均为5分，四项总分合计200分。其中站姿35分，坐姿75分，行姿60分，蹲姿30分。

2. 表2：护理礼仪大赛现场评分表

表2 护理礼仪大赛现场评分表(第一组)

比赛项目			评分标准	具体内容	分值	(班级)××班	××班	××班	××班	××班	××班	××班	××班
						(舞台上左侧)1	2	3	4	5	6	7	8(舞台上右侧)
						选手姓名林×	选手姓名	选手姓名	选手姓名	选手姓名	选手姓名	选手姓名	选手姓名
站姿	表情		亲切自然、生动明朗	面带微笑，双目平视前方，与评委有眼神的交流	5	－1							
	动作	基本站姿	规范自然美观，能够按照口令熟练变换各种站姿	头部——头正颈直、下颌微收	5	－1							
				两肩——相平、微微下沉、向后舒展、打开胸腔	5								
				躯干——直背立腰、收腹收臀、双腿双脚并拢	5								
		规范站姿		双手合握放于腹前，V字步	5								
				双手合握放于脐上，右小丁字步	5								
	整体效果		挺直舒展，亭亭玉立、端庄大方、气质高雅	精神饱满、气质风度富有礼仪美感	5	－1							
	站姿合计得分				35	32							
坐姿	表情		亲切自然、生动明朗	面带微笑，双目平视前方，与评委有眼神的交流	5								

续表 2

比赛项目			评分标准	具体内容	分值	(班级)××班	××班	××班	××班	××班	××班	××班	××班
						(舞台上左侧)1	2	3	4	5	6	7	8(舞台上右侧)
						选手姓名林×	选手姓名	选手姓名	选手姓名	选手姓名	选手姓名	选手姓名	选手姓名
坐姿	动作	入座	入座、离座位置把握准确,动作轻而稳;坐定后调整坐姿的幅度适宜,能够按照口令熟练变换各种坐姿,动作规范、自然美观	左脚向前迈一步,右脚跟上,两脚随之并拢;右脚向右侧横迈一步,左脚跟上,自然站立于椅前;右脚向后移半步,捋裙就座,调整坐姿	5	−4							
		基本坐姿		位置——正坐于椅面的1/2处,不偏不倚	5								
				上身——挺拔舒展,两臂自然弯曲,两手五指并拢后放置于两侧大腿上	5								
				下身——双腿双脚并拢	5								
				全身——上身与大腿、大腿与小腿、小腿与地面呈现三个90°角	5								
		规范坐姿		双手合握放于腹前,V字步	5								
				双手合握放于腹前,右小丁字步	5								
				双手合握放于腹前,双腿屈回	5								
				双手合握放于腹前,双腿前伸后屈	5	−2							
				双手叠放于一侧大腿上,双脚交叉	5								
				双手叠放于一侧大腿上,双腿斜放	5								
		离座		右脚向后收半步,捋裙起身;左脚向左横迈一步,右脚跟上;左脚向后退一步,右脚跟上,站回椅子左侧靠近椅背稍前处,保持基本站姿	5								

续表 2

比赛项目			评分标准	具体内容	分值	（班级）××班	××班	××班	××班	××班	××班	××班	××班
						（舞台上左侧）1	2	3	4	5	6	7	8（舞台上右侧）
						选手姓名林×	选手姓名	选手姓名	选手姓名	选手姓名	选手姓名	选手姓名	选手姓名
坐姿	整体效果		挺直舒展，文雅大方、端庄稳重、气质高雅	精神饱满、气质风度富有礼仪美感	5								
坐姿	坐姿合计得分				75	69							
行姿	表情		亲切自然、生动明朗	面带微笑，双目平视前方，与评委有眼神的交流	5								
行姿	动作	上场——侧腰持病历夹	身姿挺拔优美，动作规范、自然美观，能够按照口令熟练变换各种行姿	双手接递病历夹，并向发夹或收夹者行礼	5								
行姿	动作	上场——侧腰持病历夹	身姿挺拔优美，动作规范、自然美观，能够按照口令熟练变换各种行姿	持夹位置正确，病历夹与身体所成角度适宜5	5								
行姿	动作	上场——侧腰持病历夹	身姿挺拔优美，动作规范、自然美观，能够按照口令熟练变换各种行姿	持夹行走时符合基本行姿要求，轻盈优美	5								
行姿	动作	基本行姿	身姿挺拔优美，动作规范、自然美观，能够按照口令熟练变换各种行姿	身姿——始终挺拔（昂首挺胸、颌收肩平、收腹立腰直背，膝盖伸直），身体重心平稳	5								
行姿	动作	基本行姿	身姿挺拔优美，动作规范、自然美观，能够按照口令熟练变换各种行姿	动作——直线、匀速前行；脚尖始终保持向正前方伸出；步履轻盈、抬脚落脚时高度适宜、从容自若；步幅适中，前脚脚跟与后脚脚尖之间约为一脚的距离	5								
行姿	动作	基本行姿	身姿挺拔优美，动作规范、自然美观，能够按照口令熟练变换各种行姿	——双肩放松平稳，掌心向内，手指自然弯曲，以身体为中心，有节奏地前后自然摆动，前摆 35°后摆 15°	5	−3							
行姿	动作	基本行姿	身姿挺拔优美，动作规范、自然美观，能够按照口令熟练变换各种行姿	——全身协调，匀速前进；双臂的摆动与双腿的行走相协调，前后、左右的行走动作相对称	5								

续表 2

比赛项目			评分标准	具体内容	分值	(班级)××班	××班	××班	××班	××班	××班	××班	××班
						(舞台上左侧)1	2	3	4	5	6	7	8(舞台上右侧)
						选手姓名林×	选手姓名	选手姓名	选手姓名	选手姓名	选手姓名	选手姓名	选手姓名
行姿	动作	下场——侧胸持病历夹	身姿挺拔优美，动作规范、自然美观，能够按照口令熟练变换各种行姿	双手接递病历夹，并向发夹或收夹者行礼	5								
				持夹位置正确，病历夹与身体所成角度适宜	5								
				持夹行走时符合基本行姿要求，轻盈优美	5								
	整体效果		在整个行进过程中，身体始终保持挺拔，整个人昂然向上，朝气蓬勃、端庄大方、气质高雅	精神饱满、富有朝气，行走时能体现礼仪美感和节奏感	5								
行姿合计得分					60	57							
蹲姿	表情		亲切自然、生动明朗	面带微笑，双目平视前方，与评委有眼神的交流	5								
	动作	基本蹲姿	身姿优美、动作规范、自然美观	下蹲前——站姿规范，右脚后移半步，两腿靠紧，捋裙后缓缓下蹲	5								
				下蹲后——并紧双膝；左脚全脚着地，小腿基本上垂直于地面；右脚脚跟提起，脚掌着地	5	−1							
		蹲姿拾物		上身保持直立状态；两手并拢，分别放置于两侧大腿近膝处，臀部向下；挺胸收腹，移低身体重心，慢慢地将腰部低下，用右手做拾捡物品的动作	5								
		起身		站起时——捋平裙摆，上身保持挺拔，右脚向前半步回归原位	5								

续表 2

比赛项目		评分标准	具体内容	分值	（班级）××班 （舞台上左侧）1 选手姓名林×	××班 2 选手姓名	××班 3 选手姓名	××班 4 选手姓名	××班 5 选手姓名	××班 6 选手姓名	××班 7 选手姓名	××班 8（舞台上右侧） 选手姓名
蹲姿	整体效果	在整个过程中，上身始终保持挺拔，动作娴熟优雅	精神饱满、气质风度富有礼仪美感	5								
	蹲姿合计得分			30	29							
四项总成绩				200	187							

说明：

(1) 此表格仅举第一组为例说明，余下三组除变换班级、选手姓名外，均与之相同。

(2) 为方便该表使用，按照每组参赛选手在舞台上从左向右顺序依次编号，一、三组分别为 1～8 号，二、四组分别为 1～6 号。

(3) 在大赛实际操作中，为节省时间，评委可在此表选手姓名下按项目填写所扣分值，站坐行蹲四项分别得分及总成绩由充当统分人员的志愿者进行统计（各项合计分值减去所扣分值即可得出实际得分）。

3. 表 3：护理礼仪大赛统分表

表 3　护理礼仪大赛统分表 1

组别	序号	班级	姓名	得分	得分	得分	得分	得分	得分	得分	总分
第一组	1	××××	林×	187	184	194	189	187	182	185	1 308
	2										
	3										
	4										
	5										
	6										
	7										
	8										

表 3　护理礼仪大赛统分表 2

班级	选手	得分	选手	得分	班级总分
×××	林×	1 308	张××	1 390	2 698
余者略					

说明：

（1）此两份统分表由志愿者充当统分人员，在每组赛后及时完成。表格仅举第一组或某班为例说明，并非全貌，若参考使用时需根据具体情况补充完整。

（2）统分表1旨在将大赛7位评委对每名选手的评分结果汇总；统分表2旨在将28位选手个人得分及其班级得分汇总，并最终排序，填写获奖名单。

（张蔚蔚）